基礎看護学

第3版 改訂版

新見明子 編
塚原貴子

ふくろう出版

まえがき

　本書は，平成6年に菊井和子，渡邉ふみ子先生の編集によって初版の「基礎看護学」が発行されたものを土台にして2010（平成22）年に再編集した『基礎看護学第3版』に，諸データの更新等，部分改訂を加えたものである。初版本からの編集意図を変えることなく，加筆修正をした。

　長年看護教育に携わり，看護学生に看護の魅力や社会から期待される専門職としての看護の役割や機能について教授し続けた菊井和子教授は，看護の真価，看護が目指すものについて，「医療の原点ともいえる看護は，本来慈しみの心を基盤とした素朴な援助行為から出発したものである。看護に携わる者は，看護が医療専門職として発展した今日においても，その原点を忘れず人間性溢れる心のこもった技，art with heartであり続けなければ，看護の真価が失われてしまうことを常に心にしなければならない。」と示している。この考え方は永劫変わることはないであろう。

　また，看護は，人間のライクサイクルの各段階の特徴的な健康リスクを理解し，生命の誕生を育み，成長発達させ，やがて老い，最後は死を迎えるというプロセスを健やかにたどれる様に支援する。人間の寿命は限りあるものであっても，生命の質は無限に発展する可能性を持つ。看護が目標とする健康像は，日々の充実感，生命の輝き，生きていることへの感謝といった「人間としての完成」を目指すものである。

　さらに，わが国は，少子化と高齢化の進展，医療技術の発展，国民の意識の変化，医療提供の場の拡大といった状況において，人々の健康に対するニーズは多様化している。看護は，保健・医療・福祉の分野において，より安全で質の高いケアや効率的なサービスの提供が求められている。多様なニーズに答えるため，医療の発展と共に，多くの専門職を細分化させ，それぞれの領域で発展している。だが，医療の第一義的役割は，それを受ける人間の生命の質に貢献することであり，一人ひとりの人間性を重んじた医療の実現であろう。そういった思想は看護職のみならず，すべての医療・福祉に携わる専門職に通ずるものである。

　この書は，主としてコ・メディカル領域の学生を念頭に編集した看護入門書である。従って，専門領域を詳述することを避け，広くアウトラインがつかめるように，基本事項とそれに貫かれている看護の思想を強調して記述した。本書は，理論編と技術編からなり，理論編では，看護の思想的背景，現代看護の理論枠，看護の活躍する場や社会制度を中心に述べ，技術編は看護の基本的，初歩的基礎看護を平易に解説した。この書が広くコ・メディカル職を目指す学生に活用され，医療本来の在り方を学ぶ上での参考となればこの上ない幸いである。

　なお，編集は，理論編は塚原が，技術編は新見が担当したが，ふくろう出版の亀山裕幸氏に一方ならぬ援助をいただいた。ここに深く感謝を申し上げます。

2015年　3月

目　次

まえがき

第1部　理　論　編 ……………………………………………………………1

第1章　看護の概念 ………………………………………………………3
1．看護の定義　*3*
2．看護の本質　*5*

第2章　看護の歴史 ………………………………………………………8
1．近代以前の看護　*8*
2．近代における看護　*9*
3．現代における看護　*10*
4．看護教育制度の変遷　*11*
5．看護専門職者の法的制度　*13*

第3章　看護の基礎理論1：健康と看護 ……………………………16
1．健康の概念　*16*
2．健康と疾病の連続性　*17*
3．看護の健康観　*19*
4．健康レベルと看護　*19*

第4章　看護の基礎理論2：ライフサイクルと看護 ………………25
1．小児期の看護　*26*
2．青年期（成人前期）の看護　*29*
3．成人期の看護　*31*
4．老年期の看護　*35*
5．母性期の看護　*40*

第5章　看護の基礎理論3：人間関係看護論 ………………………48
1．病人の心理　*48*
2．人間関係看護論　*52*
3．ストレス適応論　*54*

第6章　看護活動 …………………………………………………………60
1．看護の役割と機能　*60*
2．看護過程　*62*
3．看護活動の場　*66*

第2部　技　術　編 ……………………………………………… 87

第1章　看護におけるコミュニケーション技術 …………………………… 89
　　1．ナースに求められるコミュニケーションと温かい人間関係　*89*
　　2．温かい人間関係はなぜ必要なのか　*90*
　　3．コミュニケーションで大切になる「人間観」　*91*
　　4．コミュニケーション能力は何で決定されるのか　*92*
　　5．よい人間関係をつくる時のポイント　*92*
　　6．よい人間関係づくりは自己開示から　*94*
　　7．コミュニケーションの技法　*95*
　　8．おわりに　*99*

第2章　病人の観察 ………………………………………………………… 101
　　1．観察とは　*101*
　　2．観察の実際　*102*
　　3．身体面の観察　*103*
　　4．心理社会面の観察　*120*

第3章　感染防止 …………………………………………………………… 122
　　1．感染防止の基礎知識　*122*
　　2．感染防止対策の基本的考え方　*122*
　　3．感染性廃棄物の取り扱い　*127*

第4章　環境の調整 ………………………………………………………… 129
　　1．病室内環境　*129*
　　2．病床環境　*133*

第5章　活動と休息 ………………………………………………………… 140
　　1．活動の効果と活動量の低下がもたらす弊害　*140*
　　2．活動の援助のための基礎知識　*142*
　　3．活動のための関節の拘縮予防　*146*
　　4．体位変換と移動の援助　*148*
　　5．休息と生活　*155*
　　6．睡眠への援助　*157*

第6章　安楽とリラクセーション ………………………………………… 162
　　1．安楽の意義　*162*
　　2．安楽を促進する技術の種類　*163*
　　3．安楽を促進する技術の実際　*163*

第7章　食生活の援助 ……………………………………………………… 171
　　1．食生活に関する基礎知識　*171*

2．基礎知識　*172*
　　3．病人への食事援助　*174*

第8章　排泄の援助　*178*
　　1．排尿に関する基礎知識　*178*
　　2．排便に関する基礎知識　*179*
　　3．排泄障害がある人の看護　*182*
　　4．排泄に使用される器具・設備　*184*
　　5．排泄の援助　*186*

第9章　衣服の整えかた　*191*
　　1．衣服の意義　*191*
　　2．衣類の選択　*193*
　　3．病衣の工夫　*194*
　　4．病衣の交換　*195*

第10章　清潔の援助　*197*
　　1．清潔保持に関する基礎知識　*197*
　　2．清潔法　*200*

第11章　薬物の適応の援助　*211*
　　1．薬物療法の目的と意義　*211*
　　2．薬物とその分類　*211*
　　3．薬に関する法令　*212*
　　4．薬物動態と作用機序　*212*
　　5．薬物療法に伴う副作用　*214*
　　6．薬物療法における看護師の役割　*214*
　　7．薬物の使用方法と誤薬防止対策　*215*
　　8．与薬方法　*217*

第12章　救急時の援助　*224*
　　1．救急時の対応の心構え　*224*
　　2．救急時の判断　*224*
　　3．救急蘇生法　*226*
　　4．急病時の処置　*234*
　　5．日常多い事故と応急手当　*236*

第13章　検査と看護　*240*
　　1．医療の中での検査診断のプロセス　*240*
　　2．検査の基礎知識　*240*
　　3．検査における看護師の役割　*241*
　　4．検体検査を受ける患者の看護　*242*
　　5．生体検査を受ける患者の看護　*245*

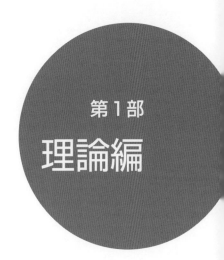

第1部
理論編

　看護(nursing)は，元来は助産，子育て，看取りなど，人間が生まれながらに持つ本能的・自然発生的な行為として人類の発達とともにあった援助活動であるが，長い歴史の中で社会の進歩にしたがってさまざまに形を変えながら，今日の高度で複雑な医療システムの中心的な専門職と発展するに至った。ある時は信仰の証としての宗教活動であり，ある時は社会奉仕のための慈善活動であり，またある時は診療の介助を主とする医療補助職であった看護が，健康支援を通じて人類の幸福に寄与する健康専門職に成長するに至るまでには，技術の発達のみでなく，思想的背景と理論的裏付けが必要であった。

　出産を援助し，幼い命を育み，傷病者を看取り，高齢者を介護する看護ケアは，一言で述べれば，愛の行為である。そこにあるのは，自己の欲求充足を第一とする荒々しい闘争本能ではなく，他者と喜びや悲しみを分かち合う慈しみによる共存の本能である。人間は助け合い，支えあうことで厳しい自然環境，社会環境のなかを生きのびてきた。その中で，看護は，生老病死という人生の苦悩のプロセスを他者と共に歩む行為として歩み続けてきた。それは人間一人一人が人生という舞台で演じるドラマの中の最も感動的な場面に参加することである。看護者は，苦悩の道を歩みつつもなおそれを超えてより高い境地へ到達しようとする人間の生命力に驚かされ，感動し，畏敬の念を抱くようになる。援助していく中で，看護者は，いつか自分のほうが教えられ，援助されていることに気付く。看護という仕事のもつ魅力，奥行きの深さはまさにそこにあるといえよう。

　といっても，看護は「思想」ではなく「実践」である。実践は自然科学的な根拠を持つことで飛躍的な発展を示し，高度な技術となった。また，社会科学的な理論を持つことで社会活動としての場を獲得し，有効な機能と役割を持つに至った。理論は看護に力と方向性を与えてくれた。看護が単なる技術にとどまらず人間の生命の質(QOL)を目指す技と科学(art and science)であるためには，その思想こそが中核であり，不可欠なものである。

　理論編では，看護の歴史，思想，現代看護学の理論枠組み，社会における看護活動システムを中心に述べ，看護学の思想的理論的背景を概括する。

第1章 看護の概念

❖ 1．看護の定義

1）語　源

　看護（nursing）や看護師（nurse）の語源はラテン語の*nūtrīcius*で，"授乳する，栄養を与える，保育する，世話をする，あるいはそうする人"を意味し，元来は乳母や保母の呼称であったが，それが転じて"傷病者を世話する，あるいはそうする人"を意味するようになった。Nurseには，その他に"若木を守る保護樹，幼虫の保護に当たる養育ばち（あり）"などの意味もあり，幼いもの，弱いもの，病人などをいたわり，大切に保護し，育むといったか弱い生命に対する慈しみと保護と養育の行為を指す言葉である。日本語の看護も，文字が示すとおり，"看る"は"付き添う，守る，世話をすること"であり，"護る"は"見守る，保護する，害を受けないようにかばう，冒されないように防ぐ"ということで，傷病者，老人，乳幼児などを見守る，介抱する，看取る，看病するという意味である。

2）フローレンス・ナイチンゲール（Nightingale, F.）の思想

　専門職としての近代看護を確立したナイチンゲールは，その著書「看護覚え書」で看護を次のように説明している。
「看護とは，ただ薬を与えたり膏薬を塗ったりすることではなく，病人の生命力の消耗を最小にするように全てのことを管理することである。つまり，換気，照明，温度，清潔，静かさ，適切な食事の選択と管理などを行うことである。」
　彼女が主張したのは，看護とは病の治療ではなく病人の看護である，ということであった。看護は，人間が本来持っている自然治癒力とか生命力が充分に発揮できるように病人の生活環境を整え管理することで，同じ病人に対しても病気を治療する医師とでは対応の方法が異なるのだと説明した。また，「子供の死亡率が途方もなく高いことの原因は，主として生活への取り組みが不十分なこと，換気の不足，または壁塗りの不備など，一言で言えば<家庭>衛生の欠陥なのである。」と述べ，家庭生活を管理することの重要性や健康知識を普及することの必要性など，今日でいう保健活動もまた看護の重要な仕事だと指摘した。

3）フローレンス・ナイチンゲール以後の看護論

　ナイチンゲールの確立した近代看護は，またたく間に世界中に広がった。なかでも進取の

気風に溢れる若い国アメリカで医療専門職として飛躍的な発展を示した。しかし，医学の急激な進歩発達につれて，いつしか看護師は医師の補助者の色彩を強めていった。

そういった中で，コロンビア大学において看護教育学を修めたバージニア・ヘンダーソン（Henderson, V）は，人間の基本的なニードに関する理論を基に看護独自の機能を探求した。彼女は，人間の基本的ニードを14項目に分類し，「看護とは，個人が（健康人でも病人でも）自分の健康増進，健康回復，または安らかな死に向かって努力する活動を援助することである。それらは，その人に体力と意志と知識があれば，援助なしに行える活動であるが，そうでない場合は，看護はその人がなるべく早く自立できるように支援することである。」と定義した。ヘンダーソンは看護の対象に健康者を含めると同時に「安らかな死」への援助を取り上げ，それも重要な看護の機能とした。ヘンダーソンの理論をまとめた小冊子『看護の基本となるもの』は1972年，国際看護協会によって発刊され，全世界の看護職者の指針となった。

また，ドロセア・オレム（Orem, D）は，人間の健康ニードに対応するセルフケア機能に視点をあて，オレム看護論を発表した。彼女は，対象の状況に応じて「全代償的看護・一部代償的看護・支持教育的看護」という3種類の看護システムを提唱した。ヘンダーソンと同じく，「人間は本来自立して自己の健康を管理すべき存在であるが，発達段階過程にあったり健康障害などのために自立できない場合は看護者が援助を行う。」としている。こうした，セルフケア理論には，自立へ向かっての援助であり，対象者の自己決定と自己選択を尊重する考え方がある。

一方，看護の人間関係に焦点をあてて看護を定義したのはヒルデガルド・ペプロー（Peplau, H. E）である。ペプローは全ての看護場面において病人と看護師の人間関係が非常に重要であることに注目し，「看護は治療的な対人関係プロセスである。」とした。病苦に悩む人を癒すことが看護で，看護師と病人は相互作用のなかで関わりを持ちながら，協同で健康問題の解決にあたるという「人間関係看護論」を発表した。さらに，人間関係をベースにした看護論を提唱したジョイス・トラベルビー（Joyce, T）は「看護の目的は，病気や困難な体験を予防したりあるいは，それに立ち向かうように，そして，必要なときには，いつでも，それらの体験のなかに意味をみつけたりするように個人や家族，あるいは地域社会を援助することである。」という哲学を基盤にした人間関係看護理論を示した。

最近では，マドレン・M・レイニンガー（Madelene・M・L）らによって示された，人間関係と相互交流を重視したケアリング（Caring）という新しい概念が注目されている。レイニンガーは，「看護は対象のニーズに応えるだけでなく，看護師自身が道具として対象に働きかける具体的行為である。」としている。

科学的理論に基づく看護学を確立しようとするアメリカ看護の試みは，日本の看護にも強い影響を及ぼしている。

4）近年の定義

　目まぐるしい時代の流れに奔流されながらも，今日の看護は専門職としてのあり方を確立しつつある。飛躍的な科学技術の進歩やそれに伴う疾病構造の変化は，看護の概念と社会的役割を大きく拡大させた。しかし，その基本にあるものは一貫してナイチンゲールの思想を原点とする「人間への看護」である。

(1)　アメリカ看護協会の看護の定義

　看護が関心を持つ現象は，出生，健康，病および死に対する人間の体験と反応である。その構成要素は次のものである。（1995年）
　①視点を問題志向に限ることなく，健康と病（health and illness）に対する，あらゆる範囲の人間の体験と反応に援助の眼をむけること
　②人々の主観的体験を理解することで得た知識と，客観的データを統合させること
　③診断し処置する過程で科学的知識を適用すること
　④健康と，病からの回復を支援するケアリング関係を提供すること

(2)　日本看護協会の看護の定義

　看護とは，健康のあらゆるレベルにおいて個人が健康的に正常な日常生活ができるように援助することであり，この場合の健康のあらゆるレベルにおける援助というのは，健康危機，健康破綻，健康回復など健康のどのレベルにおいても，対象となる人がそれまでもち続けていた生活のリズム（健康な状態）にまで整えるということである。看護と他のチームメンバーとは対象との関わり方に区別されるものである。看護師と対象との関係はある目的を目指し両者が協同していく相互作用の過程である。この過程で目指しているものは，対象の自助力への働きかけである。（1973年）

2．看護の本質

1）看護の思想

　看護は生命の発生と共にあった。誕生した生命は成長し，次世代を育み，やがて老い，最後は死を迎える。生命に課せられたこのプロセスを健やかにたどることは，人間誰もが望むことである。しかし，生命は，時には弱く，時には病み，遂には死に至る。その時に，人間として援助し合うことはごく自然な行為である。こういった人間愛に基づく行為が，経験を重ねるごとに巧みになり，知識として蓄積され，専門職へと発展したのである。専門職としての看護は社会システムのなかで機能するようになり，看護師対病人という役割を分担するようになってきた。

しかし，病人と看護師は，互いに助け合い，共に喜び，共に悲しむなかでいつしか深い人間的絆がうまれ，感動を分かちあうようになる。看護する者は，弱者への援助の過程で，病を克服した時は言うまでもなく，たとえ障害を負って生き続けなければならない時も，死別の悲嘆を免れない時も，運命と闘う人々から常に教えられ，助けられていることに気づく。看護師と病人は共に助け合い，学び合い，お互いに尊敬し合い，共に人間として成長していく。より健やかな生命の歩みを目指して人間同志が援助し合うことが看護の基本となる思想といえよう。

2）看護者の倫理綱領

　日本看護協会は，2003年，次のような倫理綱領を発表し看護師の行動指針としている。
条文
1．看護者は，人間の生命，人間としての尊厳及び権利を尊重する。
2．看護者は，国籍，人種，民族，宗教，信条，年齢，性別及び性的指向，社会的地位，経済的状態，ライフスタイル，健康問題の性質にかかわらず，対象となる人びとに平等に看護を提供する。
3．看護者は，対象となる人々との間に信頼関係を築き，その信頼関係に基づいて看護を提供する。
4．看護者は，人々の知る権利及び自己決定の権利を尊重し，その権利を擁護する。
5．看護者は，守秘義務を遵守し，個人情報の保護に努めるとともに，これを他者と共有する場合は適切な判断のもとに行う。
6．看護者は，対象となる人々への看護が阻害されているときや危険にさらされているときは，人々を保護し安全を確保する。
7．看護者は，自己の責任と能力を的確に認識し，実施した看護について個人としての責任をもつ。
8．看護者は，常に，個人の責任として継続学習による能力の保持・開発に努める。
9．看護者は，他の看護者及び保健医療福祉関係者とともに協同して看護を提供する。
10．看護者は，より質の高い看護を行うために，看護実践，看護管理，看護教育，看護研究の望ましい基準を設定し，実施する。
11．看護者は，研究や実践を通して，専門的知識・技術の創造と開発に努め，看護学の発展に寄与する。
12．看護者は，より質の高い看護を行うために，看護者自身の心身の健康の保持増進に努める。
13．看護者は，社会の人々の信頼を得るように，個人としての品行を常に高く維持する。
14．看護者は，人々がよりよい健康を獲得していくために，環境の問題について社会と責任を共有する。
15．看護者は，専門職組織を通じて，看護の質を高めるための制度の確立に参画し，よりよい社会づくりに貢献する。

引用参考文献

1）『THE OXFORD DICTIONARY OF ENGLISH ETYMOLOGY』Edited by Onions, C. T, Oxford University Press, pp.618, 1985
2）『オレム看護論（第2版）』D. E. オレム，医学書院，1988
3）『日本看護協会看護業務基準集．2007年改訂版』日本看護協会偏，日本看護協会出版会，pp8-12, 2007
4）『看護とは1（看護学大系1）』井上幸子他編，日本看護協会出版会，1990
5）『看護とは2（看護学大系2）』井上幸子他編，日本看護協会出版会，1990
6）『看護の覚え書』F. ナイチンゲール，現代社，1974
7）『看護の思想』青木茂，医学書院，1966
8）『看護理論集』ライト州立大学看護理論検討グループ，日本看護協会出版会，1982
9）『系統看護学講座専門Ⅰ看護学概論　基礎看護学Ⅰ』藤崎郁編，医学書院，pp4-14, 2007
10）『人間関係の看護論』H. E. ペプロー，医学書院，1973
11）『看護概論　看護とは　看護学とは』松木光子編，ヌーヴェルヒロカワ，pp2-27, 2006
12）『看護概論　基礎看護学』川村佐和子他編，メディカ出版，pp4-6, 2009

第 2 章

看 護 の 歴 史

　看護は，授乳・育児・病気やけがで苦しむ人に対して世話や手当てをするなど，人間が生きていく過程の中で必ず遭遇する本能的な行為である。しかし，看護の歴史は，宗教や文化，科学技術，あるいは女性の社会的地位などの社会的状況に影響を受けながら発展している。

❖1．近代以前の看護

1）ヨーロッパにおける看護

　中世時代のヨーロッパは，キリスト教の精神である「奉仕の精神」，「隣人愛」などによる騎士団，修道女による看護が行われていた。また，信仰の証として上流階級の裕福な婦人たちによる女助祭制度として，収容施設に病人や貧困者を収容したり，家庭を訪問するなどの奉仕活動が行われていた。

　16世紀に宗教改革がおこり，教会の勢力は衰え，経済的，精神的に頼りにしていた看護も衰退していった。医学は，宗教のしばりから解き放たれ近代医学の基礎を築く時代であった。看護は近代看護の創立者であるフローレンス・ナイチンゲール（1820～1910）の誕生まで低迷をつづけた。

2）日本における看護

　日本においても，看護と宗教の結び付きは深く，仏教の教えである「慈悲」の心をもって病人の看護がなされていた。奈良時代には，光明皇后によって悲田院・施薬院がおかれ，貧窮者や病人へ救済事業が行われた。鎌倉時代には，浄土教や禅僧の教えにより，僧医・看護僧が出現し活躍した。鎌倉中期には，僧良忠による『看病用心鈔』がわが国で最初の仏教看護書として示されている。鎌倉時代からそれに続く戦乱の時代には，陣僧という戦乱で死亡した人々を敵味方の区別なく供養した僧侶もいた。

　16世紀キリスト教の伝来と同時に入ってきた南蛮医学は，日本が西洋医学を受け入れる素地をつくった点で重要である。看護も「互助活動」として取り入れられたが，江戸幕府のキリスト教禁止令とともに衰退した。

　江戸時代には学問が奨励され，医学も盛んとなった。杉田玄白（1733～1817）らによる『解体新書』の翻訳刊行や華岡青洲（1760～1835）の麻酔薬使用による手術が行われるなど医学は次第に広まっていった。この時代は儒教の教えにより，家庭婦人の任務として看護の力が求め

られていた。

2．近代における看護

1）ヨーロッパにおける看護

　ルネッサンス時代になると人々は宗教の拘束から開放され，科学や芸術が盛んとなり，医学も急速に発達した。看護は僧籍にあるものではなく，民間の婦人たちの手で担われるようになったが，当時は裕福な身分の女性が職業を持つことは一般にみられなかった。

ナイチンゲールの出現
　フローレンス・ナイチンゲールは，イギリスの名家で裕福な身分であった。家族の猛反対を押し切って，ドイツのフリードナーの経営する「カイザースベルト学園」で看護を学んだ。1854年ナイチンゲール34歳の時，「クリミア戦争」が勃発する。彼女は自ら志願してスクタリの野戦病院へ向かった。ナイチンゲールは病院環境を整え，眠れない患者の話を聞き励まして生きる気力を取り戻させるなどの看護をし，患者の死亡率が42％から5％にまでに激減させた。
　ナイチンゲールは「看護は専門の職業であり，訓練された看護婦によって行われるべきである」と主張し，1860年にイギリスの聖トーマス病院内に「ナイチンゲール看護婦訓練学校」を設立する。その教育は「ナイチンゲール方式」と呼ばれ全世界に普及していった。

2）日本における看護

　わが国では，明治維新後急速にヨーロッパ文化が入り，医学や看護にも大きな影響をもたらした。聖トーマス病院で医学を学んだ高木兼寛は帰国後に米国の看護師リード（Reade. ME）を迎え1885年（明治18年）にナイチンゲール方式による有志共立東京病院看護婦教育所（現慈恵医科大学看護学科）を設立した。つづいて1886年同志社の創立者である新島襄によって京都看護婦学校，同年東京の桜井女学校付属看護婦養成所など5校が開校された。しかし，ナイチンゲール方式は外国人教師が帰国した後は後継者がなく衰退した。
　1915年（大正4年）看護師の資格を全国的に規定した「看護婦規定」を制定した。助産師は産婆という名称で江戸時代からみられたが，教育体制は整っておらず1899年（明治32年）にようやく「産婆規定」が制定された。明治，大正時代は，男尊女卑の思想があり，職業を持つ女性の社会的地位は高くなく，看護教育のレベルは低いものであった。そうした時代にありながら，1920年（大正9年）に聖路加国際病院付属高等看護学校は入学資格に高等女学校卒業者とし，修業年限を3年として開設された。

3. 現代における看護

1）アメリカにおける看護

　1870年代に，ニューイングランド婦人子供病院で教育が始められ，日本の看護婦学校の教育に携わった，リンダ・リチャーズはこの学校の卒業生で，アメリカ最初の有資格看護婦である。アメリカは，古い制度や古い概念にとらわれることが少なかったためにナイチンゲール方式による看護教育は急速に発展した。1880～1900年の間に，全米で432校に達していた。

　アメリカの看護界に影響を与えた2つの報告書がある。1923年に発表されたゴールドマークレポートは，全米の看護教育の実情の調査報告であり，このレポートの影響を受けてエール大学とウェスタンリザーブ大学に看護学科が開設されたと言われている。また，1948年に報告されたブラウンレポートは，看護業務と看護教育を社会の有益性に視点において看護教育のあるべき姿を説いたものであった。

　1994年の看護大学の卒業生は31,700人と報告され，クリニカルナーススペシャリスト(CNS)，ナースプラクティショナー（NP）の教育も看護の大学院を中心に行われ，修士号をもつ専門看護師がいるといわれており，スペシャリストの専門分野も200をこえるほど多種多様な専門家がいる。

2）日本における看護

　1945年（昭和20）日本は敗戦し，連合軍総司令部（GHQ）の指導下に措かれた。新しい憲法で民主化が進み女性の社会的地位は向上した。1948年（昭和23年）には保健婦・助産婦・看護婦法が制定され，看護関係職種として統合した国家免許として法制化した。GHQ看護課は1951年5月に解散したが，日本の看護界に大変多くのものを残し，現在の看護の基礎を築いた。

　1993年（平成5年）保健指導業務に男子が従事できるようになり，男女の区別をしない適切な名称として，保健師，助産師，看護師と改称された。

　現在では，全国に看護系大学や既存の大学の中に看護学部・看護学科の新規併設が進んでいる。大学院も看護専門職の養成をめざして増設されている。大学化は，日進月歩の医療の現場でのニーズの多様化，日本社会が直面している高齢社会への対応として看護への期待の現われである。1992年（平成4年）看護婦等の人材確保の促進に関する法律が制定され，長い間進まなかった大学化が加速し，2014年現在の看護大学は228校となっている。

　1995年より専門看護師制度検討委員会が制度の実現に向けて発足した。専門看護師とは，水準の高い看護ケアを提供するために，特定の専門看護分野の知識・技術を深めた専門の看護師をいう。認定看護師とは特定の看護分野において，熟練した看護技術と知識を用いて，水準の高い看護実践のできる看護師をいう。2014年現在，専門看護師1,480人，認定看護師14,263人に増加している。

❖4．看護教育制度の変遷

　日本の看護教育は，保健師助産師看護師学校養成所指定規則（平成14年3月29日名称改正）に基づき行われている。1951年に制定された看護職教育制度は，時代の流れの中で，看護大学の設置，専門看護師・認定看護師などの認定制度を加え，図1-2-1に示すように複雑で多岐にわたるルートがある。

　看護師養成学校として指定を受けている課程には，4年制大学・3年制短期大学・2年制短期大学・3年制専門学校・2年制専門学校があり，それぞれの卒業生は，厚生労働省の行う看護師国家試験に合格し，国家登録を行ってはじめて厚生労働大臣より看護師の免許を受けることができる。保健師・助産師教育は，4年制大学で看護師教育と同時に行われるものもあるが，多くは看護師教育卒業者に対して1年課程で行い，養護教諭資格を同時に取得できる学校もある。保健師・助産師の教育年限は今まで「6ヶ月以上」とされてきたが，看護職の質の向上や定着が課題とされる中，第171回通常国会（2009年7月）の衆・参両院の本会議で「保健師助

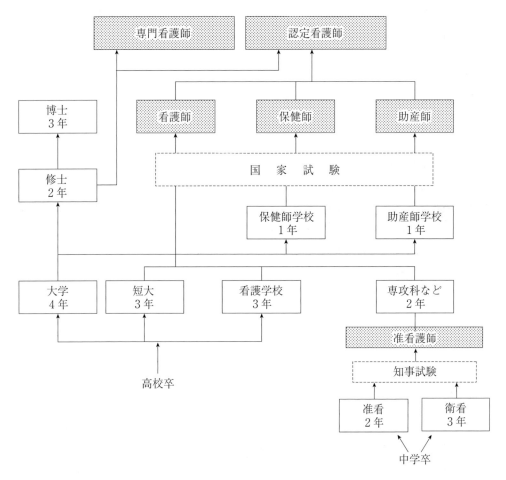

図1-2-1　看護職教育制度

産師看護師法及び看護師等の人材確保の促進に関する法律の一部を改正する法律案」が可決され，それぞれ「1年以上」に延長されることになった。同法は2010年4月に施行される。准看護師教育は1951年に中学校卒業後2年課程として発足したが，1964年高等学校に衛生看護科ができ，現在ではそれが准看護師教育の約1割を占めている。准看護師の資格認定試験は都道府県が行い，知事より免許証が与えられる。

　このような教育制度の複雑さは，看護職の指向性や役割期待が統一せず，現場の混乱を招くことにも繋がっている。1985年に始まった看護制度検討会では，21世紀の看護を見据えて，高度医療・全人的看護に対応できる質の高い看護専門職者を輩出するための看護大学および大学院設置の促進，継続看護の必要性を強く認めた。それと同時に，准看護師教育の廃止を提言したが，残念ながらいまだにその制度は存続している。

　これまで，看護師数不足の対策として，ややもすれば手軽な短期養成に傾きがちであったが，看護制度検討会の努力により大学制度による看護職の養成が大幅に増加した。

　短期大学教育は早くも1950年，天使女子専門学校（札幌）と厚生女子専門学校（東京）が設置され，続いて聖路加国際病院附属高等看護婦学校，日本赤十字社看護婦養成所などそれまでの日本の看護教育の指導的存在であった学校が短期大学に移行し，その後1965年代に入ると，公立の短期大学や国立大学医学部の医療技術短期大学などが次々と誕生し，その後も充実した看護師教育課程として堅実な発展を示してきた。4年制大学課程の看護教育は，1952年高知女子大学家政学部に看護学科を設置したのが最初である。翌1953年，東京大学医学部衛生看護学科が発足し，その後，聖路加看護大学，千葉大学看護学部に4年制の課程が誕生し，今日に至って，全国に国立大学法人42校，公立48校，私立144校，省庁立2校，計234大学で看護教育が行われている（2014年4月現在）。

　近年21世紀の医療を担う専門職としての看護に社会の期待が寄せられるようになり，急速に看護の大学教育化が普及しつつある。大学院課程における看護教育は，1979年千葉大学の設立が最初である。看護が今日の発展した医療の中で専門職として十分に機能を発揮するためには，学問的理論の上に立った専門技術の研究開発が必要である。と同時に常に自己研鑽に励むことも大切である。2014年4月現在の大学院の数は修士課程152校（国立看護大学校を含む），博士課程82校である。これに加えて，わが国で唯一の専門職学位課程（助産）が天使大学で2004年に開設された。

　看護教育は看護師不足に対応するのが緊急課題であったため，長い間質の向上が顧みられなかった。しかし，急速に発展する医療技術の高度化や地域住民の健康意識の高まりに対応するためには，看護系大学の必要性が社会からも強く認識され，つぎつぎと新しい教育課程が誕生してきている。1993年に発足した兵庫県立看護大学は始めての公立看護大学として注目を浴びた。

　アメリカでは，1960年代には大学教育は10％にすぎなかったが，現在は大学教育が原則となっている。近隣アジア諸国も多くは大学教育および大学院教育を充実させており，大学制度看護教育は世界的な動向といえる。

❖5．看護専門職者の法的制度

　日本に看護職の制度ができたのは明治以後のことである。明治初期，欧米に留学した高木兼寛や新島襄によってナイチンゲール式看護教育制度が導入され，専門職看護婦が誕生した。その後1887（明治20）年，皇族の発起で日本赤十字社が発足し，赤十字精神に基づく従軍看護婦として戦地で活躍した。しかし，一般開業医で働く看護師には無資格者が多く，全国的に規制の必要性が生じ，1915（大正4）年，看護婦規則が制定された。

　助産師は，江戸時代より産婆という職業があり，助産や育児相談を行ってきており，看護師の規則より早く1899（明治32）年に産婆規則が制定されている。保健師は1941（昭和16）年，保健所法ができた時，保健婦規則を制定し，身分を確立した。2002（平成14）年3月，前述したように，保健婦は保健師に，助産婦は助産師に，看護婦は看護師にそれぞれ名称改正された。

　戦前の日本は，女性の社会的地位が低く，看護職者も例外ではなかった。特に，戦時中，数の不足を補うため看護教育のレベルを下げ，それが資格の低下に繋がった。

　第二次世界大戦後，占領軍の指導のもとに1948（昭和23年）看護職を統合した保健婦助産婦看護婦法が公布され，看護水準も高度化されて，国家試験，国家登録による免許制度が確立した。しかし，それでは社会の数的要求にも応じられないので，看護婦を甲種・乙種に区分して数を充たした。乙種はその後，同法の一部改正で，准看護婦と呼ばれた。男子の看護人は1968（昭和43）年看護士・准看護士に改められ，2001（平成13）年12月には看護職の名称改正があり，保健師・助産師・看護師・准看護師となった。

　1993（平成15）年には男子に保健師国家資格が付与され保健師が誕生したが，男子の助産師国家資格については現在も検討中である。

　看護の専門領域について特に研鑽を修めた者に対しては，看護協会が専門看護師・認定看護師の資格認定を行う制度が1995年に発足した。現在，専門看護師分野はがん看護，慢性疾患看護，急性・重症患者看護，母性看護，小児看護，老人看護，精神看護，地域看護，感染症看護，家族支援，在宅看護の11分野である。また，認定看護師分野は救急看護，皮膚・排泄ケア，集中ケア，緩和ケア，がん化学療法看護，がん性疼痛看護，訪問看護，感染管理，糖尿病看護，不妊症看護，新生児集中ケア，透析看護，手術看護，乳がん看護，摂食・嚥下障害看護，小児救急看護，認知症看護，脳卒中リハビリテーション看護，がん放射線療法看護，慢性呼吸器疾患看護，慢性心不全看護の21分野である。

　保健師助産師看護師法では，看護の目的，定義，業務を次のように定めている。

保健師助産師看護師法（看護法令要覧2009年度版）
目的
　この法律は保健師，助産師及び看護師の資質を向上し，もって医療及び公衆衛生の普及向上を図ることを目的としている。
定義

保健師・助産師・看護師・准看護師の定義は次のとおりである。

保健師：保健師とは，厚生労働大臣の免許を受けて，保健師の名称を用いて，保健指導に従事する事を業とする者をいう。

　業というのは，公衆または特定の多数人に対して，反復継続の意思を持って一定の行為を行うことである。反復継続の意思があれば，その行為を一回行っただけでも業となる。しかし，たまたま数回の行為があっても，その間に反復継続の意思が無ければ行ではない。また，業を行うことによって報酬を受ける場合が多いが，報酬を受けたかどうか，受ける意思があったかどうかは関係がない。業のことを業務という場合がある。なお，「業とする者」というのは「行をすることができる者」の意味であって，実際に業務を行っていない者も含まれる。

助産師：助産師とは，厚生労働大臣の免許を受けて，助産または妊婦，褥婦もしくは新生児の保健指導を行うことを業とする女子を言う。

　助産とは分娩の介助を行うことで，妊婦に分娩徴候があらわれてから後産が終了して完全に分娩が終わるまでの間に行う一連の分娩の介助行為をいう。妊婦とは受胎後分娩開始までの期間における婦人をいい，褥婦とは，産褥すなわち分娩が終わって母体が正常にもどるまでの期間（6〜8週間）における婦人をいい，新生児とは，新産児と同じ意味で，出生後およそ1ヶ月の間の子どもをいう。

看護師：看護師とは，厚生労働大臣の免許を受けて，傷病者もしくはじょく婦に対する療養上の世話または診療の補助を行うことを業とする者をいう。

　療養上の世話とは，療養中の患者またはじょく婦に対して，その症状に応じて行う医学的知識および技術を必要とする世話をいい，診療の補助とは，医師または歯科医師が患者を診断する際に行う補助行為をいう。

准看護師：准看護師とは，都道府県知事の免許を受けて，医師・歯科医師または看護師の指示を受けて，傷病者もしくはじょく婦に対する療養上の世話または診療の補助を行うことを業とする者をいう。

　准看護師には従前の乙種看護師にあった「急性かつ重症の傷病者またはじょく婦に対する療養上の世話を除く。」というような業務上の制限はない。したがって准看護師の業務内容は看護師と同じである。しかし，准看護師が業務を行うには，医師・歯科医師または看護師の指示を受けなければならない。これは准看護師が看護師に比べて看護職員としての資格要件が異なるため，独立して業務を行うのは不適当と考えられるからである。

　今日の看護教育の水準の向上に対応して，「新たな看護のあり方に関する検討会（2003年9月）」において看護師の業務の見直しが行われた結果，検討会の中間まとめの趣旨を踏まえ，厚生労働省医制局長通知（2003年9月30日）により，看護師による静脈注射は診療の補助行為

の範疇として取り扱われるものとなった。それまでは静脈注射を看護師が行うことは業務範囲を超えているとの行政解釈がされていたが，在宅医療の普及，国民の意識の変化などから看護職に求められる看護師の業務内容が問われ，結果的に看護師の裁量が広がったといって良い。しかし，適切に事故なく実施するということにおいて，これまで以上に看護師の責任が求められる。

引用参考文献

1）『看護学生のための日本看護史』看護史研究会編，医学書院，1989
2）『看護教育の歴史と現状』山崎雅代，九州看護福祉大学研究紀要第2巻，225-243，2001
3）『看護の概念と看護の歴史，第2版』井上幸子他編，日本看護協会出版会，1995
4）『戦後日本の看護改革』ライダー島崎玲子他，日本看護協会出版会，2003
5）『基礎看護学　看護概論』川村佐和子，志自岐康子編，メディカ出版，pp30-41，2009

第3章 看護の基礎理論 1：健康と看護

❖ 1．健康の概念

1）健康観

　人は誰でも健康でありたいと願う。私たちの生活において，健康は最も価値あるものの1つでもある。「あなたにとって健康とは」と質問されれば，あなたはどう答えるだろうか。人それぞれ捉え方が違い様々な答えが返ってくるに違いない。ある人は「食事が美味しく食べられるし，朝の目覚めが良いこと」と答え，またある人は「健康診査で問題がなかった」と答えるかもしれない。「快食，快眠，快便」と言った言葉もよく聞かれる。疾病を抱えていながらも「前向きで目標を持って生活している」と言った答えが返ってくるかもしれない。「一病息災」という言葉も古くから使われている。「健康とは」と聞くだけで，多様な答えが返ってくるだろうが健康とは人々にとって，自己実現していくための1つの資源と捉えることができる。看護は人々の健康の保持，増進のため支援していく役割がある。医療・看護を学ぶ者として，人生の価値観が多様化している現代において，健康についての概念や人々の健康観に対する考えかたを学ぶことが求められる。

2）健康の定義

　健康に対する考え方は，従来から時代背景，地域性，社会的状況等さまざまに語られてきた。今日，広く知られている健康の定義については，WHO憲章前文にある，「健康の定義」である。1947年に世界保健機関は，世界保健大憲章の中で「健康とは，身体的，精神的，および社会的に完全に良好な状態であって，単に疾病がないとか虚弱でないというだけでない。そして，及ぶ限りの最高の健康レベルを享受することは，人種，宗教，政治的信条，経済的状態の如何を問わず，全ての人間の基本的人権であり，政府はその国民の健康に対して責任を負うものである」と定義している。健康は権利であるということを宣言して，健康は個人の責任や努力だけではなく，人々が健康のために努力しようと行動するためには，国家における社会政策的な支援が欠かせないことを意味している。

3）現代の健康の概念

　科学・医療が進歩した先進諸国においては，平均寿命も長くなり，人々の生活も大いに変化してきた。飽食の時代といわれ，糖尿病や虚血性心疾患など生活習慣病が増加している。その

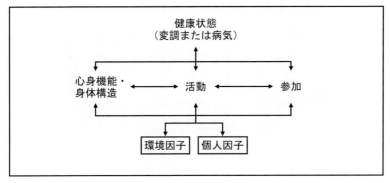

図1-3-1 ICF（WHO国際生活機能分類－国際障害分類改訂版）構成要素間の相互作用

ため疾病や障害を持ちながら長く人生を生きていく人は多い。例えば，脳血管疾患後遺症などで体に障害がある人でも車椅子や補助具を使用して，残された機能を発揮しながら社会生活を送っている人々の健康はどうだろうか。従来は1人の人間の心身からの視点で健康が考えられてきた。長い人間の歴史の中で健康を社会的な視点から考えることは行われていなかった。社会的な健康を考えるものとして，WHOで2001年に採択された国際生活機能分類（ICF）がある。体の一部に機能障害があっても適切な環境と個人の能力をもって，残された機能を最大限に発揮しながら未来に希望を持って生きることは社会的に健康であるといえるだろう。現代における健康は，環境や地域性とのかかわり，性別，年齢などを考慮し，身体的，精神的に健康なことに加え，社会的な要因も加味した多様性を持つものとして考えていくことが大切である（図1-3-1）。

2．健康と疾病の連続性

　個人の健康状態は，その人の持つ内的要因と環境要因とによって作り出される相対的な状態である。古くは健康と疾病を対立する概念と捉えられてきたこともあるが，現在は，疾病と健康を連続的概念と捉え，誕生（受精）から死の瞬間まで，人間が生命として存在するかぎり，最も高い水準の健康から死の間までのどこかに位置づけられ，時間と共に変化している状態だと考えられている（図1-3-2）。

　健康的な生活を送っていてもある日突然，新型インフルエンザに罹患するかもしれない。重症になる人もいれば，軽症のまま治癒する人もいる。長い人生なら心を病むときもあるだろう。乳幼児や高齢者という年齢的な要因も関係する。健康には多くの要因が影響を及ぼしているが複雑な現象であり，全ての要因がはっきりしているわけではない。経過に応じて健康や疾病の程度や段階は常に変化過程にあると捉えることができる。看護者は，その時点時点でより高い健康レベルへ向かう支援や努力が求められている。

　クラーク（Clark. E. G.）らは予防医学の立場から，健康レベルとそれに対応する予防の5段階を表1-3-1のように示している。

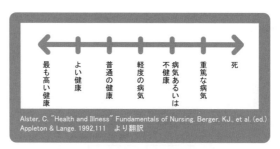

図1-3-2 健康－疾病連続体の概念

〔出典：『ナーシンググラフィカ16　基礎看護学－看護学概論』第3版，高田早苗・正木みどり，川村佐和子他編，メディカ出版，p.76，2009〕

表1-3-1　予防手段の適用段階

予防手段の段階			対　　　策
第一次予防	第一段階	健康増進	①健康教室・健康学習 ②栄養に関する基準設定と食生活改善 ③小児の発達への注意 ④適切な居住環境・レクリエーション・快適な労働条件の提供 ⑤結婚相談・性教育 ⑥遺伝相談
	第二段階	特異防護	①予防接種の利用 ②特定の感染症に対する個人衛生 ③環境衛生の改善 ④事故防止 ⑤職業病予防 ⑥特殊栄養食品の供給 ⑦癌原物質の除去・汚染防止
第二次予防	第三段階	早期発見・早期治療	①個人および集団に対する病人発見の方法 ②スクリーニング・サーベイランス ③選択的スクリーニング 〈目的〉 　a．治療および疾病の進行予防 　b．合併症および後遺症の予防 　c．機能低下期間の短縮
第三次予防	第四段階	進展防止	①疾病の進行を阻止し，合併症の進展を予防するための適切な治療 ②機能障害の進行を予防するための施設の提供
	第五段階	リハビリテーション	①残存能力を最大限に利用できるような再訓練，教育するための病院や公共施設 ②社会復帰した人を雇用するために一般市民や企業を教育 ③完全雇用 ④適正配置 ⑤病院での作業療法 ⑥保護工場（施設）の利用

〔出典："Preventive Medicine for the Doctor in His Community" Leavell, H. R. and Clark, E. G., McGraw-Hill, 3rd Ed., 1965（一部改変）〕

❖3．看護の健康観

　看護場面では実にさまざまな人生に出会い，健康は簡単に定義できるものではないことを教えられる。社会常識では悲惨な生涯を歩むしかないと考えられる人生を深い思索と創作活動でたくましく乗り越え，愛情に恵まれ，幸せな人生を送っている人もいる。また，瀕死の床にありながらも，残された最後の瞬間まで生命力の限りに充実した日々を過ごし，他の人々に勇気と安らぎを与えている人間に出会うこともまれではない。

　人間のある局面のみを見て単純に健康だとか不健康だとかに分類するならば，治る見込みのない障害や疾患の重荷を背負った人は，もはや健康の可能性はないと断定することになる。しかし，人間をその人全体の存在として捉え人間的関わりを持つ時，人間の持つ無限の生命力に驚かされる。

　健康を病気の対極として捉え病気のマイナス面にばかり目を向けるのでなく，病気になって初めて生きる意味に気づいたり，生きがいを感じたりするという側面があることを忘れてはならない。人間の寿命が限りあるものであっても，QOL（Quality of Life）は無限に発展する可能性をもつ。看護が目標とする健康像は，日々の輝き，生きることへの感謝と感激…といった「人間としての完成」を目指すものである。看護は人々のQOLの向上に寄与するものではあるが，それぞれのQOLは個々人の価値観，健康観，人生観にかかわることである。どのように生きたいのか，どのような自己実現をめざすのかは個人の問題であることを尊重して，その人の求めている生き方を支援していかなければならない。

❖4．健康レベルと看護

　看護は，あらゆる健康レベルの人々に対して健康支援活動を展開する。健康な人にはその保持・増進を，病気の人へは健康への回復を，また場合によっては疾病や障害とともに生きることを，終末期にある人に対しては安らかな死への援助を目的とする。健康レベルによって具体的に看護がどのようにかかわっていくのかを考えてみよう。

1）健康期の看護：健康の保持・増進・疾病の予防

　現在，健康な者に対しては，疾病を予防するのみでなく，良い生活習慣を身に付け，その人らしい健康で幸せな人生がまっとうできるように，様々な看護活動が展開される。健康相談，健康学習，人々の健康づくりのための事業を企画・調整していくことが，地域・学校・職場において展開されている。WHOは健康を改善できるようにするプロセスとして，ヘルスプロモーションの活動方法を，健康の価値について情報を提供し語り，健康を学ぶ知識と技術を身につけ取り組めるエンパワメントを支援する（健康学習），保健分野以外の専門家や地域住民と目的を共有し働く（協働）という点をあげている。健康増進活動は個人を対象とするだけではなく，

個人・集団・地域全体を対象に働きかけを行う。国民的な健康増進運動として、「健康日本21」「健やか親子21」等の取り組みが実施されてきた。地域における減塩運動の取り組みやたばこの分煙活動等である。

看護者として大切なことは、常に予防的な視点を持つこと、対象の主体性を尊重すること、日ごろの活動の中から健康を支援するシステムの構築、また、健康危機管理も忘れてはならない。

2）健康破綻期の看護：早期発見・早期治療

集団健診で異常の疑いが持たれたり自分で異常に気づいた場合、医療機関で早期に適切な診断と治療を受け、健康生活に戻れるように、あるいは障害を最小限にくい止めるように、看護は病人に対する療養生活上の援助を行う。健康破綻期の医療の流れを図1-3-3に示す。日頃元気な人が、健康障害を自覚したり、あるいは健康診断で精密検査をすすめられて医療機関を訪れることは大きなストレスである。悪い診断を恐れて診察に拒否反応を示す人もいる。医療機関が近くにないために、通院に時間と費用がかかる場合もある。学業や仕事の都合で気軽に来院できないことも多い。

診断の結果は担当医によって本人または家族に告げられる。病名の告知は当事者にとって緊張の一瞬である。「異常なし」で安堵する場合はよいが、時にはその後の人生を根底から変えるような診断もある。病名と症状によって治療方針（内科療法、手術療法等）、治療形態（通院、入院、他施設紹介等）が決まる。医療チームの持つ診療上の情報や治療方針について、十分な説明をし、同意を得たうえで治療を行うインフォームド・コンセントが一般化している。しかし、医師の話がよく理解できなかったり、混乱して冷静な判断がつかなかったりする病人もいるので、看護師は医師と病人の仲介役として、説明をしたり、相談相手になったりする。同じ病気から回復した人を紹介するのも効果的な方法である。

通院では適切な治療が受けられない重症者や手術が必要であったり特殊機器を使用する病人

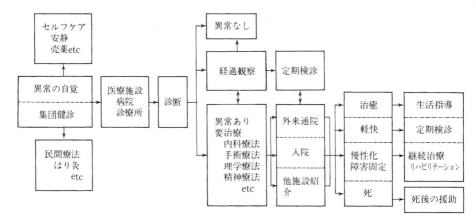

図1-3-3　健康破綻期の医療の流れ

は入院医療となる。病人や家族は，病気そのものの予後（生命の危機や慢性化の可能性）に対して深刻な不安を抱くと同時に，副作用や医原性の合併症など，診療による侵襲に対しても大きな危惧を抱いている。入院は診療のためには都合がよいが，日常生活から隔離されて病棟生活のスケジュールに沿った生活を強要されることは病人にとってはマイナス面が大きい。慣れないベッド上での生活，口に合わない病院食の献立や食事時間，不愉快な騒音，プライバシーの侵害などが心身の安静を必要とする病人に負荷される。家族の負担も見逃せない。病気に対する心配に加えて，社会経済的負担や家族関係の変化に対する不安を伴うのである。

　大きなストレス下にある健康破綻期の病人が正確な診断を受け，適正な治療が受けられるように，看護はさまざまな援助を行う。医療の第一線で医師と共に診療活動に携わると同時に，不安にさらされている病人を助けて，診療がスムーズに行われるように援助する。診療時には，体位の支持やプライバシーの保護，専門用語の説明等を行う。治療方針の決定した病人に対しては，療養生活の補助や指導を行う。入院治療者には，療養上の世話において主体的な役割を果たす。

　援助に当たっては権威主義的な態度ではなく，病人の人間性を尊重したクライアント主導型の問題解決に努める。健康破綻の不安や苦しみに悩む病人や家族は，自分たちの苦しみを理解してくれる人がいて，暖かい援助が受けられることを知ったとき，自らも病気と闘う意欲が湧いてくる。そういった状況を作り出し，支持的な援助を提供するのが看護の役割である。

3）リハビリテーション看護

　生命への切迫した危険が去っても，生理的な機能回復が不可能であったり，ボディイメージを大きく変更せざるを得なかったりして，障害をもって一生をおくる運命を背負った人への援助は看護の重要な役割である。障害者は生理的なバランスを崩しやすいので身体ケアが必要であるとともに，自尊感情や自己実現への要求を失いやすいので心理的社会的サポートが特に求められるが，保護的援助のみでなく，残存機能を生かして自立への援助を行うことが最も重要である。

例．24歳の男性。中学の体育教員。クラブ活動中に空中回転の模範演技中転落。頸部を強打し第四頸椎前方脱臼骨折，頸部損傷。肩から下部全麻痺。生活全面の介助を受けてベッド上の生活を余儀なくされているとき，看護学生が横向きの体位で口にフェルトペンをくわえて字を書くことを示唆し，援助した。その後，口にくわえた筆で生命の本質にふれる詩と美しい花の絵を描き続け，多くの人に深い感銘を与える。その後，彼の絵に感動した女性と深い愛情で結ばれて結婚。電動車椅子を顎で操作し，創作活動を続けている。その作品が外国にも紹介されている。

私の首のように
茎が簡単に折れてしまった
しかし菜の花はそこから芽を出し
花を咲かせた
私もこの花と同じ水を飲んでいる
同じ光を受けている
強い茎になろう（なのはな）
〔出典：『愛，深き淵より。新版』星野富弘，学習研究社，p.1, 2000〕

　彼の生き方は，どんな障害があっても，全ての人生には大きな可能性があることを教えてくれた。障害者は彼によって勇気づけられ，看護者は看護の意味を学び，多くの健常者が人生の意味を再認識した。

　リハビリテーションのためには医師（特にリハビリテーション専門医），看護師，理学療法士，作業療法士，言語療法士，ソーシャルワーカー，義肢装具士，臨床心理士等がチームをつくって活動していくので，医療チーム間の連携が特に重要である。

4）ターミナルケア

　いかに医学が発達しようとも，全ての人間は最後には死を迎える運命にある。終末期においては通常身体的苦痛を伴い，やがて機能低下が進行して最後にはホメオスタシスが崩壊する。死は非可逆的な自然現象で，治すこと（cure）が不可能なとき，看護（care）がその人の終末を安らかにする鍵となる。

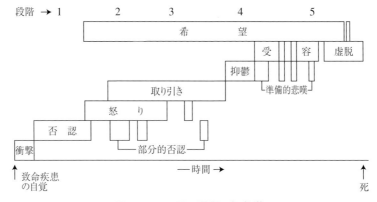

図 1-3-4　死の過程の初段階

〔出典："On Death and Dying"，Elisabeth Kubler-Ross, Macmillan company，1969
『死ぬ瞬間　死とその過程について』鈴木晶訳，読売新聞社，p.374, 1998〕

人がどのようにして死を迎えるかを研究することは長い間タブー視されていたが，精神科医師キューブラ・ロス（E. Kubler-Ross）は死が間近な人々と面接し"死にゆく過程"を5段階にまとめて発表した（図1-3-4）。彼女は，「この5段階を通過することができた人は安らかな死を迎えることができた。」と述べている。

　近代医療はひたすら延命を目標に発展し続けめざましい成果をあげてきたが，皮肉にも，人生のなかでもっとも厳粛であるべき終末期を，ハイテク機器に囲まれ管に繋がれて終える人たちがでてきた。そういった人格無視の医療への反省から，人間性尊重をモットーとする現代ホスピス思想が生まれた。1967年，イギリスのC. ソンダース（C. Saunders）はホスピスを創設し，身体的苦痛の緩和と人格尊重を目指す医療を始めた。ホスピス運動は全世界に拡がり，自宅で死を迎えたいと願う人のためには在宅ホスピスケアも行われるようになってきた。

　死は安らかなものであるだけでなく，尊厳に充ちたものでありたい。過去の医療は，人間は死を宣告されると悲嘆のあまり人格が崩壊し，生きる意欲を失い，自殺を図るのではないかと恐れ，本人に悪い予後の告知をしなかった。特に終末期に激しい身体的苦痛を伴うがんの場合，病名を隠すのが常識であった。しかし，多くのがん病人が病名を知った後，人生を統合して残された日々を充実して過ごし，安らかな死を迎えることが報告されるようになった。

例．47歳。女性。大学助教授。2児の母。自己診断で乳房にしこりを発見したが良性腫瘍の診断。1年後進行がんの診断で手術。医療不信に陥り不幸のどん底にあったが，新しい出会いにより医療チームとの信頼関係を回復，インフォームド・コンセントを確立する。病床で短歌を詠むなかで運命を受容し，人生を統合して安らかな最期を迎えた。
癌細胞我に巣くいて三年半なほつきあいて共に生きむか
去来する若かりし日の数々を臥せいて謝すればまなうら熱し
わが末期平穏なれと願いつつ手鏡にうつし微笑みてみる
生かされる日々を短歌に遊びいて末期のわれにも幸せのあり
〔出典：『生かされて』仙田洋子，西日本法規出版，p. 1-100, 1985〕

　死と正面から向かい合う人は，この世の煩悩から解放され，大自然の摂理に畏敬の念を抱き，自己の運命を受容して，感謝しながら安らかな終焉を迎える場合が多い。しかし，人間の死は人間の生と同じで，各人各様である。看護者の生死観を押しつけるのではなく，本人の意思を尊重して，その人らしい最期を全うできるように援助するのが看護の役割である。

引用参考文献

1）『愛，深き淵より。新版』星野富弘，学習研究社，2000
2）『生かされて』仙田洋子，西日本法規出版，1985
3）『看護とは1（看護学体系1）』井上幸子他編，日本看護協会出版会，2001
4）『看護とは2（看護学体系2）』井上幸子他編，日本看護協会出版会，2000
5）『基礎看護学（養護教諭講座3）』杉浦守邦監修，東山書房，1982
6）『基礎看護学1（新版看護学全書）』小池明子・矢野正子，メヂカルフレンド社，1992
7）『看護学概論（基礎看護学）』川村佐和子他編，メディカ出版，2009
8）『保健師用語集ピース』宮内清子，インターメディカル，2007
9）『最新保健学講座1 地域看護学総論①』金川克子編，メヂカルフレンド社，2004
10）『死ぬ瞬間死とその過程について』キューブラ・ロス，鈴木晶訳，読売新聞社，1998
11）『上手な患者教育の方法』フォルボ，D. R，津田司訳，医学書院，1992
12）「体験記から抽出したターミナルケアの心理学的特質」谷岡哲也他，看護学雑誌62(2)，pp190-193，1998
13）『WHOの定義による健康の概念について』宮坂忠夫，保健の科学，18(8)，pp471-473，1976
14）『入院患者の心理と看護看護・家族の心理と看護ケア③』岡堂哲雄・坂田三允編，中央法規出版，pp150-151，1995

第4章 看護の基礎理論2：ライフサイクルと看護

ライフサイクル（Life cycle）とは，人生の経過を円環に描いて説明したものである。

この世に生を受けた人間は成長発達過程を経て成熟し，次世代を生み育て，その後は加齢とともに衰退し，やがては死にいたる。人生をライフサイクルの視点でみると，ライフステージごとの形態・機能，心理・社会的側面の発達がある。健やかで充実した一生を送るためには各ステージの発達上の特徴と課題，あるいはその後の発達に影響を与える可能性の高い健康上の問題などについて理解し，それに応じた看護を提供しなければならない。

ライフサイクルをどのように分類するかは，専門分野により視点が異なるため定説はない。看護学では，おおまかに小児・成人・老年・母性と分けている。各期をさらにその発達過程に応じて区分し看護の区分と対応させた（表1-4-1）。

表1-4-1 ライフサイクルと看護の区分

年齢	区分	特徴	過渡期現象	看護の視点	保健対策	看護学の区分
40週 0歳	胎児期	母体依存	受胎 出生	遺伝因子 母体の健康	妊婦検診 両親学級	母性看護学
1歳	新生児期 乳児期	乳汁依存 育児者依存		分娩時の影響 育児環境	乳幼児健診 予防接種 育児学級	小児看護学
4歳	乳児前期	運動機能の発達 言語の発達	離乳・歩行 入園	基本的習慣の確立 事故防止 反抗期 社会性の発達	就学時健診	
6歳	幼児後期	基本的生活・行動の自立 集団生活	小学校入学			
12歳	学童期	学校生活 成長の性差	中学入学	学習能力	健康教育 性教育 学校保健管理 教育相談	
15歳	思春期	第2次性徴 自我の発達	義務教育修了	心理的独立 心理的ストレス		
20〜30歳	青年期	身体的完成 自我の確立	就職・結婚	進路の決定	婚前学級 新婚学級	成人看護学 母性看護学
40〜50歳	壮年前期	経済的独立 次世代の誕生 ライフスタイルの定着	更年期現象	分娩・出産・育児 社会的ストレス	労働衛生 地域保健 保健事業 ・健康手帳の交付 ・健康教育 ・健康相談 ・健康診査 ・機能訓練 ・訪問指導	
60〜65歳	壮年後期	心理的安定 働きざかり 身体機能の低下	退職	更年期障害 生活習慣病 ストレス		
75歳以上	老年前期	老化現象 年金生活 悠々自適		体力低下 抵抗力低下 適応力低下 経済力低下 孤独 要介護		老年看護学
	老年後期	頑固・自己中心 配偶者との死別 生活自立困難				

1. 小児期の看護

1）小児期の特徴

　ライフサイクルにおける小児期の特徴は，最も急速に諸機能が成長・発達する時期である。身体的機能の成長・発達が旺盛なこの時期（表1-4-2）は，成人に比して新陳代謝が活発で生命エネルギーに溢れているが，反面，生体反応がつよく安定性に欠けるというリスクを持っている。疾病に罹患すると成人より症状が激しく急速に重篤な状態に陥りやすく，免疫の獲得が不十分で感染症に罹患しやすい。しかし，回復期にはめざましい治癒力を示す。

　また，知的機能，情緒・社会性の発達もめざましい。小児は心身の分離が不十分で，身体的発育と精神的発達とは密接な関連を持つ。

　小児看護の役割は，①子どもの成長・発達の促進，②子どもの健康増進，③子どもの苦痛緩和と疾病管理，④家族の支援である。人間は他の動物にくらべて小児期の親への依存度が高く，保護・養育が成長発達と重大な関連を持つ。看護の語源が示すように，保育と看護は切り離すことができない密接な関係にあり，小児期の看護は保育者への援助が重要なポイントになる。特に近年では，家族を子どもの重要な存在として位置づけた看護アプローチが有効であると考えられている。また，「児童の権利に関する条約」が1994年5月に批准され，すべての事柄は子どもの最善の利益を一般原則として対処するように考えられている。

表1-4-2　小児の身長，体重の平均値および標準偏差

		男　性				女　性			
		身長（cm）		体重（kg）		身長（cm）		体重（kg）	
		平均値	標準偏差	平均値	標準偏差	平均値	標準偏差	平均値	標準偏差
	1歳	78.8	4.3	10.4	1.0	78.7	5.3	10.0	1.7
	2歳	89.1	4.9	12.8	1.6	87.3	4.4	12.1	1.3
	3歳	95.3	4.0	14.2	1.5	95.2	5.2	13.8	1.5
	4歳	103.2	4.3	16.5	2.1	102.3	4.0	15.8	1.8
	5歳	109.5	5.5	18.5	2.8	110.7	5.4	18.2	2.2
小学校	6歳	115.9	4.6	20.4	2.6	116.3	6.3	20.4	3.0
	7歳	121.1	4.5	23.4	3.5	121.8	5.4	23.4	4.2
	8歳	127.3	5.8	26.2	3.9	125.6	5.7	24.8	4.7
	9歳	133.1	5.3	29.8	5.7	134.0	6.2	29.5	5.3
	10歳	137.5	5.9	32.9	5.9	139.0	6.2	32.5	6.4
	11歳	145.0	7.8	37.1	7.3	145.7	7.8	37.2	7.2
中学校	12歳	149.9	7.1	42.2	9.0	151.1	6.3	43.1	8.7
	13歳	158.8	7.7	45.8	7.1	156.4	5.6	45.9	7.2
	14歳	164.1	7.0	51.9	9.4	155.3	5.0	47.2	5.1
高等学校	15歳	169.2	5.7	57.2	7.5	157.3	4.9	49.0	6.8
	16歳	169.4	5.8	58.1	8.9	158.3	5.7	49.1	8.2
	17歳	170.0	5.3	61.0	10.3	160.8	5.7	53.8	7.5

注）平均値，標準偏差は全国補正値。
［出典：「平成24年国民健康・栄養調査報告」厚生労働省Webサイト http://www.mhlw.go.jp/bunya/kenkou/eiyou/dl/h24-houkoku-05.pdf（2015.1.8アクセス）］

2）乳児，幼児，学童期，思春期の特徴と看護

(1) 乳児期

　乳児期は生後1年未満の時期をさす。身体的・知的機能の発達が著しい時期（図1-4-1）である。同時に，その後の情緒や社会性の発達の基盤となる家族との精神的なきずなを結ぶ時期である。日常生活のすべてにおいて養育者の世話を必要とする。生後5ヶ月ごろより離乳を開始し，12～18ヶ月で完了する。事故防止，乳幼児突然死症候群の予防などに留意する。

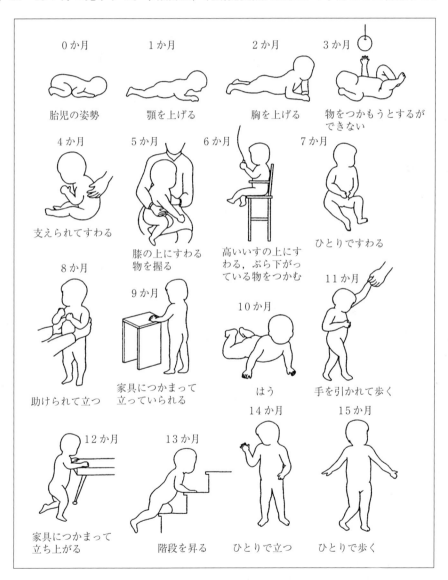

図 1-4-1　乳児の運動の発達

(Shirley, M. M., 1961)
［出典：二木　武，二宮恒夫『最新育児小児病学　改訂第4版』黒田泰弘編著，南江堂，p.19，1988］

(2) **幼児期**

　幼児期は生後1年以降から就学前の時期である。人間が社会生活を送るうえで必要な基本的能力を獲得する時期である。粗大運動や指先の細かい運動，言語や思考能力がより向上し基本的な生活行動の自立をとげる。情緒面や社会性において目覚しく発達し，自分の意志をもって行動できるようになり，周囲の人との関係性を築く時期である。

(3) **学童期**

　小学校入学から第二次性徴の現れる前までをさし，一般的には6～12歳までの小学生の時期をいう。罹病率は他の時期に比較して低く，対人関係，親子関係においても安定した時期である。しかし，近年学校生活への適応が難しく，不登校や非行の増加がみられる。家庭と学校そして地域との連携を密にして予防する必要がある。

(4) **思春期**……母性期の看護参照（p40）

3）病気の子どもへの看護

　子どもの病気は成人よりも症状が激しいので，手厚いケアが必要である。しかし，急性疾患の場合は一度回復期にはいると治癒もはやい。子どもは表現力が不十分なので，保育者は日頃から状態をよく観察して，早期発見・早期治療につとめる必要がある。

　子どもが長期療養を必要とする疾患に罹患することは，本人だけでなく親にとっても大きな苦痛である。身体と人格の発達の時期に長期間入院をしなければならないような場合，病気や治療による苦しみに加えて，家庭や学校から隔離され孤独な入院生活を過ごすうちに，情緒障害をおこして，問題行動をあらわす場合もある（ホスピタリズム）。疾患を持つ子どもに対して親は過保護になる傾向があり，子どもも依存的になって自立心を失いやすい。

　子どもの入院は短期間が望ましいが，長期療養が必要な場合には，面会や外泊の制限をできる限り少なくし，普段と同じような家族との交流が保てるようにする。症状が許せば，家族・学校と連携して，健常児と同じ人生の発達過程が歩めるように配慮する。近年では，院内学級をもつ病院が多くなり，学習の権利が保障されるようになってきている。

　疾患がさらに重篤で死をまぬがれない場合もある。家族の死やペットの死に出会った子どもは，生きものの死を知る。9歳前後で子どもは自己の死を認識すると述べている研究者もいる。終末期の小児は，痛みやその他の症状に伴う苦痛，生活動作の制限に加えて，学校に行けない，友達に会えないなど社会生活の制限をうける。看護はその苦痛や制限を最小限度にするような援助を行うことである。死が間近い子どものケアは辛いものであるが，看護者はその場面から逃避せず，常に側にいて，悲しみを共有することが最も重要である。

　また，わが子を失った親の苦悩もはかりしれないものがある。喪失の悲しみをサポートするグリーフケアの活動が徐々に広がりはじめている。

4）子どもの「こころ」の健康問題

時代の流れの中での子育て環境の変化により，児童虐待，PTSD（心的外傷後ストレス障害），不登校等の問題が増加している。それに加え少年の非行・犯罪問題の深刻化も注目される。多くの要因が絡み合っての発生といわれているが，保健・医療・福祉の分野で活動する看護者は母子に接触する機会を多く持つ専門職の一人である。単に身体的看護に止まらず，次代を託す子ども達の「こころ」も健康に育つよう広い視野と深い視線で看護にあたることが重要である。

5）小児期の看護に関する法律

小児に関する法律で主なものは児童福祉法，母子保健法（母性の項参照），子どもの権利に関する条約，児童虐待防止法，発達障害者支援法，予防接種法である。

(1) 児童福祉法：すべての児童が等しく生活が保障され，保護されることを目的に1947年制定，1948年より施行された法律であり，児童福祉について公的責任を明確に示している。小児慢性特定疾患は2004年度末から，児童福祉法に法制化された。
(2) 子どもの権利に関する条約：1989年に国連総会で採択され，日本は1994年に批准した。これにより，子どもの人権擁護に関する具体的な内容が周知されるようになった。
(3) 児童虐待防止法：2000年に児童虐待の防止等に関する法律が成立，年々深刻化する状況に対応するために2004年に改正が行われた。
(4) 発達障害支援法：発達障害を早期に発見し，発達支援を行うことに関する国及び地方公共団体の責務を明らかにすること等を目的に，2005年から施行された。
(5) 予防接種法：ウイルス・細菌による感染症の予防を目的に1948年に制定された法律である。1994年，2001年に一部改正が行われた。2007年には結核予防法が廃止され，結核は予防接種法のI類疾患に追加された。近年では2013年4月に改正が行われ，新たに，数種類の予防注射が定期接種となり整備された。

❖2．青年期（成人前期）の看護

1）青年期の特徴

身体的には，急カーブで上昇した身長がピークに達し，体力・抵抗力が増す。性的発達も完成し生殖の準備が完了する。完成されたばかりの肉体は均整がとれ，生命力に溢れて美しい。精神的成長も著しく，知的面では論理的観念的思考力が発達し，情緒面では感情が豊かになる。社会的には職業を持ち，経済的に自立し，その多くは両親から独立し，やがて，結婚生活へと移行していく。

ハビガーストは青年期の発達課題として次の事項を提唱している。

①同年期の男女の洗練された交際を学ぶ。
②自己の身体構造を理解し，有効に活用する。
③男女の社会的役割を学ぶ。
④両親や他人から情緒的に独立し，成人としての責任を果たす。
⑤経済的独立について自信を確立する。
⑥職業を選択し準備する。
⑦結婚と家庭生活の準備をする。
⑧市民として必要な知的技能と観念を発達させる。
⑨社会的責任のある行動を求め，それを遂行する。
⑩行動の指針としての価値や論理体系を学ぶ。

2）青年期の健康問題と対策

　青年期は身体的には体格，体力ともに充実し諸機能が最高に発揮できる状態であり，有病率は低い時期である。しかし，行動力に富み，不規則・不摂生な生活を送りやすく，事故や外傷を起こしやすい。また，他者とコミュニケーションスキルがうまくとれない青年が増えてきて

表1-4-3　年齢階層別死因順位

年　齢	第1位	第2位	第3位
総　数	悪性新生物	心疾患	肺炎
0歳	先天奇形，変形及び染色体異常	周産期に特異的な呼吸障害等	乳幼児突然死症候群
1－4歳	先天奇形，変形及び染色体異常	不慮の事故	悪性新生物
5－9歳	不慮の事故	悪性新生物	先天奇形，変形及び染色体異常
10－14歳	悪性新生物	不慮の事故	自殺
15－19歳	自殺	不慮の事故	悪性新生物
20－24歳	自殺	不慮の事故	悪性新生物
25－29歳	自殺	不慮の事故	悪性新生物
30－34歳	自殺	悪性新生物	不慮の事故
35－39歳	自殺	悪性新生物	心疾患
40－44歳	悪性新生物	自殺	心疾患
45－49歳	悪性新生物	自殺	心疾患
50－54歳	悪性新生物	心疾患	自殺
55－59歳	悪性新生物	心疾患	脳血管疾患
60－64歳	悪性新生物	心疾患	脳血管疾患
65－69歳	悪性新生物	心疾患	脳血管疾患
70－74歳	悪性新生物	心疾患	脳血管疾患
75－79歳	悪性新生物	心疾患	脳血管疾患

［出典：『2014／2015　国民衛生動向』厚生労働協会，p.425，2014を元に作成］

いることも誘因となり，親子関係・友人関係の葛藤などから摂食障害，登校拒否，いじめ，引きこもりなど心身症に陥る青年が増加している。そのため不慮の事故，自殺などによる死亡が死因の上位を占める（表1-4-3）。対策としては，医学的管理以外に，交通事故予防，労働条件の改善，良好な人間関係の形成，ストレス対処能力の習得など多角的な対応が必要である。さらに，近年では，反社会的・逸脱行動として，重大犯罪事件や薬物乱用が問題となっている。薬物乱用を増加させる原因として，①やせる薬としての誤った情報，②街頭や携帯電話，インターネットなどで購入できる手軽さ，③低額化，④ネーミングがファショナブルになった，⑤吸引や飲み物に混ぜるなど簡便に使用できる，⑥友人から誘われても断れない，人間関係能力の不足などがあげられている。これらの対策として，司法・警察・医療・教育などの連携した対応が必要になってきている。

　身体疾患では，悪性新生物，心臓病，肥満などが多く，これは若いときからの生活習慣が大きく関わることから，生活習慣改善対策の必要性が認められる。具体的には次の事項が大切である。

　①健全な生活習慣……適切な学生生活，社会生活，交友関係，男女交際の確立。趣味，仕事など自己実現の場の獲得。
　②適切な栄養……総カロリーと動物性脂肪の過剰摂取禁止。規則正しい食事習慣。インスタント食品の過剰利用を控える。
　③嗜好品の過剰摂取禁止……アルコール，清涼飲料の過剰摂取を慎む。たばこは吸わない。
　④適度の運動……都市化生活，モータリゼーションによる運動不足の予防。

❖3．成人期の看護

1）成人期の特徴

　成人期は人のライフサイクルの中で最も幅広い年齢層であり，社会に大きく影響を及ぼす時期である。そして，身体的，精神的に安定し，社会・経済的に大きな役割と責任を背負っている時期である。

　また，一人の人間が人間として存在し，それまでの段階に培った多様な能力を基盤とし，他の誰とも異なる自分らしい人生を送るための時期ともいえる。すなわち，成人期の課題をどのような方法で達成していくのかが，その人らしさを形成する基盤になる。さらに，この時期をどのように生きてきたかが，人間としての最終段階である老年期に大きな影響を及ぼす。

　身体機能は一般的に25歳ごろで身長や骨格などが完成するが，体重や体力はそれまでの生活習慣により個人差が生じる。体重は年齢とともに新陳代謝の低下や運動量不足，さらに皮下脂肪の蓄積により体重増加の傾向にある。40歳以降になると一般に握力や背筋力は低下するがこれも個人差があり，運動や活動的な日常生活を心掛けている人は年を経て筋力低下が少なく体力が維持できる。30歳頃から生理機能に対する予備力は低くなりストレスなどへの抵抗力も低

下する。そして，分時最大換気量や標準腎血漿流量は30代以降年を経るごとに下降の一途をたどる。また，成人期の生殖能力の変化は著しく，男性の性機能は40歳代から50歳代に顕著に低下し，女性は45～55歳頃の間に卵巣機能は低下および停止（閉経）の時期，いわゆる更年期を迎える。従来，更年期障害といえば女性特有の症状とされることが多かったが，近年，男性の更年期障害についても着目されはじめている。

知的・認知機能においては，成人期前半では記憶力，計算能力などは非常に優れており，成人期後半では思考力・判断力が高まり経験を通して統合的に物事とらえることができる。成人期にはいろいろな経験を重ね社会的役割・責任を負い，適応力を身につけて知的・認知能力を高めていくのである。

心理・社会的な側面では，成人期の中期は社会人として家庭人としての役割と責任を担っており，自分ひとりの思い通りにならない課題も多く心身の疲労に陥りやすい。すなわち，さまざまな生活上の変化が生じストレスの高い時期であり，ストレスに関連した健康上の問題が起こりやすい。成人期のみに生じる出来事ではないが，人生のさまざまな出来事に着目した研究成果がある（表1-4-4）。これはストレスになる生活上の変化を数量化して表したもので，この変化による危機を克服して再適応するために要する努力を量的な単位として測定している。つまり，数値が高いほど強いストレス状況を招く生活上の出来事であることを表している。この結果は，様々な生活上の変化がおこりうる成人期にある人を理解するには重要な内容だろう。また，成人期に体験するさまざまな出来事の中には配偶者の死，離婚などのように「喪失」を伴う出来事もある。喪失の対象となるものは，単に物や人のみでなく，個人の仕事や地位，家庭，理想，身体の部分なども含まれる。成人期の後期では定年退職の時期で寂しさや焦りを感

表1-4-4　変化に適応するためのストレス〔Holmes, T.〕

出来事	ストレス値	出来事	ストレス値
配偶者の死	100	仕事・職業上の方針の変更	36
離婚	73	配偶者とのトラブル	35
配偶者との別れ	65	借金が1万ドル以上に及ぶ	31
拘禁	63	借金やローンのトラブル	30
親密な家族メンバーの死	63	仕事上の責任の変化	29
怪我や病気	53	息子や娘が家を離れる	29
結婚	50	法律上のトラブル	29
職を失うこと	47	特別な成功	28
引退	45	妻が働きはじめるか，仕事を止める	26
家族メンバーの健康上の変化	44	学校に行きはじめるか，仕事を止める	26
妊娠	40	生活条件の変化	25
性的な障害	39	個人的な習慣の変更	24
新しい家族メンバーの獲得	39	職場の上役（ボス）とのトラブル	23
職業上の再適応	39	労働時間や労働条件の変化	20
経済上の変化	38	住居の変化	20
親密な友人の死	37		

〔Comprehensive Textbook of Psychiatry, edited by Freedman, A. et al, 1975. より〕

［出典：『対象喪失』（中公新書ワイド版）小此木啓吾，中央公論新社，p.29，2003］

じたり，また子供の独立で「空の巣症候群」になったりすることがある。一方では，親の扶養や介護が求められるといった出来事も多くある。よって，成人期は様々なストレッサーおよび喪失体験と向かい合い対処しながらの生活を余儀なくされる時期である。

2）成人期の健康問題とその対策

(1) 生活習慣病とストレス関連疾患

　近年，時とともに変化した生活様式や習慣などが健康障害の構造に大きく影響してきている。今まで成人病とは主として脳卒中，がんなどの悪性腫瘍，心臓病などの40歳前後から急に死亡率が多くなり，全死因の中でも高位を占め，40～60歳くらいの働き盛りに多い疾患とされていた。これらの疾患は加齢に伴い発症が増える可能性があり人口の高齢化に従って患者数の増加が予想される。しかし，喫煙と肺がんや心臓病，動物性脂肪の過剰摂取と大腸がん，肥満と糖尿病など，食生活や運動などの生活習慣とこれらの疾患の関係が明らかになり，生活習慣を改善することによりある程度の発症が予防できる可能性があることがわかってきた。生活習慣病は遺伝的要因や環境的要因も関与するが，生活習慣が最も関係しているのである。高カロリー・高脂肪・高タンパクの食事摂取，喫煙やアルコール過剰摂取，肥満，日常生活における運動量の減少，不規則な生活，精神的ストレス増加などが生活習慣病の要因としてあげられる。また，精神的ストレスからがん疾患，心疾患，脳血管疾患，糖尿病，高血圧などのような生活習慣病が発症するといわれている。そして，現在では，がん，心臓病，脳血管疾患を合わせると死因の約6割を占めている。

(2) ストレス病

　ストレス病は物理的要因（気温，自然災害など），科学的要因（ダイオキシン，煙草など），

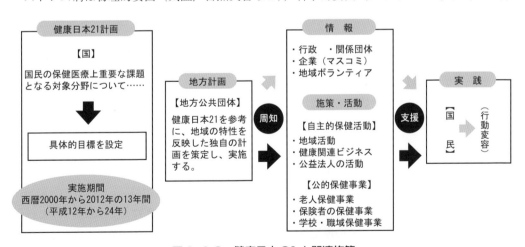

図 1-4-2　健康日本 21 と関連施策

［出典：『生活習慣病のしおり』安田記念医学財団，p.14，2009］

生物的要因（細菌，ウイルスなど），社会・文化的要因（政策，地域の風習など），生活的要因（生活上の出来事，人間関係，過剰労働，睡眠不足など），個人的要因（性格，価値観，年齢など）などが関係している。ストレスにより身体症状や精神症状が生じ，最近の傾向として，摂取障害やうつ病の増加が目立っている。また，成人期の自殺は死因の上位にあり，男性は女性に比較するとその数が多い。特に男性の40～50歳代の自殺率が他の年齢層よりも高くなっている。自殺の主な動機は健康問題，生活・経済問題，家庭問題，勤務問題があるが，特に男性の自殺動機は生活・経済問題の割合が多い。この年齢層の自殺は現代の社会事情・経済情勢の急激な変化が影響しており，会社の倒産，リストラなどの出来事が大きな精神的ストレスとなり，うつ病などの精神疾患，さらには自殺の発生に至っている。また，30から50歳代を中心に雇用調整が進み一人当たりの仕事量の増加や責任が重くなっていることも影響することが考えられる。一方，女性の自殺動機は健康問題が多かった。

(3) 職業に関連する健康障害

成人期の人々の多くは社会の中で仕事に携わっており，労働基準法や労働安全衛生法などにより労働者として位置づけられている。ある特定の職業に従事することによって発生する健康障害を職業性疾病といい，じん肺，特定化学物質によるがん，職業性難聴，IT化に伴うVDT（visual display terminals. パソコンなど）作業による健康障害，休日不足や長時間労働による慢性的疲労や大きなストレスなどで突然に起こる過労死などがある。

3）成人期の健康問題への対策

疾病の予防対策は三つあり，一次予防は健康を増進し発病を予防することである。二次予防は早期発見，早期治療が目的であり，三次予防はリハビリテーションなどによる社会復帰を目的としている。この一次予防対策では一人ひとりが生活習慣等を改善し健康増進に努めることが基本となる。

(1) 生活習慣病に対する対策

生活習慣病とはこれまで成人病対策として二次予防に重点を置いていた従来の対策に加え一次予防対策も推進していく方針を新たに導入した疾患の概念である。生活習慣病に対する一次予防の具体的な施策として「21世紀における国民健康づくり運動（健康日本21）」が2000（平成12）年に開始され，当初の計画を2年延長し2012（平成24）年度まで実施された。この運動はがん，心臓病，脳卒中，糖尿病などの生活習慣病に関する目標値が設定され，この目標値を達成するために国や地方自治体は様々な関係者（保健医療機関，企業など）と連携を取り，個人が健康づくりに取り組むための環境整備を推進すると同時に適切な情報提供などにより個人の活動を支援していくこととしている（図1-4-2）。そして，日本における健康対策の現状や健康日本21最終評価で提起された課題等をふまえ，第4次国民健康づくり対策として，平成24年

7月,「21世紀における第2次国民健康づくり運動(健康日本21第2次)」(平成25～34年度)が策定され25年4月よりその取り組みが進められている。これには,生活習慣病予防やこころの健康など5分野53項目の目標が設定され,健康寿命の延伸と健康格差の縮小などが盛り込まれた。また,平成20年度に開始された医療制度改革の具体的な取り組みとして,医療保険者に40～74歳の被保険者・被扶養者に対する生活習慣病の予防に着目した「特定健康診査・特定保健指導」の実施が義務付けられた。

(2) メンタルヘルスに対する対策

わが国での成人期における自殺死亡数はいまだ多い。平成18年6月には総合的に自殺対策を推進するための自殺対策基本法が成立し,同年10月に自殺予防総合対策センターが設置され,19年6月,政府が推進すべき自殺対策の指針として「自殺総合対策大綱」が策定された。この大綱は平成20年10月に一部改正されたのち,24年8月に改めて全体的な見直しが行われ「自殺総合対策大綱～誰も自殺に追い込まれることのない社会の実現を目指して～」が閣議決定された。地域での効果的な自殺予防対策の推進と事業主の取り組みの支援,相談体制の充実と人材育成等に取り組んでいる。さらに,平成22年9月よりWEBサイトとして,こころの健康づくりや医療・福祉等の社会的支援に関する情報などを提供する「みんなのメンタルヘルス総合サイト(http://www.mhlw.go.jp/kokoro/)」を開設している。

また,過重労働や職場生活において強い不安やストレスを感じさらに業務による心理的負荷を原因とした精神障害の発症,あるいは自殺に至る事案が増加するなど,メンタルヘルス対策の取り組みが重要な課題となっている。過重労働については平成17年に労働安全衛生法を改正し,18年,20年に総合対策が改正されている。総合対策では,事業者は過重労働による健康障害を防止するため,時間外・休日労働時間の削減,労働時間などの設定の改善,労働者の健康管理に係る措置の徹底などを図ることとされている。一方,労働者のメンタルヘルスについては,平成12年に「事業者における労働者の心の健康づくりのための指針」が策定され,心の健康づくり計画の策定およびセルフケア,ラインによるケア,事業場内産業保健スタッフによるケア,事業場外資源によるケアの4つのケアが推進されてきた。そして,18年にはメンタルヘルス対策の適切かつ有効な実施を図るため,「労働者の心の健康の保持増進のための指針」が策定され,現在,この指針に基づく対策の普及・定着が推進されている。しかし,これらの対策は事業者独自に委ねられているため,事業者によって具体的な実施の違いがあると思われる。

4. 老年期の看護

近年わが国は,出生率の低下と死亡率の減少により,社会の中に占める高齢者の割合が急増している。平均寿命は著しく延長し(平成25年で,男80.21歳,女86.61歳),100歳以上の高齢者も5万人を超えている。平成25年の簡易生命表によると,65歳まで生存する者の割合は,男で88.0%,女で93.9%であることが示されている。同様に75歳までは男73.6%,女87.1%,90歳ま

で生存する者の割合は，男23.1%，女47.8%となっている。そして，要介護高齢者の増加がもたらす課題が報じられる一方で，老年期を健康で長生きする元気高齢者の活躍が紹介され，高齢者のエンパワーメントに働きかけた取り組みが報告されるようになった。

老人福祉法第2条には「老人は，多年にわたり社会の進展に寄与してきた者として，かつ，豊富な知識と経験を有する者として敬愛されるとともに，生きがいを持てる健全で安らかな生活を保障されるものとする」という理念がある。しかし，第2次大戦後の日本社会はひたすら生産性指向であり，核家族化（三世代世帯の減少と高齢者世帯の増加）の進行する中，高齢者扶養の意識や制度の発達が不十分であった。高齢化率（総人口に占める65歳以上の高齢者の割合）が25%を超え，本格的な高齢社会（超高齢社会）を迎えた今，国・地域・個人が総力をあげて，要介護高齢者へのケアと元気高齢者への支援の2方向から，その対策に取り組んでいる。

本章では，このような状況をふまえて，老年期にある高齢者とその家族への看護を行うにあたって押さえておきたい老年期の特徴，日常生活面で起こりやすい健康問題とその支援，および高齢者の自立生活を支えるケアシステムについて概説する。

1）老年期の特徴

老年期は，心身の成熟の後に，加齢に伴う身体的，心理的，社会的変化を経験し，やがて死をもって終わるライフサイクルにおける最終章である。人生という舞台の幕を，安らかに充実感をもって閉じることができるよう援助することが老年期における看護の役割である。

老年看護の対象は一般に65歳以上の高齢者とその家族と考えられるが，高齢者の年齢幅は大きい。また老化のプロセスは一様ではなく，生きてきた時代背景や生活環境の違いから生活歴も異なるなど，老年期にある人々は，身体的にも心理・社会的にも多様な集団である。そのため看護においても，老年期が生涯で最も個人差の大きい時期であることをふまえて，一人ひとりの高齢者と出会っていくことが大切になる。以下，老年期における身体的，心理・社会的特徴について簡単に述べる。

年齢の増加に伴い，形態的にも機能的にも多くの退行現象がおこってくる。形態的な変化には，頭髪の白髪化や脱落，歯牙の脱落，皮膚のしわやシミ，脊柱の曲がり（円背）などがあり，外見を高齢者らしくする。機能的には，あらゆる臓器の低下が成人期に引き続きおこる。

視力は暗順反応および近距離調整能力の低下に加えて，水晶体が混濁して白内障が起こる。聴力の低下は特に高音域に著しい。皮膚は弾力性を失い，乾燥し，薄くなり傷つきやすい。また，温度調節能力も低下して暑さ寒さに対する抵抗力が減じる。筋・骨格系では，筋肉の萎縮，関節の変形，骨のカルシウム含有量の減少による骨粗鬆症が起こりやすい。さらに平衡機能の低下が加わることで転倒，骨折をしやすい。消化吸収機能では，口腔粘膜や唾液腺の萎縮による唾液の分泌量の減少や歯牙の脱落による咀嚼機能の低下がみられる。さらに粘膜の退化と消化液分泌の減少による消化能力の減退や腸の蠕動運動の低下，食物通過時間の遅延がみられる。循環器系では，心拍出量の低下による循環血液量の減少，動脈硬化による収縮期血圧の上昇と

脈圧の増加がみられる。その他，肺活量の減少，腎機能の低下，代謝量の減少などがみられる。これらの退行現象は身体の特定部分の疾患による変化ではなく，細胞自体の老化によるもので，すべての臓器に萎縮性の変化とそれに伴う機能低下があることをふまえておく必要がある。

　加齢に伴う記憶力の低下を訴える高齢者は多い。しかし，加齢に伴い経験される記憶力の変化は，記憶能力の低下ではない。物事を覚えること（記名）や思い出すこと（想起）に時間がかかるようになるためであり，日常生活には何ら支障をきたすものではない。また知的能力においても，流動性能力（新しいことを学習する能力）は30歳頃をピークにして60歳代後半から急激に下降するが，結晶性能力（経験の豊かさや知識の豊富さ，正確さと結びついた能力）は老年期に入っても比較的維持されるといわれる。

　老いの自覚は，加齢や疾患・障害に伴う身体的な機能低下，子供の独立や孫の誕生，退職，配偶者や親しい人との死別・離婚などによる場合が多い。老年期においては，自覚された老いを受け止め，上手に処理すること（老いの受容と適応）が求められる。これまでの人生を振り返り，現実を認識し，肯定的に受け止めることで，これまで培ってきた経験や知恵を活かしながら調和のとれた日常生活を送ることができる。老いの自覚はこれからの人生に対する不安につながりやすく，また老いの受容過程では様々な葛藤が繰り返されると考えられる。そのため，うまく対処できずに攻撃的な行動をとる者，自分の中に閉じこもってうつ状態に陥る者もある。

2）日常生活面で起こりやすい老年期の健康問題とその支援

　高齢者の身体的な機能の変化について概観した。日常生活での恒常性（ホメオスタシス；外部環境の変化にもかかわらず，生体内の物理的・化学的環境を一定に保つ作用）は高齢になるまで維持・調整されている。しかし，恒常性の維持機能は，疾病などのストレスが加えられた場合には，若年者に比べて破綻しやすい。そしてその結果，健康は脅かされ，日常生活においても支障を来しやすくなる。これは，加齢が原因ではなく，恒常性を維持する力である予備力・回復力・防衛力・適応力が老化に伴って低下しているためである。

　生理的な機能低下に加えて多臓器にわたる基礎疾患をもつことが多い高齢者においては，疾患の慢性化に伴って低下したADLに対するケアを同時に必要とし，他者への依存度が高くなってくる。このような，老年期に加齢とともに多くの臓器が関与した病態として発現した症状や疾患が互いに関連しあって現れてくる特徴的な身体的，精神的諸症状を一括して老年症候群（geriatric syndrome）と呼ぶ。代表的なものとして，尿失禁，脱水，転倒，せん妄，認知症，摂食・嚥下障害，閉じこもり，骨粗鬆症，等があげられる。

　高齢者の機能は，使用されなければ容易に萎縮・枯渇してしまう。そして，いったん失われてしまった生活機能を取り戻すことは非常に困難であり，寝たきりへと移行しやすい。次に起こることを的確に予測し予防的にかかわることが，次の段階への進行・悪化を防止することにつながる。特に，看護の対応の仕方一つで，二次的変化を予防することもあり，予防的・予測的な看護によって異常の早期発見に努め，合併用や二次障害，寝たきりを予防することが非常

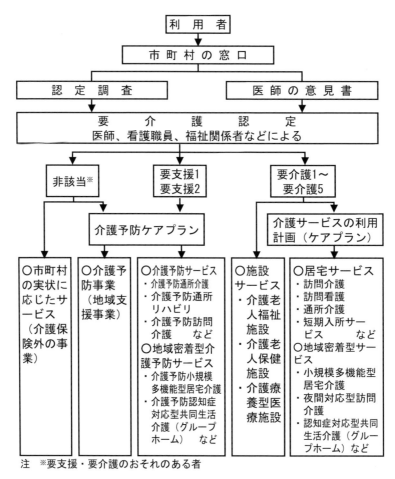

図1-4-3 介護サービスの利用手続き

[出典:『2009年 国民衛生の動向』厚生統計協会, p.236, 2009]

に重要になってくる。最後まで自らの能力を精一杯使って生活していくことが，高齢者の人間としての本来の姿である。高齢者の尊厳を大切にした看護者の関わりは，高齢者の生きる意欲や生きる力を引き出すことにつながる。高齢者の可能性を信じ，可能性を発見し，高齢者の自立性を高める関わりをする看護が求められる。

　高齢者の要介護状態は，多くの場合，長期化するという特徴を持つ。長期にわたり家族が高齢者の世話を続けることは心身共に負担は大きく，並大抵なことではない。そのような負担を背負っている家族への理解とともに，高齢者の世話が過剰な負担なく継続できるように，家族に対する知識・技術の指導と精神的な支援は，看護の重要な役割である。家族の介護の負担を軽減し，介護を社会全体で支える制度として，2000年から公的介護保険制度（後述）が施行されている。

3）高齢者の自立生活を支えるケアシステム

　高齢者に対する最初の総合的な保健医療・福祉施策は，1963年に制定された老人福祉法である。その後1982年には，高齢者の健康の保持と適切な医療の確保を図るために，成人期からの健康管理の徹底と虚弱高齢者に対する在宅支援体制の確立によって，疾病の予防から医療，機能訓練までの保健事業を総合的・一体的に実施することを目的とした老人保健法が制定された。さらに1989年，21世紀の高齢社会をすべての高齢者が健康で生きがいをもち，安心して生涯を過ごせるようにするため，保健福祉分野における基盤整備を早急に進める必要があるという認識のもとに，ゴールドプラン（高齢者保健福祉推進十か戦略）が策定された。この中で，諸資源の整備目標が明示され，在宅サービスの拡充や寝たきり老人ゼロ作戦などの総合的な取り組みが始まった。1994年の新ゴールドプランの策定を経て，2000年にはゴールドプラン21（今後5か年間の高齢者保健福祉施策の方向）が開始された。ゴールドプラン21は，住民に最も近い地域における介護サービス基盤の整備と，介護予防，生活支援等を車の両輪として推進することにより，高齢者の尊厳の確保と自立支援をはかり，多くの高齢者が健康で生きがいのもてる社会を創出することをねらいとした。

　ところで，2000年より施行されている介護保険制度は，老人福祉と老人保健に分かれていた高齢者の介護に関する制度を，ゴールドプランなどによって整備の進んだ諸資源を基盤として再編成することで，社会的入院の是正をはかり，国民の誰もが，必要なときに必要な介護サービスを入手できるよう構築された社会保険方式による新しいシステムである。制度開始以降，サービスの利用者が倍増し，サービスの量も介護保険にかかる総費用も増大した。また，今後，団塊の世代が老年期に達すること，75歳以上の後期高齢者の増加に伴い認知症高齢者が増えること，独居や夫婦二人暮らし世帯の増加が予測されることなどから，制度の見直しが行われている。2005年の改正では介護予防に重点がおかれ，さらに2011年の改正では地域包括ケアを具体化した内容となった。

　介護サービスの利用は，利用者本人または代理人の申請，要介護認定（要支援または要介護の7段階のグレード）を経て，介護サービス計画に基づいて行われる（図1-4-3）。介護保険で扱われるサービスは，制度の改正後，新予防給付と介護給付に整理された。要介護1～5の認定者には介護給付として居宅・施設ケアサービスが，要支援1～2の認定者には予防給付として要介護状態の発生の予防という観点から居宅サービスが給付される。介護給付によるサービスには，訪問サービス（訪問介護，訪問入浴介護，訪問看護，訪問リハビリテーションなど）や通所サービス（通所介護，通所リハビリテーション），短期入所サービス，施設サービス（介護老人福祉施設，介護老人保健施設，介護療養型医療施設），等がある。予防給付によるサービスには，訪問サービス，通所サービス，短期入所サービス等を含む介護予防サービスがある。具体的には，筋力向上トレーニングや転倒骨折予防，低栄養予防，口腔ケア，閉じこもり予防などの予防サービスが導入されている。これらの介護予防サービスは，要介護認定において認定されなかった高齢者（生活機能の低下がみられ，要介護状態になる可能性の高い者）や元気

な高齢者を対象とする介護予防事業とともに，要支援・要介護状態になる前からの一貫性・連続性のある介護予防マネジメント体制を確立する観点から，社会福祉士，保健師，主任ケアマネージャーが配置される地域包括支援センターで行われる。さらに，認知症高齢者やひとり暮らし高齢者ができる限り住み慣れた地域での生活を継続できるように，地域密着型（介護予防）サービスが位置付けられ，身近な市町村で提供されている。

❖5．母性期の看護

1）女性の性周期

（1）性周期の調節機序

成熟女性では，間脳―下垂体―卵巣のそれぞれの器官より分泌されるホルモンの相互作用（フィードバック機構）により，卵巣の内分泌機能が調節されている。主な機構は視床下

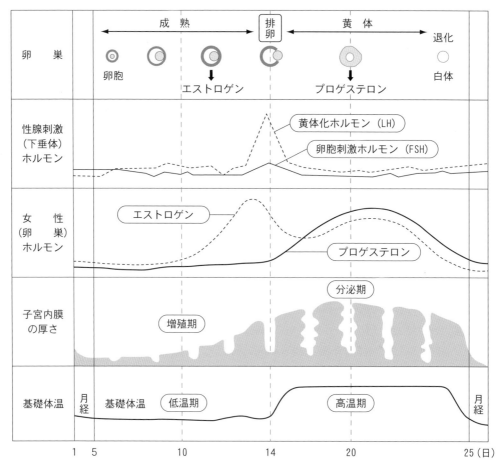

図1-4-4　性周期における変化

部より放出されるゴナドトロピン放出ホルモンgonedotropin-releasing hormone（GnRH），下垂体からの卵胞刺激ホルモンfollicle-stimulating hormone（FSH），黄体化ホルモンluteinizing hormone（LH），卵胞から分泌されるエストロゲンと黄体から分泌されるプロゲステロンによる。

① 卵胞期

月経発来の直前より下垂体からのFSHの分泌が高まる。これは，黄体の退行に伴い，エストロゲン，プロゲステロンが低下し，その抑制がとれるためである。FSHの刺激により卵胞が発育を開始し，LHの作用も相まってエストロゲン産生が高まる。顆粒細胞が増殖し，卵胞はさらに成熟していく。

② 排卵期

成熟卵胞（グラーフ細胞）の最終段階で，エストロゲンの分泌が急激に増加し，増加したエストロゲンのポジティブフィードバックによりLHサージsurgeが起こり，グラーフ卵胞が破れて卵子が腹腔内へ出される。これが排卵である。卵子は卵管采に取り込まれ卵管内壁の線毛運動により子宮へ運ばれる。受精していない場合は外へ排出される

③ 黄体期

排卵の後，卵胞では残された顆粒細胞と内卵胞膜細胞が黄体となる。排卵後8～9日には黄体の血行が盛んとなり，プロゲステロンやエストロゲンの分泌が高まる。黄体期に分泌されるプロゲステロン，エストロゲンによりFSHの分泌は抑制される。黄体の寿命は14日で退化し，白体となる。卵子が受精して着床すると萎縮せずに妊娠黄体となって妊娠を維持する。

(2) 子宮内膜の周期

子宮内膜は表面の機能層と深部の基底層より構成される。卵巣周期の間にみられるエストロゲンとプロゲステロンの分泌の変化により，子宮内膜に周期性の変化を及ぼし，これを子宮内膜周期という。子宮内膜周期は，子宮内膜を増殖させる増殖期，内膜を浮腫状にしグリコーゲンを含んだ分泌液を分泌させ，受精卵を着床しやすい状態にする分泌期，月経期の3相からなり，増殖期と月経期は卵巣周期の卵胞期，分泌期は黄体期に一致する。月経の第1日目を周期の始めとした性周期を月経周期といい，平均28日である。分泌期の持続期間は14日とほぼ一定である。よって，増殖期の長さが月経周期を決定する。

月経期は平均5日間である。もし，受精・妊娠が成立すれば黄体は退行することなく，プロゲステロン分泌が持続するために月経はみられない。

(3) 基礎体温

朝目を覚まして起き上がる前に測る体温が基礎体温である。卵胞期には低温相，黄体期には高温相を示す。黄体期の基礎体温の上昇はプロゲステロンの視床下部への体温中枢への刺激のためである。低温相最終日の前後2日の間に排卵がおこる。基礎体温を持続して測定することにより，排卵の有無，黄体機能の推定，妊娠の早期診断などが可能である。高温相が20日以上

みられれば妊娠を疑い，黄体機能不全では高温相の短縮がみられる。

2）妊娠と分娩

(1) 受精と着床

① 受精能力の獲得 capacitation

　射精直後の精子に受精能力はなく，24～48時間，女性生殖器内にいることにより先端を覆っている細胞膜に糖蛋白や脂質などが酵素反応によって除去される。ほぼ7時間を要するが，これによってはじめて卵に侵入できるようになる。

② 受精 fertilization

　1個の精子と卵子は卵管膨大部で結合する。

③ 着床 implantation

　受精卵は卵管に数日とどまってから輸送され，子宮に達する。受精卵は約24時間の間に分裂して初期発生が開始する。着床は受精7～11日後に行われる。

(2) 妊娠の維持

① 胎盤の形成

　受精卵が子宮内膜に着床すると，受精卵の周囲には受精卵発育のために子宮内膜が特殊に変化した脱落膜と呼ばれる組織が現われ，絨毛膜と共に胎盤を形成する。胎盤は，母親由来の基底側脱落膜，胎児由来の絨毛膜と，この2つの組織の間に存在する胎盤腔から構成されている。胎盤腔には母親の血液が子宮動脈を経て満ちており，他方，胎児側からは胎盤腔に向って細かな絨毛が伸びている。

② 胎盤の機能

A．母児間の物質交換

　胎児由来の絨毛と胎盤腔内の母親の血液を介して行う。胎児はCO_2を母血へ排出し，母血よりO_2を吸収し，グルコース，アミノ酸，脂質を摂取し，胎児内の老廃物を母血へ排出する。

B．ホルモン産生作用

　胎盤の絨毛からはhCG（ヒト絨毛性ゴナドトロピン），プロゲステロン，エストロゲンが分泌される。HCGは妊娠第7～8週をピークとして妊娠初期に分泌されるが，その後は分泌量が急激に低下する。HCGは黄体機能を，妊娠2週から胎盤のステロイドホルモンが産生される6～7週まで延長刺激する。また，胎盤からは妊娠期間hPL（ヒト胎盤性ラクトーゲン）も多量に分泌される。hPLは，母体のインスリンの作用と拮抗しており，脂肪利用を促進させ，胎児のためにブドウ糖利用を抑制する。

表1-4-5：妊娠経過における胎児の発育と妊婦の身体的変化

	妊 娠 初 期															
妊娠月数	1カ月				2カ月				3カ月				4カ月			
妊娠週数	0	1	2	3	4	5	6	7	8	9	10	11	12	13	14	15
子宮の大きさ 子宮底長	鶏卵大				鵞卵大				手拳大				小児（幼児）頭大 約12cm			
母体の変化					・妊娠反応陽性 ・つわり症状開始 ・7週ごろから胎盤形成が始まる				・予定日の確認 ・尿中hCG最高値（10週ごろ）				・つわり症状減少～消失 ・15週～胎盤ほぼ完成			
胎児の成長					・中枢神経系，心臓形成開始 ・GS確認 ・心拍動確認				・10週以降，胎児の躯幹と四肢の運動が見られる				・胎児の首が動くようになる			
胎児の大きさ ・身長 ・体重					6週でGS 1.5cm				8週でGS 3.0cm 9週でCRL 2.0cm 11週でCRL 4.0cm				15週でBPD 3.0cm ・約16cm ・約100g			
保健指導のポイント					・母子健康手帳の活用方法 ・分娩予定日と週数の数え方 ・妊娠初期の生活，流産予防とその徴候 ・妊婦健診の必要性とその内容，健診スケジュール ・妊娠中の体重管理と栄養 ・分娩場所の確認，予約（お産の方針の確認） ・つわりへの対応 ・バースプランの説明											
検査					・血液一般（RBC, Hb, Ht, WBC, MCV, MCH, MCHC, 血小板） ・血液型（ABO型，Rh式） ・梅毒血清反応 ・HBs抗原，HIV抗体，HCV抗体，HTLV-1抗体，風疹抗体（HI抗体価） ・随時血糖，HbA1c ＊必要に応じて子宮頸部細胞診 ＊経腟超音波検査											

	妊娠中期											
妊娠月数	5カ月				6カ月				7カ月			
妊娠週数	16	17	18	19	20	21	22	23	24	25	26	27
子宮の大きさ 子宮底長	成人頭大 約15cm				約21cm				約24cm			
母体の変化	・子宮の増大による動悸,息切れあり				・胎動を感じる ・インスリン抵抗性が上がり始める				・心拍出量が最大になる ・子宮頸管は約3.5cm			
胎児の成長	・外界の音に反応する ・嚥下運動が見られる ・外性器で性差がわかる ・頭髪,爪の発生				・22週未満は胎外生活不可能 ・肺サーファクタント産生開始				・肺の構造がほぼ完成する			
胎児の大きさ ・身長 ・体重	・18週でBPD 4.0cm ・約25cm ・約250g				・22週でBPD 5.0cm ・約30cm ・約650g				・25週でBPD 6.0cm ・約35cm ・約1,000g			
保健指導のポイント	・妊娠中期の生活,身体の変化への対応 ・母乳育児と乳頭の手入れ ・両親学級・母親学級への参加 ・妊婦体操やヨーガ,スイミングなど妊娠中の運動 ・貧血予防のための栄養 ・早産,妊婦高血圧症候群の予防 ・マイナートラブルへの対応 ・膣分泌物細菌検査,クラミジア検査											
検査	・経膣超音波検査による頸管長チェック〈妊娠24週〜28週ごろ〉 ・血液一般 ・不規則抗体 ・50gグルコースチャレンジテスト | 75gOGTT診断基準 | |---|---| | 空腹時血糖値（mg/dL） | ≧92 | | 1時間血糖値（mg/dL） | ≧180 | | 2時間血糖値（mg/dL） | ≧153 | ＊50gGTTで1時間後の血糖値が140mg/dL以上であれば75gOGTT検査を行う。その結果,1つ以上を満たし明らかな糖尿病でない場合は妊婦糖尿病（GDM）である。妊娠中の明らかな糖尿病とは,①空腹時血糖値≧126mg/dL,②HbA1c≧6.1％。③糖尿病網膜症が存在する場合。④随時血糖値≧200mg/dLあるいは75gOGTTで2時間血糖値≧200mg/dLの場合は,①②の基準を満たした場合のことをいう。											

		妊　娠　後　期		
妊娠月数		8カ月	9カ月	10カ月
妊娠週数		28　29　30　31	32　33　34　35	36　37　38　39
子宮の大きさ 子宮底長		約27cm	約30cm	約33cm
母体の変化		・心拍数が最大になる ・羊水量が最大になる	・循環血液量が最大になる ・貧血，水血症傾向になる ・子宮頸管の熟化が始まる ・胃や肺が子宮に圧迫される	・子宮頸管の短縮が進む
胎児の成長		・肺サーファクタントの増加 ・音刺激による心拍数の増加 ・母体からのIgG移行の増加	・肺の機能が成熟 ・睡眠と覚醒とを20分おきに繰り返す ・皮下脂肪が増加	・すべての器官が完成 ・児頭が骨盤内に下降
胎児の大きさ ・身長 ・体重		28週でBPD 7.0cm ・約40cm ・約1,500g	32週でBPD 8.0cm ・約45cm ・約2,000g	28週でBPD 9.0cm ・約50cm ・約3,000g
保健指導のポイント		・妊娠後期の生活，身体の変化への対応 ・母乳育児と乳頭の手入れ ・入院物品，赤ちゃん用品の準備 ・マイナートラブルへの対応 ・バースプランの最終確認 ・入院の時期と方法の確認，異常徴候の説明 ・分娩時の呼吸法やリラックスの練習 ・入院中のスケジュールと産後の生活		
検査		〈妊娠36週以降〉 ・血液一般 ・腟分泌物細菌検査（B群溶血性連鎖球菌） ・NST ・子宮頸管成熟度のチェック		

(3) **分娩**

　最終月経の第1日より数えて280日前後（妊娠40週0日が分娩予定日）に子宮は激しい収縮を開始する。これにより産道が軟化し，胎児が娩出される。

(4) **産褥期**

　分娩後，非妊時の状態に身体が回復するまでに6～8週間を要する。その期間を産褥期といい，進行性変化（母乳の分泌）と退行性変化（子宮や全身の復古）がみられる。

3）マタニティサイクルにある女性の看護

　妊娠，分娩は，身体的に大きな生理的変化をもたらすと同時に人生に数回しかないライフイベントでもある。この時期にある女性と家族が，子育てに向けて生活を整え，親としての役割を遂行できるよう支援する。異常の早期発見のために，妊娠の早い時期から定期的に健診や保健指導を受けることも大切である。

引用参考文献

1）『看護のための人間発達学』舟島なをみ，医学書院，1995
2）「平成25年度学校保健統計調査（確定値）の公表について」文部科学省Webサイトhttp://www.mext.go.jp/component/b_menu/other/_icsFiles/afieldfile/2014/03/28/1345147_1.pdf（2015.1.8アクセス）
3）「平成24年国民健康・栄養調査報告　The National Health and Nutrition Survey in Japan, 2012」厚生労働省Webサイトhttp://www.mhlw.go.jp/bunya/kenkou/eiyou/dl/h24-houkoku.pdf（2015.1.8アクセス）
4）『国民衛生の動向・厚生の指標　増刊Vol. 61 No. 9』厚生労働統計協会，2014
5）『系統看護学講座 専門分野Ⅱ 小児看護学1　小児看護学概論　小児臨床看護総論（第13版）』奈良間美保他，医学書院，2014
6）『看護のための人間発達学 第3版』舟島なをみ，医学書院，2007
7）『対象喪失 中公新書ワイド版』小此木啓吾，中央公論新社，2003
8）『国民衛生の動向・厚生の指標』厚生統計協会60（9），2013
9）『生活習慣病のしおり』安田記念医学財団，2009
10）健康日本21（第二次）の推進に関する参考資料.pdf：http://www.mhlw.go.jp/stf/seisakunitsuite/bunya/kenkou_iryou/kenkou/kenkounippon21.html（2014.12.28アクセス）
11）『改定新基礎看護学』菊井和子，太湯好子編集，西日本法規出版，pp28-31，2001
12）『看護のための最新医学講座［第2版］17 老人の医療』日野原重明，井村裕夫監修，中山書店，pp1-108，2005
13）『看護のための人間発達学第3版』舟島なをみ，医学書院，pp185-214，2005
14）『系統看護学講座専門20 老年看護学第6版』中島紀恵子他，医学書院，pp18-34，pp62-76，2005
15）『国民衛生の動向・厚生の指標』厚生統計協会，pp236，2009
16）『新体系看護学第18巻基礎看護学4 臨床看護論』森田夏実編，メヂカルフレンド社，pp39-47，pp67-71，pp84-91，2005
17）『新体系看護学26 老年看護学1 老年看護概論・老年保健第1版』鎌田ケイ子他編集，メヂカルフレンド社，pp2-50，pp91-116，2005
18）『ナーシング・グラフィカ26　老年看護学－高齢者の健康と障害』堀内ふき他，メディカ出版，pp20-24，2005
19）『老年看護学概論と看護の実践』奥野茂代他編集，ヌーヴェルヒロカワ，pp34-88，2009
20）『平成25年簡易生命表の概況について』厚生労働省ホームページ
21）『平成26年版　高齢社会白書』内閣府ホームページ
22）森恵美他，系統看護学講座　母性看護学概論　母性看護学Ⅰ，p.93，医学書院，2014

第5章

看護の基礎理論3：人間関係看護論

❖ 1．病人の心理

　身体的疾患をもつ人は，多かれ少なかれ，心理的問題を持っている。身体の変化は心理的動揺をもたらし，心理的不安定は身体に悪影響を与える。身体と心は密接に関連し，深い相互関係にある。病人の心理を学び，心理学的視点で病人の行動を理解することは，身体的な変化の理解と同様に，看護の重要な基礎である。

1）健康レベルと心理状態

　身体的な異常と心理的な変化についての相関関係を，三谷はレーデラーの説を引用して，次の3段階に分けて説明している。

(1) 健康から疾病への移行期

　外傷や激症発作で始まる疾患ではなく，緩やかな経過をとって悪化していく場合や，自覚症がないのに集団検診で精密検査を指示された場合，多くの人は受診にためらいをもつ。はじめは，まさか重大な病気ではないとか，病気と診断されたくないという否定の気持ちが強いが，身体的健康が失われつつあるということを自覚するようになると，それに応じて，心理的統合（psychological integrartion）が弱まって自己中心的になり，不安や不満を持つようになる。

(2) 疾病の受容期

　病人としての自己を認める時期である。治療体制のなかで，自己の役割を自覚し，より病人としてよい治療を受けようとする。医師や看護師の指示をよく守り，ときには従順な幼児のような態度を示し，強い保護を求める。病人の要求と医療側の対処がうまく噛み合うと医療が効果的に進行し，ますます闘病意欲を高めることができる。

(3) 回復期

　身体の回復に伴って心理的統合も回復し，医療者に感謝して，よい人間関係をもつことができる。よい関係は，身体によい影響をもたらし，さらに回復が進む。病人は，身体的回復とともに，心理的にも自立していく。しかし，時には，保護され甘やかされた心地よさから脱出することに痛みを感じ，身体的な回復が遅れることもある。退院が決まるたびに熱を出す病人もある。

2）適応理論

　病人の心理を説明する時，多くの人が適応理論を用いてその行動を意味付けている。人間は自己のもつ欲求が妨げられると不満をもつ（欲求不満）。単純な不満は怒りとなって爆発すればおさまるが，長期にわたる不満や2つ以上の相容れない欲求が存在する場合（葛藤），より複雑な心理的メカニズムが働く。自己の状況に満足していない時でも，たちまち鬱状態に陥ったり，破滅的な行動をとることはなく，なんとかその状況に適応しようとして働く心のメカニズムを防衛機制という。防衛機制がうまく働かず不適応の状態になり，それが長く続くと神経症，心身症などの異常反応を呈するようになる（図1-5-1）。
　看護場面にみられる病人の心理反応には次のようなものがある。

(1) 不安，焦燥

　全ての病人は程度の差はあれ，不安を抱いている。検査・診断・治療・予後などの医療に対する不安と同時に，仕事や学業から離れることへの心配，家族に対して迷惑をかけることへの不安，経済的不安など，限りない不安がある。病気を治療したいという気持ちがあっても，病院という所は病人にとっては決して快適な場所ではない。特に近代的設備の整った大病院は，巨大な建物が威圧的な感じを与え，見慣れぬ機械類や忙しそうに行き交う白衣の人たちは，よそよそしく冷たく感じられるかもしれない。長い待時間や混雑する待合室は，いっそう苛立ちをかきたてる。
　病人の不安を理解し，暖かい態度で応対することは，看護の原則である。看護師の親切なひとことや真摯な態度は，病人の気持ちをなだめ，苛立ちを押さえる。

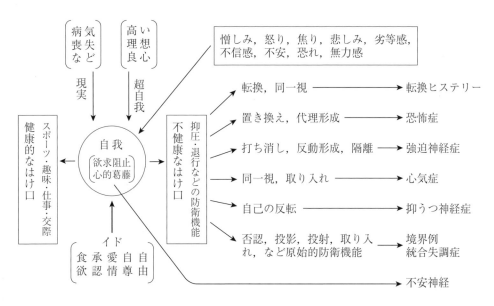

図1-5-1　欲求不満と適応と不適応のメカニズム

(2) 怒 り

　多くの入院患者は不満をつのらせ，怒っている。治らない病気に対し，侵襲の大きい検査に対し，効果のあがらない治療に対し，病院の設備や食事に対し，冷たい医師や看護師に対し，見舞いにこない家族に対し，自分を働かせすぎた会社に対し，その他全てのものに対し，不満をもって腹をたてている。しかし，かれらは，その中でも自分自身に対して最も腹をたてている。

　怒りは誰かに向かって爆発する。その場合，多くは，その場で最も弱い立場にある人に怒りがぶっつけられる。病院では，医師や看護師長に怒りがぶっつけられることは少なく，新人看護師や看護学生がサンドバックの役割を引き受けるはめになる。理屈に合わない病人の怒りを責めるのではなく，話をよく聴いているうちに，多くの怒りはおさまってくる。

(3) 退行現象，幼児がえり

　身体的に自立できない状態にあって誰かの世話になっていると，心理的にも子供がえりし，依存的になる。食事や排泄の世話を受けると，子供のような気持ちになり，かつて母親に甘えたように看護師に甘えるようになる。看護師も母親が子供の世話をするように病人を世話し，保護する。それは異常な行動ではなく，身体の回復と共に心理的な自立が確立するのが普通であるが，時には，必要以上に依存的になったり，過保護になって，健全な回復を遅らせることもある。

(4) 逃 避

　困難な現実から逃避することにより自己を守ろうとすることで，検査結果や診断名を知りたくない病人も多い。空想に逃避することもある。ときには，厳しい現実社会から病気へ逃避する病人もいる。

(5) 合理化

　理屈をつけて，自分の好ましくない行動を合理的で正当なものと主張する。食事療法が守れない肥満症や，禁酒が実行できないアルコール依存症者は，自分の意志の弱さを認めず，他人のせいにしたり，社会のせいにすることが多い。

(6) 昇 華

　もっともよい適応のメカニズムで，満たされない欲求を，文化的，社会的に高い水準の行動で満たす。障害を持つ人や，予後不良の疾患を患う人が，短歌や絵画などの芸術のなかで自己表現をし，その中で自己をより高い次点で統合していくことがよく知られている。

(7) 置き換え

　ある特定の人に向けられる憎しみや怒りの感情を他の人に置き換える。例えば，医師から治療や病気について十分な説明がないことに不信を感じ，質問したいが医師は全く話を聞こうと

しないことに怒りを感じていたとしても，その感情を出すことはより大きな不安になるため，看護師や家族にその怒りをぶつけることがある。日常的な反応としては"やつあたり"に当たる行動である。

(8) 知性化

　ある特定の事柄に対しての欲求や感情が生じた時，その感情に気づかず無意識に，知識や論理的思考に置き換えて不安を軽減させる。一般的には"屁理屈"を言って自分の感情に気づかない心の働きである。例えば，癌を告知された病人が，何も聞いていないのに癌の発生頻度や治療法についてなど自分の持っている知識をとうとうと語る。

(9) 投　影

　自分の中に生じている感情や考え，欲求などが自分のものとして受け入れられない時，人がそういった感情や考え，欲求を持って，自分に対して向けているという心の働きである。例えば，病人に看護師が「高血糖が続いています。間食が多くなっていませんか」と話すと，「看護師は，今日夫婦喧嘩をして機嫌が悪いでしょ」と言った。これは，夫婦喧嘩をして機嫌の悪い自分の気持ちを投影している。自分に不都合が起こると相手が悪いと非難や攻撃をする防衛機制である。

(10) 打消し

　激しく怒ったり攻撃をしておきながら，翌日には何もなかったように親しく話しかけてくるなど，好ましくない態度や願望を取り消そうとする心の働きである。

(11) 否　認

　受け入れがたい不快が現実から逃れるために，意識化することを拒否して自分を守もろうとする心の働きである。例えば，胃癌の手術を受ける病人が，手術前のオリエンテーションをしている看護師に，「手術が必要だとは何も聞いていない，院長を呼んで来い」などと怒りだす。医師からは説明はあったにもかかわらず何も聞けておらず，自分に手術が必要だとは認識できていない状態である。

(12) 取り入れ

　望ましいと思われる他人の意見や価値観，思想，考え方なの特性を自分の中に取り込み，自分のパーソナリティーの一部にする。尊敬する人と同じ洋服や言動，行動を真似することで，"相手にあやかる"といった心の働きである。

(13) 反動形成

　本来持っている感情や態度とは反対の感情や態度を取ることである。例えば，強い性的衝動

や関心があるにも関わらず,激しい性への潔癖的態度をとるなど,本心とウラハラなことを言ったり,行動をとったりする。

　防衛機制は,無意識的に不安や不快などを軽減しようとする働きである。病人は,思いがけない病気の宣告や期待どおりに進まない治療効果など,いろいろな状況に遭遇した時,大きな不安,葛藤,脅威を感じる。こうした,不安や脅威を,ストレートに表出するだけでなく防衛機制を使って不安を軽減させようとする。防衛機制がうまく働けば,葛藤や不安はいちおう処理されるが,うまく行かなければ,葛藤は強まり不安はより増大していく。病人自身では,自分が防衛機制を使っているのかどうかは,防衛機制が無意識の中に留まっているため気づくことは難しい。また,怒りや防衛機制を使う病人に対して,一般には不快な印象を与え敬遠しがちになる。防衛機制という不自然な不安の対処方法から病人を解放させるには,病人の心理的な反応を批判的に見るのではなく,その状況に至った経緯や病人の心情を理解しようとする態度や病人が安心して話せる人間関係が求められる。

❖2．人間関係看護論

　人間関係という言葉が注目されるようになったのは,「ホーソーン実験」(1927年～1932年)の結果からである。これは,工場での作業労働の効率性は物理的な環境調整ではなく,そこで働く人と人の人間関係によって変わるということである。また。精神科医H. S. Sullivan(1892～1949)によって「人間は人間関係なくしては存在感を持って生きることはできない」といった対人関係の重要性を発表した。こうした影響を受け,看護界で最初に対人関係に注目したのは,H. ペプロウ(1909～1999)である。

　看護は,心理学の理論を用いて病人の心理を分析するだけでなく,病人と看護師のダイナミックスな相互関係に焦点をあてて,独自の人間関係論を展開している。病人の心理やその行動を第三者の立場で研究するだけでなく,看護師の心理や行動,感情の観察をも分析対象とし,両者のあいだで展開するダイナミックスな関係に焦点をあてた理論で,共に学び,共に成長することが期待されるものである。

　H. ペプロウは,看護とは,「対人関係を通して病人の不安を軽減し,病人がおかれている状況にうまく立ち向かえるように,パーソナリティの成熟に向けて援助すること」と述べ,人間対人間の関わりが不可欠とした。人間対人間の関係は,病人－看護者関係と表現され,病人と看護師が対等な関係であることを意味している。H.ペプロウは,人間関係プロセスの構造的概念として,①お互いに知り合う時期(人間的な出会いの始まり)②看護師に同化する時期(信頼すべき対象として相手を認知する)③共に問題を探求する時期(共同で問題にあたる過程で内的な強さを増し,医療サービスを自己のものとして利用する)④共同して問題解決を行う時期(ニードが充足されて問題が解決され関係が終了する)を示した。

　I. J.オーランドは,その関係性をさらに深く探求する方法として,「看護場面の再構成」を提

唱した。これは，病人と看護者の対人関係の相互作用の過程をプロセスレコードと言う記録様式に再構築するものである。プロセスレコードは，「プロセスレコードをとった理由」「病人の言動」「看護師が知覚したこと」「看護師の感じたこと考えたこと」「看護師の言動・行動」を記述し分析する。

　同じ病人の言動に対しても，そこに関わる看護師の知識や人間性の相違が，違った対応や異なった看護を展開する。病人の態度，言動を看護師はどのように知覚し，どのように感じ判断したのかを再構成することで，自己洞察をする。自己洞察は，看護師が病人の言動の何に動機づけられて行動しているのかを明らかにすることである。人は物を見たり考えたり，あるいは感じたりする時には，ある一定の枠組みがある。看護師は自分がどんな枠組みで病人の言動を知覚しているのかを気づくことが病人理解を深める。自分の枠組みを批判するのではなく，ありのままに自分の枠組みや特性を理解することが大切である。言い換えると自分自身を客観視することであり，観察自我を発動させることである。〈その時・その場〉の病人の言動に敏感に感じ，自己洞察を繰り返すことは，病人の本当のニーズを確認し，感じ取ることになる。こうした対応をすることは，病人も看護師も共に成長する機会となる。病人－看護師関係の展開は，健康なパーソナリティーの発達の助長や自己対処能力，自尊感情などを高めることを目指した教育的手立てである。

　人間関係の看護論は，カウンセリングやコミュニケーション理論と相通じるもので，その基盤には，看護師と病人が相互に理解し合う行為であり，人間として尊重し合う姿勢が求められる。病人も看護師も，個別のパーソナリティーを持った尊い存在として，互い影響をし合いながら成長していく。

　看護師は，病人－看護師関係を展開していく場合，時には病人から拒否や抵抗されることがあるが援助関係を継続する責任がある。そのために，病人との関係を継続させる中で起こってくるいろいろな感情を押し殺し，共感的，受容的に関わろうと無理に努力することがある。しかし，こうした努力は病人にも看護師にも好ましい成果はあがらない。相手の立場にたって，相手の言葉に耳を傾け，相手を受容し，相手を支持することが関係を進展させる重要な態度であると共に，看護師自身の感情へも耳を傾け，受容し，支持することが必要である。プロセスレコードは，看護師の感情表現を抑制から開放し自己一致させることや病人との関係で起こる違和感を対自化する方法として有効である。

　病人と看護師が相互に理解し，お互いが尊い存在として認識されることで，人間関係は飛躍的に発展する。人間の出会いは一期一会で，その出会いに感謝し，その出会いを育てていくところに看護の真髄がある。

❖3．ストレス適応論

現代社会はストレス社会とも言われている。12歳以上を対象とした悩みやストレスの有無に対する調査では，約半数の者が抱えていると回答している（厚生労働省，国民生活基礎調査，2013）。人は様々なストレスに曝されて日常生活を過ごしている。

ストレスという言葉は周知され，我々の生活で汎用されているが，概念は広範囲にある。本項ではストレスのとらえ方，ストレスが及ぼす影響，包括的なストレス対処方法について概説する。

1）ストレスのイメージ

元来，ストレス（Stress）は，物理学で使用されており，物体の外側からかけられた圧力によって歪みが生じた状態を表わす。ストレス現象を理解するために，膨らんだゴムボールに例えられる。ゴムボールが指で押されて，潰れるイメージである（図1-5-2）。ゴムボールを人に例えるなら，ゴムボールを押す力がストレッサー（Stressor）である。ストレッサーによってゴムボールが歪んだ状態がストレス反応（Stress Response）となる。ストレッサーに適応しようとして，人のこころや身体に生じた様々な反応がストレス反応を示す。ストレスをうまく対処できると心身への成長へとつながるが，対処できない場合は，ストレス性疾患を引き起こし，生活の質低下につながる。

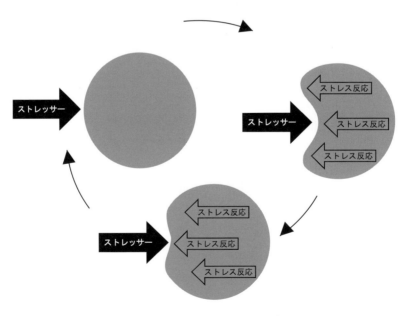

図1-5-2　ストレスのイメージ

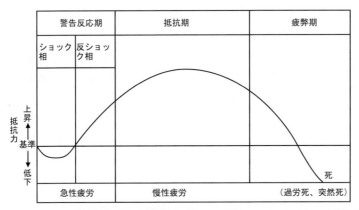

図1-5-3 ストレス後の生体反応の推移（Selye説）。ストレッサーに持続的にさらされた個体の反応は警告反応期，抵抗期，疲弊期の3期を経て変化する。

［出典：『からだの中からストレスをみる』深田順一，日本比較内分泌学会編，学会出版センター，p.3，2000］

2）ハンスセリエ（Hans Selye）のストレス学説（汎適応症候群）

ストレス概念の基礎を築いたのは，カナダの生理学者であるハンス・セリエ（Hans Selye：1907～1982）である。セリエはストレスを，刺激によって引き起こされる非特異的な生体反応とし，外界から加わる非特異的な刺激をストレッサー，ストレッサーによって起こる生体反応をストレス反応とした。ストレス反応として，生体が有害な刺激（寒冷，高温，振動，過剰の運動負荷など）が加わると，生体に起こる変化として，副腎皮質肥大，胸腺・リンパ節・脾臓の委縮，十二指腸の出血と潰瘍化を呈することを実験により明らかにした。セリエはこの生体反応の過程を，警告反応期，抵抗期，疲弊期の3期に分け，汎適応症候群（全身適応症候群）（GAS：General Adaptation Syndrome)という概念を述べた（図1-5-3）。

3）ストレスの種類

ストレスはネガティブなイメージが強いが，ストレス反応は適応反応のひとつであるため，人間が成長していくうえで必要なものともなる。自分自身で対処でき，自己の成長につながるストレスを「よいストレス(eustress)」と呼ぶ。自分自身で対処が困難となり生体の防衛力，適応能力が対応困難をきたすストレスを「悪いストレス（distress）」と呼ぶ。通常，我々が日常で使用するストレスは「悪いストレス」と意味することが多い。

4）様々なストレッサー

ストレッサーはストレス反応を引き起こす刺激となるが，生物的，物理的，化学的，心理社会的な多種多様なストレッサーが存在している（表1-5-1）。日常生活を営む中でのストレスは

表1-5-1　様々なストレッサー

生物的	物理的	化学的	心理社会的
感染	外傷	薬物	恐怖
炎症	暑さ	悪臭	悲嘆
疲労	寒さ	放射線	興奮
飢餓	騒音		緊張
睡眠不足			不安
			怒り

回避できないものも多く存在する。ストレッサーに曝された生体が精神的，身体的，社会的に過剰な不適応を起こさず，いかに耐ええるかという個人差を意味する概念としてストレス耐性がある。ストレスを認知し，ストレス対処（Stress Coping）を行うかは個人差が大きい。認知の歪みがあるとストレス耐性が低下する。現在，認知の歪みの修正を行う治療法として認知行動療法が実践されている。ストレス対処に対する理論としてアメリカの心理学者であるリチャード・ラザルス（Richard Lazarus：1922-2002）のストレスコーピング理論があげられる。

5）脳生理学的なストレス理解

ストレッサーは脳内で統合され，脳生理学的に様々な変化を来す。本章ではセリエが述べた視床下部－下垂体前葉－副腎皮質系の反応と，アメリカの生理学者であるウォルター・キャノン（Walter Bradford Cannon：1871-1945）が述べた交感神経－副腎皮質髄質系の反応について述べる。

(1) 視床下部－下垂体前葉－副腎皮質系の反応（hypothalamic-pituitary-adrenal axis：HPA軸）

生体に有害な刺激としてストレッサーが入ると，視床下部から副腎皮質刺激ホルモン放出ホルモン（CRH）が放出され，下垂体前葉から副腎皮質刺激ホルモン（ACTH）が放出される。ACTHは副腎皮質に作用し，糖質コルチロイドの合成・分泌を促進する。糖質コルチロイドは血糖値を上昇させる作用がある。

(2) 交感神経－副腎皮質髄質系の反応

生体に有害な刺激としてストレッサーが入ると，副腎髄質は，交感神経の興奮に合わせてアドレナリンを分泌する。また，交感神経節後繊維も神経終末から分泌されるノルアドレナリンとともに血流に乗って受容体を持つ組織に作用する（図1-5-4）。このストレス時に緊急時に身を守るための反応は，闘争あるいは逃走に有利な反応であり，生体の緊急反応と呼ぶ。緊急反応として心拍数・血圧・呼吸数・血糖値が増加するとともに，皮膚・消化器系統への血流が減少する一方で，骨格筋への血流が上昇する。

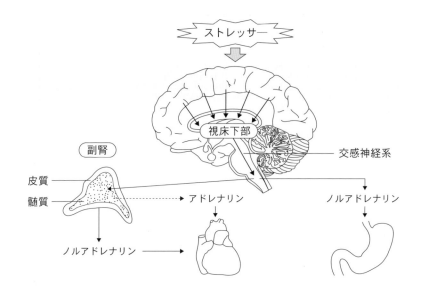

図 1-5-4　脳生理学的なストレス理解
［出典：吉川武彦・竹島　正編（2012）．精神保健マニュアル第4版，p85，南江堂］

6）ストレスに対する看護アプローチ

　人は様々なストレスを抱え，日常生活を過ごしているが，ストレスに対する耐性をもち，対処するための行動をとり，適応していく。ストレスをうまく対処できない場合は，ストレス性疾患を引き起こし，生活の質低下をきたすこととなる。看護アプローチを実践する際は，ストレスを抱えている対象のストレス認知や適応状態などストレスマネジメントの視点から，アセスメントを行い，適切な看護アプローチ方法を検討していく。ストレスマネジメントはストレスに対する具体的な方法である。ストレスにさらされている環境を整えることや，リラクセーション（Relaxation）などがあげられる。リラクセーション技法として，呼吸法，漸進性筋弛緩法，自律訓練法，ストレッチなどが行われる。適切な看護アプローチを行うことで心身の平穏を保つことができ，生活の質改善につながる（図1-5-5）。ストレス対処には，人間が成り立っている要素を隈なくカバーできる生物学的・心理学的・社会的モデル（bio-psycho-social model）的な視点が必要となる。

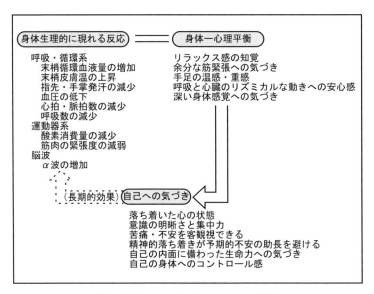

図 1-5-5　リラクセーションの機序

［出典：小板橋喜久代（1997）．痛み・不安を軽減するための技術（リラクセーション療法），臨床看護学叢書第 3 巻　治療・処置別看護，陣田泰子・平松則子編，p306, メジカルフレンド社．一部改変］

引用参考文献

1）『入院患者の心理と看護 看護・家族と看護ケア③』岡堂哲雄・坂田三允編，中央法規出版，1995
2）『人間関係の看護論』HEペプロー，医学書院，1973
3）『援助技法としてのプロセスレコード 自己一致からエンパワメントへ』宮本真巳編著，精神看護出版，2003
4）樋口康子，稲岡文昭監修『看護学双書 精神看護学』文光堂，1999
5）厚生統計協会（2014）．国民衛生の動向2014/2015年版，p88．
6）深田順一・日本内分泌学会編集（2000）．からだの中からストレスをみる，p3，学研出版センター．
7）吉川武彦・竹島 正編（2012）．精神保健マニュアル第4版，p85，南江堂．
8）小板橋喜久代（1997）．痛み・不安を軽減するための技術（リラクセーション療法），臨床看護学叢書第3巻 治療・処置別看護，陣田泰子・平松則子編，p306，メヂカルフレンド社．
9）萱間真美・野田文隆編集（2010）．精神看護学 こころ・からだ・かかわりのプラクティス，p419，南江堂．
10）久住眞理監修（2008）．ストレスと健康，p10-18，p44-58，人間総合科学大学．
11）冨永良喜（2012）．ストレスマネジメントの今日的意義と課題，臨床心理学，12（6），p766-770，金剛出版．
12）深井喜代子・前田ひとみ編集（2006）．基礎看護学テキスト，p269-273，南江堂．
13）日本ストレス学会・財団法人パブリックヘルスリサーチセンター 監修（2011）．ストレス科学事典，実務教育出版．
14）上島国利・渡辺雅幸，榊恵子 編著（2011）．ナースの精神医学 第3版，p62-72，中外医学社．
15）野川道子編著（2010）．看護実践に活かす中範囲理論，p206-222，メヂカルフレンド社．
16）リチャード・S・ラザルス，スーザン・フォルクマン著，本明寛・春木豊・織田正美監訳（1994）．ストレスの心理学 認知的評価と対処の研究，実務教育出版．

第6章 看護活動

　看護活動は，看護の目標を達成する活動である。看護活動をするには，看護の専門領域とする守備範囲（看護の役割と機能），看護活動を展開するための一連の考え方（看護過程）およびその活動の場について理解しておく必要がある。

❖1．看護の役割と機能

　看護は，人間がその基盤となる健康への欲求を満たしながら自己の人生を成就できるよう，より健康な生活が出来るように援助することを目的としている。看護の機能はこの目的が達成できるように，生活する人々の健康の保持・増進，疾病の予防，早期発見，健康の回復を支援することである。そのために次の4つの具体的活動を行う。

1）生活の援助

　看護はprofessional motherと呼ばれるように，対象の生活全般に対して，直接的・間接的援助を行う。

(1) 身体的援助
　幼弱，高齢，健康障害などのために自分で身のまわりのことができない対象に看護技術を用いて行う直接的支援で，状況に応じて呼吸・循環・体温・食事・排泄・睡眠と休息・体位と移動・清潔・衣生活・活動などの援助を行う。身体的援助は看護の原点である。

(2) 心理的援助
　心と身体は密接な関連があり，身体の健康障害をもつものは心理的な不安をもつことが多い。そのような場合には心理的援助が必要である。その方法は，慰め，励まし，勇気づけ，説明，指導などの言語的方法と優しく微笑みかける，あやす，手を握る，手を触れる，抱く，なでるなどの非言語的方法である。多くは言語的方法によるが，話し言葉による理解やコミュニケーションが不可能な対象者，高齢者・小児（とくに未熟児）の看護には身体的接触が非常に有効であることも明らかである。また反対に，冷たい事務的な対応，無理解，叱責などは相手の闘病意欲をなくし，不幸を倍加することも指摘されている。近年，病をもつ1人の人間として対象の尊厳を守り，受容的態度で相手の悩みを傾聴し，その苦しみを共感した上で，共に闘う態度をもつことを基本とした看護カウンセリングが行われるようになった。対象者自身が健康障

害のある現実を受けとめ，これまでの生活習慣を変更し，新たな生活をはじめようと前向きに生きようとするための支援となっている。

(3) 環境の整備

フローレンス・ナイチンゲール（Nightingale, F.）は，「看護とは，新鮮な空気，陽光，暖かさ，清潔さ，静かさなどを適切に整え，（中略）病人の生命力の消耗を最小にするように整えること」を強調している。そのような環境の整備は生物系である人間にとって大事なことである。また，物理・化学的，生物的環境と同様にきわめて大切な環境に，心理・社会的，経済的環境がある。病人と看護者の人間関係，プライバシー，その他の病院内の人間関係，家族との関係，職場・学校との関係，療養生活を続けるための経済的問題に対しても他職種と連携しながら援助していくことが必要である。

2）診療の補助

診療の補助は，保健師助産師看護師法において定義されている看護の重要な機能の1つである。今日の医療では看護者からの情報提供を含めた看護活動が，医師の診断・治療方針に深く関わっており，医師の協力者として診療の補助に関わっている。

3）教育機能

看護は専門職の立場から傷病者，妊産婦，家族などに対して診療や療養生活に関する指導・教育を行う。複雑な検査や治療については，教育資料を活用したり，自己学習のための情報を提供する。健康人に対しては職場，学校，地域で組織を活用して，様々なメディアを利用した教育・啓蒙活動を行う。

看護の行う教育は，単に知識を伝達するだけでは不十分である。人間が持っている主体的に取り組もうとする本性を喚起し，自らの健康を自らが守る態度を身につけることが必要である。健康障害を伴った場合は，これまでの生活習慣の変更を余義なくされることが多い。対象がそのことを理解し，日常生活の中で実践してはじめて意義あるものとなる。

4）保健医療チームの調整役（コーディネーター）の機能

高度に専門分化した今日の医療・福祉活動には様々な専門職が関与している。たとえば，栄養・食生活・嚥下の問題であれば，栄養士や歯科衛生士，言語聴覚士などとの連携があり，身体活動・運動の問題であれば，健康運動指導士や健康運動実践指導者，理学・作業療法士との連携が必要となる。あるいはまた経済問題などの外的要因であれば，ソーシャルワーカーなどと継続的に連携して解決する必要がある。意志の弱さ・無力感などの内的要因であれば，カウ

ンセリングやグループワーク活動（断酒会，糖尿病友の会などのセルフヘルプグループ–自助グループ）への主体的参加を促すことも必要になってくる。ひとつのケースに多種の専門家や社会的支援を提供する場合，その連携がうまくいかなければ必要なサービスが受けられなかったり，重複したり，矛盾する指導がなされたりして混乱がおきる。サービスの提供が効果的，能率的で，かつ経済効率もよく行われるためには，それらの調整役が必要である。さらに，ケースや地域の特殊性を生かしたサービスの掘り起こしや開発の機能も重要である。

医療の調整役としては，専門知識があり，常に病人の近くにいて，問題を総合的に判断できる看護者が最も適しており，今後その役割はますます重要になると考えられている。

❖2．看護過程

看護はチームとして医療に携わると共に，看護独自の援助活動を展開する。看護は，専門的知識と人間的感性を駆使して，対象（個人，集団）の健康問題を査定し，援助計画案を立て，実施し，行った看護の評価をする。この一連の過程を看護過程という。

1）看護過程の展開

看護過程とは，対象のもつ健康問題を看護の立場から科学的かつ系統的に解決するためのプロセスである。すなわち，対象が独自の健康上の自己実現を図ることを目的に展開するプロセスである。

看護過程は，「アセスメント」，「問題の明確化（看護診断）」，「計画立案」，「実施」，「評価」の5つのステップを踏んで展開する（図1-6-1）。この過程は一方向に進むとは限らず，常に

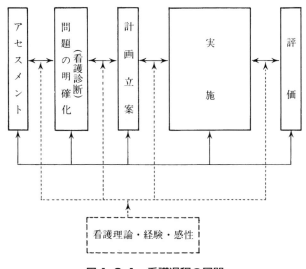

図1-6-1　看護過程の展開

フィードバックを繰り返し，評価修正しながら流動的に進んでいくものである。

(1) アセスメント
　アセスメントは，看護者が看護を行う第1段階である。この段階では，対象の人間像，健康状態，社会的状況などについて広くデータを収集し，それを解釈・分析して，看護上の問題を明確にするための基盤とする。

① 情報の収集
　情報の収集にあたって最も大切なことは，「どんな情報がこの対象者の看護に必要だろうか」ということである。入院時には，必要な情報をもれなく収集するための看護歴といわれる用紙が用意されているが，これを埋めることが重要ではない。看護者は話を聞きながら，対象者がどのような健康問題をもち，どのような対応をしているのかを判断し，適宜必要な情報を追加して集めていくことも必要である。

　情報の種類には，主観的なものと客観的なものとがある。主観的情報は，対象者によって表出された訴えや意見，感情，意志などである。客観的情報は，看護者によって直接観察された事実，測定された結果，検査データ，および他の医療従事者の把握した事実，家族から得られる情報などが含まれる。これらの情報は，すべて事実であり推測は含まれない。

② 情報の解釈・分析
　収集した情報の中から対象者が現在直面している困難の原因となっているものは何か，正常な機能を妨げているのは何かを把握する。この場合，現在，表面に顕れている問題のみではなく，近い将来おこると予測される潜在的な健康問題をも含めて判断をする。情報の解釈・分析は看護の質を左右する最も重要な過程で，科学的な理論や知識に基づいて解釈できるものであると同時に人間的感性の豊かさが要求される。

(2) 問題の明確化（看護診断）
　対象者の情報を解釈・分析した結果，看護の問題が明らかになる。最近，「看護診断」という用語が使用されるようになった。医師の行う診断は医学的側面から疾病を診断するのに対し，看護診断は対象となる人の健康上の問題のうち，看護介入を必要とするものをいう。看護においては，病気そのものではなく，日々生活を営むための人間の基本的欲求が充足されているかどうかが主要な問題となる。看護上の問題は原因により援助が異なるので，看護診断の記述にあたっては，問題そのものに原因・理由・根拠などを付け加えて，問題解決の方向性を示す。たとえば，"予後への不安に関連した睡眠障害"などと表現される。また，病気そのものからくる合併症などを問題として取り上げる必要があるときは，他の保健医療専門家と共同で対応していく問題として捉え，その中で看護者が介入できることを取り上げる。

(3) 看護計画の立案
　対象者の看護上の問題解決のために，実践する看護活動を具体的に計画する段階である。計

画立案は，4つの構成要素（問題の優先順位の決定，目標の設定，達成時期，解決策）から成っている。特に計画立案において大切なことは，常に対象者が参加しているということである。対象者に充分説明をして，何を目標とするのか，どのような方法がいいのかを，よく話し合って決定することが必要である。

① 優先順位の決定

看護上の問題を総合的に判断し，問題の優先度を決める。生命の危険に直接関係するものが最優先され，次に対象者の苦痛や不快など身体的なニードが優先される。そして，学習や自己実現などの高次のニードに目が向けられる。アブラハム・マズロー（Maslow, A. H.）のニードの階層説などは問題の順位を決めるために参考になる。

② 看護目標（短期または長期・期待される結果）

「対象者がこのようになってほしい」あるいは「対象者自身がこのようになりたい」とする目標を設定し，客観的に観察できるような病人の状態や行動像で記載する。

③ 達成時期

看護目標を達成できる期限を前もって計画的に決める。決めた時期により，目標の達成状況の評価を行うことができる。

④ 解決策

看護上の問題を解決するための具体的な看護行為を決定し，記述する。次の3点に整理して立案すると，実際に活用しやすい。

a．観察項目（問題が好転・悪化のいずれの経過をとっているか）
b．直接的援助項目（身体的援助，医師が指示した処置，カウンセリングや傾聴，関係する機関や人々への依頼等）
c．教育項目（対象者が主体的に解決できるようにするための指導）

「いつ」「どこで」「だれが」「何を」「どのように」「どの程度するのか」を具体的に表現する。

(4) 実　施

計画された解決策に基づいて，目標達成のために実際に行動することである。実施に際しては，対象の心身の反応を確認しながら，安全性・安楽性を確保し，自立度を促進するよう配慮することが最も重要である。また，実践そのものも，技術の熟練度や病人との対人関係により，援助の効果が大きく変わることを充分に考慮して実施することが求められる。

(5) 評　価

評価は，看護行為によって目標を達成することができたかどうかについて判定することであり，対象者にどのような変化が生じたかという観点から判断されるものである。

評価は，退院時にまとめて行うものではない。設定した目標達成日あるいは日々の看護行為の中で，対象者の変化を客観的に観察し，設定した目標と比較し，評価する。目標が達成されず問題が解決していない場合は，計画を見直す必要がある。つまり，計画，実践の評価は継続

的に行われフードバックされるものである。次の視点で評価・修正を繰り返す。

① 看護行為は効果的であったか。
② 看護問題（看護診断）や目標設定は適切であったか。
③ 情報収集の不足やアセスメントは適切であったか。

2）POSと看護過程

　医療チームの目標は，対象にとって最もよいケア（care）を提供することである。チーム医療として目標を遂行するためには，記録の充実が必要である。アメリカのローレンス・L・ウィード（Dr. Lawence Weed）は，医療担当者全員の教育効果を高めながら，真の病人本位の医療をチームとして発展させるための論理的方法として，記録を変化させることにより，医療行為の質を高めることができると発表した。これが，POS（Problem Oriented System）である。

　看護過程は，問題解決技法の原理を応用した思考であり，実践である。それに対して，POSは，問題解決を目的とした1つの記録様式をシステムとして活用し，チームメンバーの教育を同時に考え，対象のケアの質を同じレベルで考えていくものである。

　看護は数多くの看護師によって，継続されなければならず，また医療は多くの職種のチームワークによってなされるため，記録のもつ意義は大きい。記録の必要性は，看護の継続，情報の共有，看護の質の管理，さらに法的証拠書類等にある。したがって，記録にあたっては，正

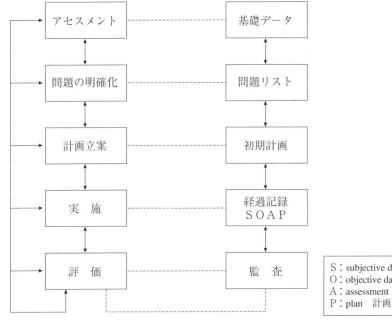

図1-6-2　看護過程とPOS・PONR（問題志向看護記録）との関係

確に記録すること，簡潔で的確な表現で記録すること，秘密の保持に留意することが重要である。

看護記録としては，収集した情報の記録，看護計画の記録，看護実践の記録等があげられる。
POSのサブシステムであるPONR（Problem Oriented Nursing Record 問題志向看護記録）と，看護過程の考え方に基づく記録との関係は，図のようになる（図1-6-2）。

❖3．看護活動の場

看護は，健康レベルに対応して幅広い活動の場をもつ。看護活動の場について，日本看護協会が示している看護者の倫理要領（2003年）の前文に，病院，地域，学校，教育，研究機関，行政機関などと示されている。

以下に，地域住民（家庭を含む）を対象とした保健師による「公衆衛生保健活動」，児童・生徒，あるいは学生の成長発達を支援している養護教諭による「学校保健活動」，在宅療養者を支援している「訪問看護」の活動，「臨床看護領域」として病気や障害を持っている人々および妊娠・分娩期を支援している病院や施設での看護活動，がん末期の患者を手厚く支援している「ホスピスケア」について述べる。

1）公衆衛生看護活動

(1) 公衆衛生看護活動の基盤

公衆衛生看護活動は公衆衛生を基盤とし，個人・家族・集団・地域を対象に，健康増進と疾病予防を目指すものである。地域住民が自分の健康を守り，健康上の問題が解決できるよう援助し，地域の実状にあわせた効果的な公衆衛生看護活動を行うことが求められている。

2012（平成24）年度から保健師教育の内容は，在宅療養者の看護を含めた「地域看護学」から「公衆衛生看護学」（行政保健・産業保健・学校保健の領域を含む）へと変更された。これは，看護基礎教育において「在宅看護論」が十分教授されているうえ，在宅療養者への訪問看護が訪問看護師の役割となってきたこと，社会ニーズが高まっている健康危機管理の強化および地域全体の健康状態の改善・向上の強化など，保健師教育の役割と専門性をより明確にする教育内容が求められてきたことによる。

公衆衛生の法的規定について，日本国憲法第25条では，「すべて国民は，健康で文化的な最低限度の生活を営む権利を有する。国は，すべての生活部面について，社会福祉，社会保障及び公衆衛生の向上及び増進に努めなければならない。」とあり，公衆衛生の向上及び増進は国の責務となっている。

公衆衛生（public health）についてウインスロー（Winslow CEA）は「公衆衛生とは，疾病を予防し，延命をはかり，身体的および精神的健康を増進する科学と技術であり，また，組織的なコミュニティの努力によって，環境衛生をはかり，伝染病を制圧し，各自が自分で衛生

面に対処するという原則に基づき1人ひとりを教育し，疾病を早期に診断し治療するために必要な医療と看護のサービスを組織し，健康を維持するのに必要な生活水準を，そのコミュニティのすべての個人に保障するような社会制度を開発することを，能率的に行うことを促進する」(松田正己訳）と定義づけ，広く用いられている。

公衆衛生看護活動は，社会生活の単位として一定のまとまりを有する地域で展開される。「地域」の定義はさまざまであるが，現実には次のようなレベルで設定され，対象とされている。

a　近隣，集落等の小地域（地区レベル）
b　県・保健所管轄区，市区町村などの行政区域
c　医療圏，通勤・通学圏などの生活行動圏域
d　離島・山村などのへき地

(2)　**公衆衛生看護活動の領域と内容**

保健師は，看護学と公衆衛生学，社会科学の基盤をもち，厚生労働大臣の免許を受け，保健師の名称を用いて保健指導に従事する専門職種である。一定の集団もしくは地域での生活者全体に焦点を当て，その生活者全体の健康の保持増進に向けた活動を展開する。保健師の就業先と人数についてその推移を表1-6-1に示した。近年，就業保健師数は増加しており，2012年の保健師総数は47,279人と2004年と比較して8,084人増加している。男性保健師数は2004年281人（0.7%）から2012年730人（1.5%）と倍増している。

保健師就業者数および就業先は，人々の生活環境の変化，少子高齢化，それらに伴う保健医療福祉関係の法律の制定，保健所統廃合，市町村合併等行政組織の再編等の影響を受け，時代とともに変化している。

保健師数では，市町村が26,538人（2012年）と就業保健師総数の56.1%を占めており，次いで保健所の7,457人（15.8%）と続いている。保健所は地域保健法で広域的・専門的・技術的拠点として位置づけられており，広域的な視点で地域の健康問題を査定し，健康課題への対応や健康環境の整備を行っている。感染症や難病対策，健康危機管理なども保健所の役割である。市町村は，母子・成人・高齢者・障害者など広範囲な対象に保健サービスを実施している。地域のニーズにそった健康づくり活動を住民とともにつくっていくことも求められている。

市町村および保健所などの行政保健分野の他に，事業所など産業保健分野，病院，福祉分野など保健師の就業の場は多様化している。事業所では，生活習慣病予防対策や従業員のメンタルヘルス対策など事業者及び労働者と協力して，産業保健の目的が達せられるように健康支援活動を行っている。病院では，地域医療連携室や生活習慣病対策など保健師の役割が期待されている。また，福祉分野では，介護保険法，次世代育成支援対策推進法，障害者総合支援法の制定に伴い，介護保険や児童福祉，障害者福祉を担当する分野で保健師の配置が進んでいる。

表1-6-1　保健師就業者数の推移

各年末現在　　人（％）

年次	総数	病院	診療所	助産所	訪問看護ステーション	介護保険施設等	社会福祉施設	保健所	市町村	事業所	看護師等学校・養成所又は研究機関	その他
2004	39,195 (100.0)	1,858 (4.7)	1,193 (3.0)	7 (0.0)	487 (1.2)	542 (1.4)	471 (1.2)	7,635 (19.5)	22,313 (56.9)	2,415 (6.2)	841 (2.1)	1,433 (3.7)
2006	40,191 (100.0)	1,904 (4.7)	1,257 (3.1)	3 (0.0)	309 (0.8)	571 (1.4)	337 (0.8)	7,185 (17.9)	23,455 (58.4)	2,437 (6.1)	884 (2.2)	1,849 (4.6)
2008	43,446 (100.0)	2,770 (6.4)	1,392 (3.2)	4 (0.0)	276 (0.6)	533 (1.2)	390 (0.9)	6,927 (15.9)	24,299 (55.9)	3,524 (8.1)	983 (2.3)	2,348 (5.4)
2010	45,028 (100.0)	2,791 (6.2)	1,497 (3.3)	1 (0.0)	268 (0.6)	447 (1.0)	417 (0.9)	7,131 (15.8)	25,502 (56.6)	3,532 (7.8)	1,075 (2.4)	2,367 (5.3)
2012	47,279 (100.0)	3,019 (6.4)	1,661 (3.5)	1 (0.0)	250 (0.5)	379 (0.8)	409 (0.9)	7,457 (15.8)	26,538 (56.1)	4,119 (8.7)	1,119 (2.4)	2,327 (4.9)

資料　厚生労働省「衛生行政報告例」
注　「介護保険施設等」とは，「介護老人保健施設」「指定介護老人福祉施設」「居宅サービス事業所」「居宅介護支援事業所」をいう。

(3) 公衆衛生看護活動の活動方法

公衆衛生看護活動は，地域診断をもとに，計画（Plan），実施（Do），点検・評価（Check），調整・改善（Action）というPDCAサイクルによってすすめられる。地域診断は，個人・家族・集団・地域全体の潜在的・顕在的な健康課題や問題を把握し，その原因・背景を明らかにしながら解決方法を見出していくことを目的としている。また，具体的には，母子，精神障害者，結核などの個別の家庭訪問，健康相談，集団への健康教育，地域組織活動，地域づくり活動など，これらの活動方法を母子から高齢者まで対象に応じて重層的に組み合わせて展開している。これらの活動は，プライマリヘルスケア（Primary health care）とヘルスプロモーション（Health promotion）の考え方をふまえたものである。

平成24年7月に策定された第2次健康日本21では，健康寿命の延伸と健康格差の縮小が目標にあげられている。生活習慣の改善や社会環境の整備を行うためには，保健師単独では困難で，保健・医療・福祉・教育等の関係機関や地域住民との協働，連携が欠かせない。支援を必要としている対象者は，生活障害をきたしやすい貧困者などの生活弱者も含まれており，そうした潜在的なニーズへの対応も求められている。

2）学校保健活動

学校保健活動は，学校で生活する幼児，児童，生徒，学生を対象として，心身の健康の保持増進を図り，生涯を通して健康な生活を送る能力を発達させることを目的としておこなわれる活動である。

(1) 学校保健とは

学校保健とは，文部科学省設置法第4条12項に「学校における保健教育及び保健管理をいう」

と定められており，文部科学省の行政系統に位置づけられる。学校とは，学校教育法第1条に規定されている幼稚園，小学校，中学校，高等学校，中等教育学校，特別支援学校（視覚障害者，聴覚障害者，知的障害者，肢体不自由者又は病弱者（身体虚弱者を含む）），大学及び高等専門学校を指す。なお，保健管理の対象には教職員も含まれる。

(2) 学校保健の領域と内容（図1-6-3）
① 保健教育

保健教育は，「保健学習」と「保健指導」に大別される。「保健学習」は，保健の科学的認識の発達を目標として，教科としての体育・保健体育における保健領域・分野を軸に，関連する他教科や総合的な学習の時間に行われる健康にかかわる学習である。学習目標と内容は，学習指導要領に示されている。また，「保健指導」は，保健の実践的能力の発達を目標に，特別活動の時間や休憩時間，放課後などの教育課程外に行われる保健に関する指導である。学級集団や個人を対象として，当面の具体的な健康問題を題材に取り上げて指導される。

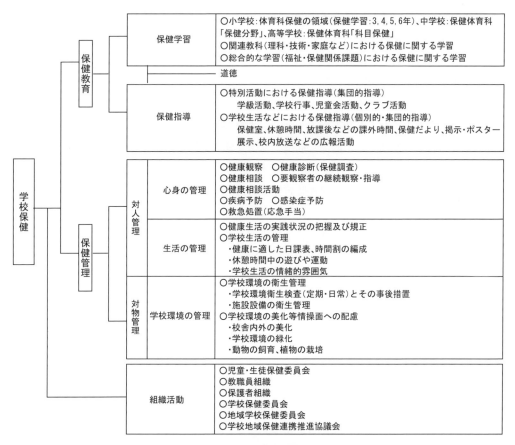

図1-6-3　学校保健の領域・内容

［㈶日本学校保健会：保健主事の手引き（三訂版）2005より，内容を一部改変して著者作図］

② 保健管理

　保健管理は,「対人管理」と「対物管理」に大別される。「対人管理」には，健康診断，健康相談，疾病予防，感染症予防などの心身の管理と健康生活の実践状況の把握と規正，学校生活の管理をする生活の管理がある。また,「対物管理」には学校環境の衛生管理や美化など情操面の配慮がある。学校保健安全法，同法施行令，同法施行規則に必要な事項が定められている。

③ 組織活動

　学校保健組織には，児童・生徒保健委員会，教職員保健組織，保護者保健組織，学校保健委員会，地域学校保健委員会，学校地域保健連携推進協議会がある。このうち学校保健委員会は，1958（昭和33）年の学校保健法などの施行に伴う文部省の通知において，学校保健計画に規定すべき事項とされている組織である。教職員，児童生徒，保護者，学校医・スクールカウンセラーなどの専門家および地域関係者などで構成され，学校における健康課題を研究協議し，健康づくりを推進する重要な組織として位置づけられている。

(3) **学校保健の課題：子どもの現代的健康課題**

　近年の社会環境や生活環境の急激な変化は，子どもの心身に大きな影響を与えており，学校生活においても生活習慣の乱れ，いじめ，不登校，児童虐待などのメンタルヘルスに関する課題，アレルギー疾患，性の問題行動や薬物乱用，感染症など，新たな課題が顕在化している。同時に，小児医療の進歩と小児の疾病構造の変化に伴い，長期にわたり継続的な医療を受けながら学校生活を送る子どもの数も増えている。また，過度な運動・スポーツによる運動器*疾患・障害（＊「運動器」とは，骨・関節，筋肉，靭帯，腱，神経など身体を支えたり動かしたりする器官の名称（「運動器の10年」日本委員会）を抱える子どもも見られる状況にある。小中学校の通常学級に6.5%いるとされる発達障害児への対応や理解不足からくる2次的障害も課題となっている。

(4) **養護教諭の役割**

　養護教諭は，医学・看護学的側面と教育的側面の両面から学校保健活動を担う専門職として学校に位置付けられており，保健室を拠点にして活動している。その職務は，学校教育法で「児童生徒の養護をつかさどる」と定められており，1972（昭和47）年及び1997（平成9）年の保健体育審議会答申を踏まえて，救急処置，健康診断，疾病予防などの保健管理，保健教育，健康相談活動，保健室経営，保健組織活動などを行っている。近年，深刻化する子どもの現代的な健康課題の解決に向けて養護教諭の職務はますます拡大している。そのため，役割を十分に果たすための環境整備・法整備もなされており，2008（平成20）年の中央審議会答申では，学校保健関係者同士の連携を促進するコーディネーターの役割，2009（平成21）年に改正された学校保健安全法では，健康相談や保健指導，保護者への助言などの職務が新たに示された。

3）臨床看護領域

臨床とは，医療行為が行われている現場を指す言葉である。臨床看護領域は，医療を提供する病院，診療所，助産所，ホスピスなどの医療施設や医療と福祉サービスを提供している介護老人保健施設がある（表1-6-2）。

(1) 病院における看護

病院には表1-6-2に示した，医療法人や個人が設置主体である一般病院，特定機能病院，地域医療支援病院がある。病院は全国に8,864施設（2007年）ある。特定機能病院は，都道府県に1か所以上存在しており，全国には約160か所ある。地域医療支援病院は，承認の要件が地域の中核病院の実情と遊離し承認されている病院数は2009年現在，207か所に留まっている。

病院のおもな機能は，入院である。入院の目的は，検査，治療，症状の観察，リハビリテーション，ターミナルケアなどがある。わが国の医療経済の悪化によって，保健診療の場合には，入院期間の短縮が求められている。また，簡単な治療や検査は外来で行われるため，入院を必要とする患者の重症化が進んでいる。こうした傾向の中，看護師は，高度な技術と判断を伴う診療の補助業務や高度医療を受けている患者の療養上の世話および多職種のスタッフと協働してケアを提供する役割が増大している。看護師は，高度な医療ニーズに対応するため，専門看護師や認定看護師の資格を持つ者も増加している。

表1-6-2 医療法における定義

施　　設	定　　義
病　　院	医師または歯科医師が，公衆または特定多数人のために医業または歯科医業を行う場所。20人以上の患者を入院させるための施設があるもの。
特定機能病院	病院であって，①高度の医療を提供する能力②高度の医療技術の開発および評価を行う能力③高度の医療に関する研修を行わせる能力および④厚生労働省令で定める診療科名を有し⑤400名以上の患者を入院させるための施設を有する病院。
地域医療支援病院	国，都道府県，市町村，特別医療法人その他厚生労働大臣の定める者の開設する病院で，①ほかの病院または診療所から紹介された患者に対し医療を提供し，かつ②当該病院の建物の全部もしくは一部，設備，機械または器具を，当該病院に勤務しない医師，歯科医師，薬剤師，看護師その他の医療従事者の診療，研究または研修のために利用させるための体制が整備され，③救急医療を提供する能力を有し，④地域の医療従事者の資質の向上をはかるための研修を行わせる能力を有する病院。
診　療　所	医師または歯科医師が，公衆または特定多数人のために医業または歯科医業を行う場所。患者を入院させるための施設のないもの，または19人以下の患者を入院させるための施設のあるもの。
介護老人保健施設	介護保険法の規定上，要介護者に対して看護，医学的管理の下における介護，機能訓練その他必要な医療とともに日常生活上の世話を行う施設。
助　産　所	助産師が公衆または特定多数人のために，その業務を行う場所。助産所は，妊婦，産婦または褥婦10人以上の入所施設を持つことはできない。

(2) 診療所での看護

　診療所には，入院施設をもつ有床診療所，施設のない無床診療所と歯科医業を行う歯科診療所がある。診療所は，病院の外来機能と同様に，在宅で療養している患者が外来通院によって病気のコントロールや健康維持しようとしている人々のケアや身体に異常を感じ病気ではないかと心配している患者の診断，治療である。診療所の重要な役割には，入院治療を必要とする状態にあるのか否かを見きわめることである。看護師は，患者の普段の生活状況，身体状況などの幅広い情報把握や異常の早期発見などの観察力が求められる。

　また，外来患者には，慢性疾患といわれる糖尿病や高血圧など，患者自身の自己管理能力を高められるような支援が必要な患者も多い。看護師は患者の療養意欲を高めたり，正しい知識や生活技術などの教育的な支援を行う。さらに，診療所や外来看護は，入院期間短縮に伴う医療依存度の高い患者やガン末期でありながらも在宅で療養したい患者，リハビリテーションによる機能回復を目指している患者など，さまざまな健康レベルや医療ニーズを持っており，多彩な役割が求められる。

(3) 介護老人保健施設における看護

　介護老人保健施設は，介護保険が施行されるまでは，老人保健施設といわれていた。介護老人保健施設は，病院を退院したいが医療依存度が高いため，受け皿が見つからない患者のために，リハビリテーションを中心とする機能回復や残存機能の維持，日常生活動作（ADL）食事・排泄などのセルフケア能力の回復を支援している。介護老人保健施設の従事者は，看護師だけでなく作業療法士や理学療法士，介護福祉士，社会福祉士など多くの職種と協働して，利用者へ質の高いケアを提供している。

(4) 助産所

　助産所の特徴は，他の医療施設の管理者が医師でなければならないのに対して，助産師が管理者になれることである。ただし，助産所が対象と出来るのは正常産のみである。

　助産所は，妊娠中の健康管理，出産の介助，産後の育児指導や乳房管理などの一連の過程を支援する。

4）訪問看護

　近年，在院日数の短縮が進み，早期の在宅移行に向けて訪問看護への期待は高まっている。訪問看護とは，主治医の指示や連携により行う看護（療養上の世話又は診療の補助）を看護師などが居宅を訪問して行うものである。病気や障がいがあっても，また医療機器を使用しながらでも，自分らしく最期まで自宅で暮らせるように，訪問看護師は多職種と協働しながら療養生活を支援する。さらに，地域で暮らす人々のQOLを高めるために，在宅療養者だけではなく，家族も含めた支援が求められており，訪問看護師は欠かせない存在となっている。

(1) 訪問看護制度の変遷

　医療機関からの訪問看護は一部の病院で先駆的に行われていたが，制度化は1982年の老人保健法（1983年2月施行）の制定により，65歳以上の高齢者に対する「退院患者継続看護・指導料」が新設されたことによる。1988年には，「在宅患者訪問看護・指導料」が新設され，どのような医療機関でも訪問看護が行える制度が確立された。1991年の老人保健法等の一部を改正する法律により，老人訪問看護制度が創設された。

　1992年4月から老人訪問看護ステーションが開設され，在宅の寝たきり高齢者に対して，主治医の指示に基づき，老人訪問看護ステーションの看護師が自宅に訪問し，看護サービスを提供することが可能となった。1994年には，健康保険法等の改正によって，老人医療受給対象者に限らず，難病患者や精神障がい者，末期がんなど在宅患者すべてに訪問看護が拡大された。さらに，2000年4月の介護保険法の施行以降は，訪問看護は介護保険法の中で居宅サービスとして位置づけられた。2006年4月1日以降，訪問看護ステーションは，指定介護予防サービス事業者（要支援者への介護予防訪問看護），指定居宅サービス事業者（要介護者への訪問看護），指定居宅療養管理指導事業者，指定訪問看護事業者（健康保険法等医療保険の訪問看護）の4つの指定を受けている。2008年4月から，老人保健法による老人医療制度は後期高齢者医療制度に移行したことにともない，老人訪問介護も後期高齢者医療制度の訪問看護へ引き継がれた。2009年4月から，介護保険の「居宅療養管理指導」において，訪問看護ステーション（および病院・診療所）の看護師等が訪問した上で在宅療養上の不安や悩みの相談・支援を行う仕組みが整えられた。2012年4月からは，介護保険の「地域密着型サービス」において，定期巡回・随時対応サービスと複合型サービスが創設され，その中で訪問看護サービスが実施されるようになった。

(2) 訪問看護の種類

① 訪問看護ステーション

　2014年4月1日現在，訪問看護ステーションは全国におよそ7,473ヶ所ある。訪問看護師自身が運営するサービス機関であり，管理者は保健師または看護師でなくてはならない。各種保険（医療保険，介護保険，公費負担医療など）が使える。看護師・保健師・助産師のほか，理学療法士・作業療法士・言語聴覚士等も協働している。利用者の主治医の所属機関は問わないため，公共的意義が高いサービスである。（詳細は図1-6-4参照）

② 医療機関（病院・診療所）

　病院や診療所に「訪問看護部門」を設け，療養が必要な状態で退院し，病院や診療所への通院や往診を受けている人に対して訪問看護を提供する。医療機関を受診している利用者が対象で，診療報酬制度により各種健康保険（被保険者は3割負担自己負担，3歳未満の乳幼児は2割）が適応される。65歳以上の高齢者は，年齢や所得に応じて1割から3割負担となる。介護保険（介護報酬）利用者は1割負担となる。

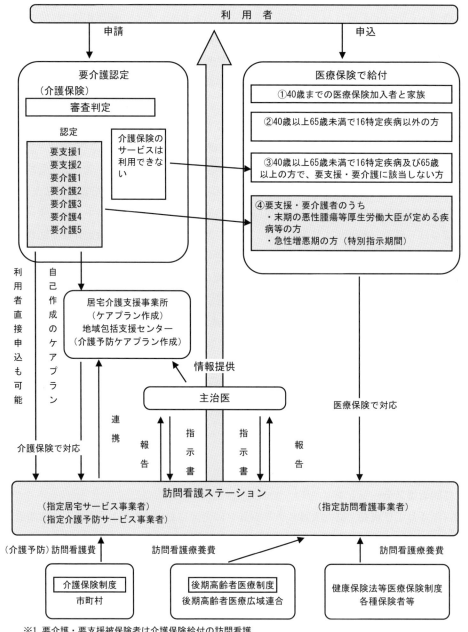

図1-6-4 訪問看護のしくみ（介護保険と医療保険の訪問看護の調整）

※1 要介護・要支援被保険者は介護保険給付の訪問看護
　　介護保険対象であっても、がん末期、神経難病等厚生労働大臣が定める疾病等および急性増悪期（特別指示書による14日を限度、ただし、気管カニューレと重度褥瘡の場合は特別指示書2回算定可）の患者は医療保険給付
※2 介護保険に基づく訪問看護の利用料は原則1割
※3 医療保険で高齢者の医療の確保に関する法律に基づく後期高齢者（75歳以上、65歳～74歳で認められた者）については、一般の方は訪問看護に要する費用の1割負担、一定以上の所得の方は訪問看護に要する費用の3割負担となる（医療受給者証にて確認のこと）

表1-6-3　訪問看護サービスの一例

・健康状態の観察と助言	・検査・治療促進のための看護
・日常生活の看護	・療養環境改善のアドバイス
・在宅リハビリテーション看護	・介護者の相談
・精神・心理的な看護	・様々なサービス（社会資源）の使い方相談
・認知症の看護	・終末期の看護

［出典：日本訪問看護振興財団HP　http://www.jvnf.or.jp/，2014.12］

③　行政（市町村や保健所）

　従来，行政からの訪問看護は，地域保健法，母子保健法，旧結核予防法（感染症法に改正），精神保健福祉法，難病対策要綱があり，妊産婦や新生児，乳児，結核患者，精神障がい者，難病患者，寝たきり患者や虚弱高齢者を対象として，保健所や市町村の保健師（看護師）による家庭訪問が行われている。行政からの訪問看護は，公費でまかなわれ無料である。地域ケアのコーディネーター的な役割や地域の健康問題に責任ある立場から，家庭訪問を通して地域療養の実態や潜在的なニーズを把握している。また，介護予防の観点から，総合的な相談窓口機能，介護予防マネジメント機能，包括的・継続的マネジメント機能の中心的な役割を取ることが求められ，地域包括支援センターでの役割が期待される。

④　民間（自費）

　民間の企業が行う訪問看護サービスであり，訪問看護ステーションや病院・診療所の訪問看護と同様に，プロの訪問看護が受けられる。サービスは実費であり，その分，特殊なケアやオリジナルに富んだメニューが用意されている．

(3) 訪問看護の内容

　看護援助の基本原則は，訪問看護であっても医療施設内看護と変わりはない。しかし，訪問看護は，療養者・家族の「生活の場」である家庭が看護提供の拠点となる。家庭は，療養者にとって，住み慣れた地域にあり，自分のペースで自分らしく暮らせる場である。家庭では療養者や家族の主体性が尊重される。また，病気や障がいはあっても，失われた機能だけに固執するのではなく，残存機能に目を向けて，療養生活を継続できるように支援することが必要である。訪問看護では，生活の場で実際に即した看護援助を行い，質の高い看護を提供するだけではなく，限られた資源のなかで，医薬材料や福祉用具などの経済的負担も考慮し，家庭にある物品を工夫して，療養者や家族のQOLの向上をめざすことも求められている。以下のように，提供する内容には様々な支援がある（表1-6-3）。

5）緩和ケア・ホスピスケア

(1) ホスピスの歴史

　ホスピスという言葉はラテン語に由来し，「温かいもてなし」を意味する。起源は中世まで

さかのぼり，当時は戦いで負傷した兵士たちの休息所や避難所であった。

近代的な意味でのホスピスは，1967年にイギリスの女医シシリー・ソンダース（Cicely Saunders）が末期がん患者の医療と教育を目的として設立したセントクリストファーホスピスに始まる。わが国には1970年頃紹介され，1981年にわが国初めてのホスピスが聖隷三方原病院に開設された。

(2) 緩和ケアとは

緩和ケアは，1980年代にホスピスケアの考え方を受け継ぎカナダで提唱された考え方で，ホスピスケアとほぼ同義語である。緩和ケアとは，生命を脅かす病気に直面している患者と家族の苦痛を和らげ，患者がその人らしく生きることができるように多職種で援助することである。緩和ケアを受けるための条件として，悪性腫瘍，後天性免疫不全症候群に罹患している者とされているが，わが国においては，悪性腫瘍の患者がほとんどである。表1-6-4に，2002年にWHO（World Health Organization）が示した緩和ケアの定義を示した。

WHOは，1990年には「治癒を目的とした治療に反応しなくなった患者に対するケア」と定義していたため，緩和ケアは終末期患者に対するケアという理解が定着していた。しかし2002年に「生命を脅かす疾患に伴う問題に直面している患者に対するケア」と修正し，病期によらず苦痛をもつ患者が対象であることを示した。また，2006年に成立したがん対策基本法においては，がん患者の療養生活の質の維持向上のために，治療の早期から緩和ケアが適切に行われることと明示された。緩和ケアを行うにあたっては，患者の状態が終末期であるかどうかで決まるのではなく，患者に苦痛があるかどうかという点が重要である。図1-6-5に緩和ケアの考

表1-6-4 緩和ケアの定義

緩和ケアの定義
「緩和ケアとは，生命を脅かす疾患に伴う問題に直面している患者と家族に対して，痛み，その他の身体的，心理・社会的，スピリチュアルな問題を早期から正確にアセスメントをして解決することにより，苦痛の予防と軽減を図り，QOL（生活の質，生命の質）を向上させるためのアプローチである。」
緩和ケアは ・痛みや，そのほかの苦しい症状から解放する。 ・生命を尊重し，死を自然の過程として認める。 ・死を早めたり，引き延ばしたりしない。 ・患者のためにケアの心理的，スピリチュアルな側面を統合してケアする。 ・死を迎えるまで，患者が人生を積極的に生きていけるように支える。 ・家族が患者の病気や死別後の生活に適応できるように支える。 ・患者と家族（死別後のカウンセリングを含む）のニーズを満たすためにチームアプローチを行う。 ・QOLを高めて，病気の過程によい影響を与える。 ・病気の早い段階にも適用する。 ・延命を目指すそのほかの治療（化学療法，放射線療法など）とも併用する。 ・その治療による苦痛な合併症を評価し，緩和することも含んでいる。

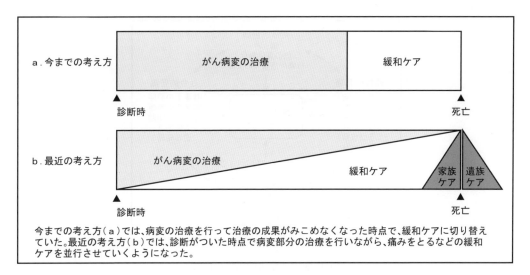

図1-6-5　緩和ケアの考え方

[出典：『系統看護学講座別巻10　緩和ケア』吉田智美，恒藤暁・内布敦子編，医学書院，p.105，2008]

え方の変化を示した。

(3) 緩和ケアを提供する主な形態
　① ホスピス・緩和ケア病棟
　　緩和ケアを専門に提供する病棟で，わが国には，2014年12月時点で，283のホスピスおよび緩和ケア病棟が存在する。

　② 緩和ケアチーム
　　緩和ケア医，精神科医，医療ソーシャルワーカー，臨床心理士，緩和ケアに関する教育を受けた看護師などがチームを組み，緩和が困難な様々な心身の症状をもつ一般病棟のがん患者とその家族に対して，直接的にケアをしたり，患者を担当する医師や看護師などに働きかけたりする。

　③ 在宅緩和ケア
　　患者の状況に応じて，往診医や訪問看護師などが自宅へ訪問することにより緩和ケアを提供する。

(4) 全人的苦痛（トータルペイン）
　全人的苦痛とは，がん患者が体験している複雑な苦痛を表わした概念で，身体的，精神的，社会的，スピリチュアルな苦痛が含まれる。がん患者は，図1-6-6に示したように，身体的苦痛のみならず，精神的，社会的，スピリチュアルな苦痛をもち，全人的に病む人として存在し

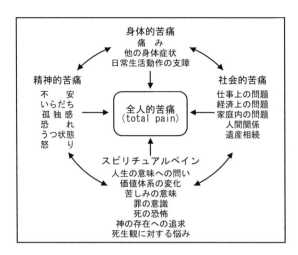

図 1-6-6　全人的苦痛の理解
［出典：『緩和ケアマニュアル』淀川キリスト教病院ホスピス編，最新医学社，p.39，2007］

ている。

① 身体的苦痛

　がん患者は，痛み，吐き気，呼吸困難感，全身倦怠感など様々な身体的苦痛をもつ。またそれらの苦痛により，食事や排泄などの日常生活動作にも支障をきたす。さらに，全身の衰弱に伴い臥床時間が長くなり，褥創が発生することもある。

② 精神的苦痛

　がん患者は，不安，いらだち，孤独感，恐れ，怒りなど様々な精神的苦痛をもつ。痛みなどの身体的苦痛が強い時や新たな症状が出現した時には，精神的苦痛も強くなる。
　エリザベス・キューブラー・ロス（Elisabeth Kübler-Ross）は，200人以上の末期患者へのインタビューから人が死を迎える過程において経験する心の動きを示した。それは，①否認，②怒り，③取引，④抑鬱，⑤受容であり，死の受容過程として知られている。キューブラー・ロスは，すべての患者がこの段階の通りに受容へ到達するわけではなく，ひとつの段階にとどまる者や進んでは戻る者もあると述べている。患者の心理は常に揺れ動き不安定である。

③ 社会的苦痛

　患者は，経済的な問題や，家族内や親族間での意見の相違など様々な問題を抱えている。また，闘病が長期化する場合には療養場所についての問題もある。さらに身寄りがいない場合もあり，身辺整理や葬儀についての問題を抱えていることもある。

④ スピリチュアルペイン（spiritual pain）

　患者は，死という自分の存在が揺らぐような危機に直面することにより，自分が生きていることの意味や目的を模索したり，病気になったことの意味や苦しみの意味を模索したりするなど，簡単には答えを出すことのできない痛みを抱えている。このようなスピリチュアルペインは，「こんな病気になってまで生きている意味はあるのか？」「なぜこんなに苦しまなければならないのか？」などの言葉で表現されることが多い。

(5) 緩和ケアの実際

① 患者への援助

A．苦痛を和らげる

　痛みや不快な症状を和らげることは，患者がその人らしく生きるために最も重要な援助である。患者の苦痛を全人的視点で適切に捉え，看護師，医師，薬剤師などの多職種が協力しながら治療を行う。患者と家族に十分な説明を行い，患者と家族が納得した上で治療に臨めることが大切である。痛みに関しては，表1-6-5，図1-6-7に示したWHO方式がん疼痛治療法にそって鎮痛薬を適切に用いることにより，8～9割のがんの痛みを緩和することができる。

B．その人らしさを重視した日常生活の援助

　食事，清潔，排泄などの日常生活動作をより安楽に行うことができるように援助する。その際，患者の希望や日常性を大切にした援助を心がけることが重要である。その人らしさを重視しながら日常生活を支えていくことは，患者の生きることを支えることにつながる。

　とくに，排泄と食事の援助において配慮が必要である。排泄援助に関しては，患者の中には，どれほど苦痛が強くてもオシメやポータブルトイレの使用を拒み，トイレでの排泄に生きている意味を見いだす者がいる。できる限り患者の意思を尊重しながら希望に添えるように援助する。食事に関しては，栄養を摂るという考え方よりも，食べることを楽しむという考え方が大切となる。家族の協力を得ながら，患者が，食べたい時に食べたい物を摂取する

表1-6-5：鎮痛薬使用時の5原則

1．経口的に（by mouth）
　　鎮痛薬はできる限り経口投与とすべきである。
2．時刻を決めて規則正しく（by the clock）
　　鎮痛薬は，時刻を決めた一定の時間間隔で規則正しく使うべきである。
3．除痛ラダーにそって効力の順に（by the ladder）
　　鎮痛薬は除痛ラダーにしたがって順次選択していく。
4．患者ごとの個別的な量で（for the individual）
　　適切な投与量とは，患者の痛みが消える量である。
5．そのうえで細かい配慮を（attention to detail）
　　患者と家族に，薬名，使用目的，薬量，一日の服用回数，服用時刻，予想される副作用などについて話しておく。

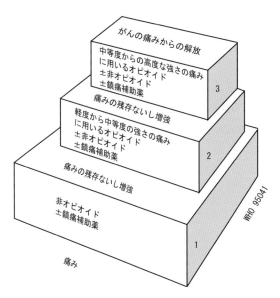

図 1-6-7　WHO 三段階除痛ラダー
［出典：『がんの痛みからの解放－WHO方式がん疼痛治療法』世界保健機関編，武田文和訳，金原出版，p.17，1996］

ことができるように援助する。しかし一方では，食べることができないことは，患者と家族にとって死に直結する問題であるという理解をもちつつ援助にあたることが大切である。医師や栄養士と相談しながら，患者の病状を考慮し食事を摂ることができるように援助する。

C．患者の言葉に耳を傾ける

　援助者の気持ちを押し付けるのではなく，患者の言葉に耳を傾け，患者の気持ちに添う関わりが大切である。そうすることにより，患者を援助する上で必要な情報を得ることができ，援助の方向性を見出すことができる場合もある。また，聞いてもらえたという感覚は，患者にとって大きな力になる。鷲田清一は，「聴くことは，言葉を受けとめてもらったという確かな出来事である。（中略）得体の知れない不安を解消できる場合もあるし，できなくても解決の手掛かりは，はっきりつかめるものである。」と述べ，聞くことの重要性を示している。

② 家族への援助

A．苦痛を和らげる

　患者と同様に家族も様々な苦痛を抱えている。闘病が長期にわたる場合には，家族の介護疲れも深刻となる。家族の不安や悩みに耳を傾け，家族が穏やかに過ごすことができるように支援する。

B．家族の希望を支え，悔いのない関わりを支援する

　患者のケアを行う際には，家族の希望を十分取り入れ，家族が悔いのない関わりをもてる

ように支援する。家族の「やるだけのことはやった」という思いは，患者を亡くした後の辛さや悲しみを和らげる助けとなる場合がある。

C．患者の死と向き合うことができるように援助する

家族が患者の病状をどのように認識しているのか把握し，現状とズレがある場合には家族の希望に応じて医師と面談をもてるように調整する。その際，患者の病状や今後の変化を伝え，家族が心の準備をできるように援助する。患者の死に備えて，旅立ちの服の準備や葬儀について家族間で話し合うことを勧める場合もある。家族が辛さや悲しみなどの様々な感情を十分表出することができるように支援することが大切である。

③ 遺された家族への援助

遺された家族への援助も大切となる。遺族が，患者の死と向き合うことができるように，患者のいない新たな環境の中で生活することができるように支援する。具体的には，お悔やみの手紙を送ることにより気にかけていることを伝えたり，患者を亡くした辛さや悲しみを分かち合うために遺族会を開いたりする。

遺族の中には，闘いを共にした医療者からの手紙に癒される者や，遺族会で自らの辛さや悲しみを表出することにより自分らしさを取り戻していく者もいる。

④ チームアプローチ

全人的な苦痛をもつ患者とその家族を支えるために，医師，看護師，医療ソーシャルワーカー，薬剤師，栄養士，理学療法士，作業療法士，臨床心理士など多職種でチームを組み援助を行う。またボランティアの存在も大切である。ボランティアの援助により，医療職だけでは満たすことのできない患者と家族のニーズを満たすことができる。チームで関わることにより，それぞれの職種の専門性を活かし，様々な視点からの援助することができる。

以下に，筆者が緩和ケア病棟で関わった事例を紹介する。掲載にあたっては，遺族の承諾を得た。

(6) 事例紹介

「できる限り自宅で過ごしたいと希望した患者を支えるための援助」
患者：90代男性
病名：肺がん がん性胸膜炎 がん性リンパ管症

緩和ケア病棟入院までの経過：

X年10月肺がんの診断を受けた。治癒を目的とした治療は困難であると判断され自宅で療養していた。X＋1年7月頃より呼吸困難感が増強し，近医より当院緩和ケア病棟を紹介され入

院した。

緩和ケア病棟での援助の実際:苦痛の緩和と患者の希望を支えるための援助

　まずは呼吸困難感を主とした身体的苦痛の緩和を目指して酸素投与を行った。そして，炎症を抑えるために抗生剤とステロイドの点滴を開始した。また，胸水貯留に対して胸水穿刺を行い，痰が出にくい時には去痰剤の吸入や吸引を行った。これらの治療により，入院から1週間程度で呼吸困難感が和らいだ。

　苦痛が和らぐと，患者は，自宅へ帰りたいと希望するようになった。そこで，主治医に同席してもらい家族と面談をもった。主治医からは，呼吸状態の悪化により急変の可能性はあるものの，今の状態であれば一時退院が可能であることが伝えられた。家族は，これまでの自宅介護による疲労から退院は考えていないが，患者の希望を叶えたいという思いはあるので週末を利用して外泊をさせてあげたいと話した。

　家族の気持ちを聞きながら，外泊時の移動手段や外泊中に苦痛が増した時の対応について話し合った。また，吸引や車椅子操作などの介護方法を伝えた。そして，医療ソーシャルワーカーの協力を得ながらベッドや在宅酸素を手配し，家族の協力支援を得て，無事に外泊を実現することができた。

　帰院時，患者は，「家はとても良かった。また帰りたいのでよろしく。」と笑顔で看護師に手を差し伸べた。家族から外泊中の写真を見せていただくと，そこには，家族と一緒に食卓を囲む笑顔の患者の姿があった。家族は，「自宅で病状が急変するのではないかと不安だったが，次の週末まで病状が落ち着いているならば，次回は2泊で連れて帰りたい。」と話した。その後も，家族の支援のもと2回の外泊を実現することができた。3回目の外泊時には病状はかなり進行しており，帰院した患者に疲労が伺えた。

　その後，呼吸困難感が増強したためモルヒネ投与を開始した。内服では十分緩和できなかったために持続皮下注射による投与に切り替えたが，苦痛は取りきれず，鎮静（苦痛の緩和を目的として薬を用いて患者の意識を下げること）により苦痛の緩和を図った。鎮静開始から数時間後，たくさんの家族に見守られ穏やかに永眠した。患者の妻は「お父さん長い間大変お世話になりました。私もすぐにいくから待っていてね。」とお別れをした。3回目の外泊から4日目のことだった。

まとめ：

　できる限り自宅で過ごしたいという患者の希望を，外泊を繰り返すという形で実現することができた。外泊中の写真を見た時，これが患者の望んだ過ごし方なのだと実感し，患者と家族の気持ちを尊重しながら希望に添い続けていくことの大切さを再認識した。患者の希望を支えるためには，まずは苦痛の緩和が大切である。そして，家族の気持ちにも十分耳を傾け気持ちに寄り添いながら，患者の希望を実現できるように援助することが大切である。患者の希望を支えていくことは，その人らしさを支える援助につながっていくと確信している。

緩和ケア病棟で過ごす患者は，残された時間が限られている場合がほとんどである。患者の希望を実現するために，病状が落ち着いている時間を大切に，タイミングよく患者や家族と話し合い，患者と家族にとって有意義な時間を過ごすことができるように支援することが大切である。

(7) おわりに：援助者自身も援助されている

　ミルトン・メイヤロフ（Milton Mayeroff）は，「ひとりの人格をケアするとは，最も深い意味で，その人が成長すること，自己実現することをたすけることである。（中略）他の人々をケアすることをとおして，他の人々に役立つことによって，その人は自身の生の真の意味を生きているのである。この世界の中で，私たちが心を安じていられるという意味において，この人は心を安じて生きているのである。それは，支配したり，説明したり評価したりしているからではなく，ケアし，かつケアされているからなのである。」と述べている。

　筆者は，日ごろ患者と家族への関わりを通して，自分自身が励まされ，勇気づけられるという体験をしている。また，自分がたくさんの人に支えられて生きていることに気づき，自らの生きる意味について考えさせられることもある。患者と家族への援助を通し，筆者自身が援助されていると痛感している。

　緩和ケアとは，患者と家族が最期までその人らしく生きることができるように援助すること，そして，援助者自身が自分らしく生きることができるように育てていただける場であると伝えたい。

引用参考文献

1）『看護学概論』松木光子，ヌーヴェルヒロカワ，pp145-174，2005
2）『基礎看護学1 看護学概論』沢禮子，金原出版，1994
3）「看護の機能する場と役割」平山朝子『看護とは2』井上幸子・平山朝子・金子道子編，日本看護協会出版会，pp165-201，2002
4）『系統看護学講座専門Ⅰ看護学概論 基礎看護学Ⅰ』藤崎郁編，医学書院，pp171-178，2007
5）『基礎看護学1 看護学概論』波多野梗子・小野寺社紀，医学書院，p.108-191，2005
6）『基本から学ぶ看護過程と看護診断』Rosalinda Alfaro，江本愛子監訳，医学書院，p.54-55，1991
7）『POSをナースに 2版』中木高夫，医学書院，p.27-34，2004
8）「地域看護活動の業務と関係法規」亀山智子『地域看護学講座1 地域看護学総論』島内節・久常節子編，医学書院，p.62-64，2001
9）『看護の覚え書き』F．ナイチンゲール，現代社，1974
10）『看護の専門性と「看護診断」』藤村龍子，第91回医学書院看護セミナー，1993
11）『公衆衛生看護学概論』奥山則子編，医学書院，p5，14，2014．
12）『公衆衛生看護学』津村智惠子・上野昌江編，中央法規，p6，2012．
13）『公衆衛生看護のあり方に関する検討委員会活動報告「保健師のコアカリキュラムについて」中間報告』日本公衆衛生雑誌，52（8），p756-764，2005．
14）『厚生の指標増刊 国民衛生の動向2014／2015』一般社団法人厚生労働統計協会編集発行，p211-212，2014．
15）http://www.mhlw.go.jp/toukei/saikin/hw/eisei/12/dl/h24_hojyokan.pdf 厚生労働省 平成24年衛生行政報告例(就業医療関係者)の概況．
16）『学校保健』小倉学著，光生館，1988
17）『保健主事の手引き（三訂版）』日本学校保健会，2005
18）『新訂版学校保健実務必携《第3次改訂版》』学校保健・安全実務研究会編，第一法規，2014
19）『子どもの心身の健康を守り，安全・安心を確保するために学校全体としての取組を進めるための方策について』（答申）中央教育審議会，p6-10，2009
20）http://www.bjdjapan.org/what/index.html 運動器の10年日本委員会
21）『通常の学級に在籍する発達障害の可能性のある特別な教育的支援を必要とする児童生徒に関する調査』文部科学省，2014
22）一般社団法人全国訪問看護事業協会，H26年訪問看護ステーション数調査結果，2014
　　http://www.zenhokan.or.jp/new/new/new374.html
23）公益財団法人日本訪問看護振興財団HP，http://www.jvnf.or.jp/homon/，2014
24）『新版訪問看護ステーション開設・運営・評価マニュアル第2版』公益財団法人日本訪問看護財団，日本看護協会出版会，2013
25）『ターミナルケアの原点』岡安大仁，人間と歴史社，pp167-178，2001
26）『系統看護学講座別巻10緩和ケア』恒藤暁・内布敦子編，医学書院，pp1-18，pp45-113，2008

27) 『緩和ケア』東原正明・近藤まゆみ編，医学書院，pp3-13，pp23-33，pp85-92，pp191-205，2003
28) 特定非営利活動法人日本ホスピス緩和ケア協会Webサイト http://www.hpcj.org/list/relist.php#rpcu （2015.1.8アクセス）
29) 「場の違いからみた緩和ケアの特性」新藤悦子『新体系看護学35生と死の看護論』平山正実編，メヂカルフレンド社，pp127-131，2002
30) 『がんの痛みからの解放とパリアティブ・ケア がん患者の生命へのよき支援のために』世界保健機関編，武田文和訳，金原出版，2006
31) 『がん緩和ケアガイドブック』日本医師会監修，青海社，pp8-9，2008
32) 『緩和ケア』青海社，19・6，p583，2009
33) 『死ぬ瞬間 -on Death and Dying』Elisabeth Kübler-Ross，鈴木晶訳，読売新聞社，1999
34) 「緩和ケア病棟の看護の実際」中林みつ枝『症例から学ぶ 緩和ケアの実際』舘野政也編，メディカ出版，pp42-62，1996
35) 『「聴く」ことの力-臨床哲学試論』鷲田清一，ティービーエス・ブリタニカ，p.11，2000
36) 『ナースのためのホスピスケアマニュアル』柏木哲夫監修，金原出版，pp24-25，2002
37) 『ケアの本質-生きることの意味-』Milton Mayeroff，田村真・向野宣之訳，ゆみる出版，pp13-16，2000
38) 『臨床緩和ケア』大学病院の緩和ケアを考える会編，pp 1 -11，青海社，2009
39) 『緩和ケアマニュアル』淀川キリスト教病院ホスピス編，最新医学社，p39，2007
40) 『がんの痛みからの解放-WHO方式がん疼痛治療法-』世界保健機関編，武田文和訳，金原出版，pp16-19，1996

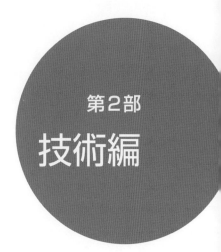

第2部
技術編

　国民生活が安定し，ゆとりの生まれた現在，「健康のためにこの食品を」とか，「長生きの秘訣は」とか，あふれる情報のなかで，いまや社会的ブームともいえるほどに，人々は健康志願や長生き志願にかきたてられている。
　一方，これまでは病気や病人の世話，健康に関することなどは医師や看護師などの専門職に任せておけばよく，病気になったときには病院に行って，医師の診察を受ければ近代医学は必ず病気を治してくれるという錯覚を持っていた。しかし，自分の健康を保ち，よりよい健康を得るためには，自分自身の努力がなければ守れないということに，人々は少しずつ気づきはじめてきた。
　今まで家族のそれぞれが，自分のペースで動き，家族全体がうまくリズムを保ち，機能してきたものが，ある日その中の一人が突然病気で倒れるということは，一家にとっては一大事である。それがたとえ，ちょっとした風邪であれ，怪我であれ，家族は緊張し，心配するのが普通である。長く寝込むことになれば当人はもとより，家族全体のリズムまでもこわれてしまう。また，病気になったとき，少し熱があり頭が重いので冷やしたら気持ちがよくなるかもしれないと思っても，自分で氷枕をつくる元気が持てないことが多い。そして，食欲も落ち，自分で自分の生活を維持することが難しくなる。ここに病人と看護する人間の役割ができる。身近な家族はもちろんのこと，他の人間に対しても，看護の知識があれば役立つことが多い。
　一口に看護するといっても，病人の重症度や病気の種類，治療の状況により，看護の方法は様々である。
　技術編では，看護の基本的技術としてのコミュニケーション技術・観察，病人の日常生活を整えるための看護の基本，診療の補助の基本として，薬物の適応，救急時，検査時の援助を中心に述べていく。

第1章

看護におけるコミュニケーション技術

　斉藤美津子は「ナースは医学の知識をもったヒューマン・コミュニケーションの専門家」であり、「食べる、着る、住む、寝る等の人間(ひと)の生活全般をみる社会学的視点と、相手の心を理解し、病者の心に添うという心理学的視点と、健康をささえるための医学的視点を統合した人間総合科学の視点が求められる」と述べている。

　ナースは病者の最も身近な立場から、病者が自らの力で健康生活が支えられるように援助する専門職であると期待を込めて述べている。だが、ナースの行うコミュニケーションは特別に限られた空間で行われるのではない。入院生活の中で、患者との日常的な何気ないかかわりを通して行なわれることが多い。そして、この何気ないコミュニケーションの治療的意味について、ナースも他の医療職者もあまり気づいていない。

　コミュニケーションの基本的な形は、ことばや表情などの伝達媒体を通してメッセージを送り、相手がそれを理解する過程であり、コミュニケーションとは、「人間と人間の間において、考え、感情、行動などを伝達し合うこと」と津田司は定義している。
ナースと病者の間でも、医療職者と病者の間でも、この基本形は変わることはない。送り手から届いたメッセージを、受けた側が理解したことを送り手に伝える、その反応を送り手が受け取り、はじめてコミュニケーションが一段落する。そして、「伝達」と同時に「まじわり」が生まれるのである。

　病者の心に寄り添うとは、その病者のことばや表情、態度にナースが寄り添うことであろう。つまり、「その人間(ひと)に届けられたその人間のことばの相(すがた)に聞かせていただく」ことではあるまいか。

　この章では医療職者としてのナースと病者とのコミュニケーションについて、コミュニケーションの理論をもとに、その実際について述べる。

❖1. ナースに求められるコミュニケーションと温かい人間関係

　病者に対するナースの態度を大掴みにすると二つある。一つは「治してやる」「まかせておけ」という上から下への指示伝達の立場である。もう一つは病者の立場にできるだけ添いたいと努力し、病者と共に考えていこうとする横並びの立場である。実際の医療の場では時と場合に応じて相手のニーズに合わせて、この両方の立場を使いわけることが求められる。

　ナースに求められるコミュニケーションとは、①人間(ひと)との出会いをよい人間関係に育てるコミュニケーション、②健康状態の査定をする時に必要となる問診、インタビューでの情報取得的コミュニケーション、③悩みの相談を受ける時などに必要となるカウンセリング的コミュニ

ケーション,④指導などの時に用いる指導的コミュニケーションの4つがある。これらのコミュニケーションはそれぞれの目的により使いわけられる。そしてどのコミュニケーションにも共通することは「温かい人間関係」から生まれる信頼関係である。病者がナースに温かさを感じ,信頼していなければ,ナースに指導されたことを病者は守ろうとしないばかりか,共に考えているつもりでも,ナースと病者との間に溝が生じる。では温かい人間関係をつくるにはどうしたらよいのであろうか。

　徳川夢声は相手の話に「じっと耳を傾ける」ことであると述べている。また,望ましい聞き手の態度について,①相手の話の腰を折らぬこと,②間と気合をはずさぬこと,③相手の目をみつめること,④何かをしながら聞かないことの四つをあげている。医療の場でも,日常の場においても,この「じっと耳を傾ける」こと,つまり聞き手の態度をとることの大切さの指摘である。そしてそのようなナースの態度が病者に伝わることで,病者は温かさを感じるのであろう。

❖2．温かい人間関係はなぜ必要なのか

　次に,なぜ温かい人間関係は必要であるのかを考えてみたい。
　M.スワンソンは人間が生きていくための4つの要素として,「空気,水,食べ物,そしてコミュニケーションが必要だ」と指摘している。M.スワンソンのいうコミュニケーションとは「人間(ひと)と人間の温かさの交換」のことである。
　廊下を歩いている時に向こうから友人が歩いてくる。その時,ナースは「こんにちは」と声をかける。友人も顔をあげ「こんにちは」とその声に応える。この場面が示すように,「人間と人間との温かさの交換」の最初のコミュニケーションは刺激であり,応えは反応である。即ち,交換(交流)は,ナースが友人にシグナルを送り,友人がそれに応えた時に成立する。
　交流分析(Transactional Analysis)の創始者のエリック・バーンは交流を「社交上の基本的な単位」といい,先のような交流が得られた時にストロークを交換したという。交流分析ではストローク(Stroke)がない限り,人間は安定した生活を送ることができない。人間にとってストロークは,必要不可欠なものであると述べている。
　ではストロークとは何であろうか。心理学では「人間が成熟する上で不可欠な生物学的刺激」という。交流分析ではストロークを「存在認知の一単位」と定義づけ,このストロークを陽性のストロークと陰性のストロークに分けて説明している。陽性のストロークとは,愛情,承認,報酬などであり,他者との触れ合いの中で陽性のストロークが充足されると幸福で快適な生活を送ることができる。一方,陰性のストロークは,値引き(discount)という形で現れ,陽性のストロークとは正反対で,与えられると不快になる(表2-1-1)。
　人間が人間として生きていくためにはどうしても陽性のストロークが必要であり,人間が人間らしく生きていくための潤滑油や触媒のような働きをするのがストロークである。コミュニケーションは人間が人間との触れ合いの中で親密な関係を保ち,陽性のストロークを得て,幸

表2-1-1　ストロークの種類

種類	身体的なもの	心理的なもの	行動的なもの
陽性のストローク	肌のふれあい ・なでる ・さする ・抱きしめる ・愛撫する ・握手する	心のふれあい ・ほほえむ ・うなずく ・相手の言葉に耳を傾ける ・信頼する	言葉による承認 ・ほめる ・慰める ・語りかける ・あいさつをする
陰性のストローク	・たたく ・なぐる ・蹴る ・つねる ・そのほかの暴力	・返事をしない ・にらみつける ・あざわらう ・無視する	・しかる ・悪口を言う ・非難する ・責める ・皮肉を言う

［出典：太湯好子：孤立を支える高齢者へのアプローチ，老人看護ぷらす介護，4(1)：20，1996］

表2-1-2　ストロークの法則

①陽性のストロークを無条件に得ている限り，人間のこころは安定する。
②陽性のストロークが不足してくると人間は陰性のストロークを集めはじめる。
③条件つきストロークばかりを得ていると人間は陰性のストロークを集めはじめる。
④陰性のストローク集めは陽性のストロークが与えられない限り永久に続く。
⑤ストロークがないことは最大の値引きである。

せで快適な生活を送くるための基本的な機能といえる。そして，ストロークの法則（表2-1-2）は病者の理解やコミュニケーションを考える上で参考になる。

❖3．コミュニケーションで大切になる「人間観」

　コミュニケーションの対象は「ヒト」ではない「人間」であるとよく言われる。ここでいう「ヒト」とはホモ・サピエンス，即ちヒト科の動物としてみる見方であり，心の通わない物としての見方である。この関係では当然温かい親密な関係は生まれてはこないし，上下の関係になりやすい。

　岩下榮次は「人間は独りです。かけがえのない独りです。しかし，一人ではない。」と伝えている。そして友田不二男は「クライエントという言葉で意味される人間は，端的に言えば，なんらかの問題なり課題なりに直面して，なんらかの援助を求めるために，積極的かつ自発的に来訪もしくは来談するが，しかし決して，最終的・究極的な意味において，自分の責任を他人に引き渡してしまうようなことがない」と述べている。取り代えのきかない，代わってもらえない，いや，代わってあげることも出来ない。そこに生かされている。そして，そこを引き受けていく以外に生かされていく道はない。そのような存在である病者にナースは出会うのである。病を得て，呻吟するとき，呻吟するこの病者とともに在る。そばに居てくれる。その

ことによって，病者は病者として「独り」を歩むことができるのではなかろうか。そしてそうしたいと願っているのが病者（クライエント），いやナースでもあると言いたいのである。ここにナースの存在意義があると思うのである。

4. コミュニケーション能力は何で決定されるのか

あの人間はコミュニケーションが上手だとか，下手だとかとよく耳にする。コミュニケーション能力は何で決定されるのであろうか。コミュニケーションの良し悪しを決めるのはその人間の資質によると考える特性論を主張する学者と，コミュニケーションの良否はその人間がどのようなコミュニケーション行動をとっているのかで決まると考える行動論を主張する学者がいる。私は行動論に賛成である。行動論の考えを図示すると図2-1-1の如くなる。

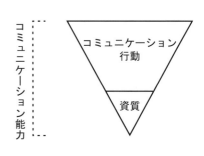

図2-1-1 行動論の立場からみるコミュニケーション能力

図2-1-1からもわかるように，ナースがコミュニケーション能力の幅を広げるためには，たえず努力が必要である。怠ればコミュニケーション能力の三角形はバランスを失い，コミュニケーション関係はすぐにくずれる。人間関係を育てるには努力が必要であるが，壊すのは簡単である。

よいコミュニケーションをとるためには自己自身への気づきを深め，自分のとるコミュニケーション行動の特徴を知り，よいコミュニケーションのための行動をとることである。「やさしい人間」になるために，どうしたらよいのでしょうかと尋ねた私に，岩下榮次は「やさしいことばを使いましょう」と応えた。やさしい人間になってから「やさしいことば」が使えるのではない。「やさしいことば」を使っている人間を，他者は「やさしい人間」と思うのであり，やさしい人間なんてどこにも居ない。やさしく思える人間が居るだけであると伝えてくれる。このことばは今も私には大切に思えるのである。まずは自分のコミュニケーション行動を振り返り，心してコミュニケーション行動を高めていきたいものである。

5. よい人間関係をつくる時のポイント

よい人間関係を作るためには，以下の点に考慮し，コミュニケーションを考えていくことが必要である。

1）自己認知は歪みやすい

レッキーは「自己の行動についての解釈は，その行動を自己概念と一致させて知覚してしま

うので歪曲されやすい」と述べている。このためにコミュニケーションがうまくいったがどうかを冷静に判断することは非常に難しい。「できたつもり」になったり，必要以上に卑下してしまったりする。

2）思ったとおりに伝わらないことがある

他者の話を聞いた時，図2-1-2のように無意識下で防衛意識をはたらかせ，操作し，何かを落とし，何かを選んで自分なりにその情報を選択する。その結果，「こうせよ」と言われても反対のことをしてしまう人間は多い。人間は錯覚をおこし，知覚のレベルで間違うのはノーマルである。従って，伝えたつもりでも，伝わらないことは多い。このことを充分に承知しておくことである。

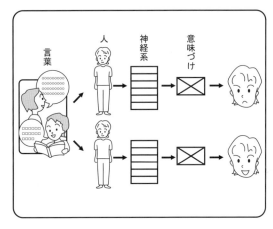

図2-1-2　情報の伝わり方
[出典：斎藤美津子：話しことばの科学；コミュニケーションの理論，サイマル出版会，p.185, 1972]

3）情報は複数の情報をもとに確認する

人間は不完全である。このため，思い込みで行動したり，誤解をしてしまうことがある。このことをよく承知して確認することが大切である。一人の情報にふりまわされないためには複数の情報からその事実を確かめることである。また，相手の言ったことに対してフィードバックし，あなたの言ったことをこのようにお聞きしましたが，間違いはありませんかと確認しながら理解していく努力が大切である。

4）「しまった」と思ったらタイミングよく謝る勇気をもつ

謝ることは簡単なようで実行しようと思うとなかなか難しい。自分が言いすぎた，間違っていたと思っても，謝ることができずにやり過ごした経験が私にもある。誤りに気付いた時に勇気をもって，タイミングよく心から謝ることである。自分のつまらないプライドが邪魔をし，謝ることが人間関係を歪めると思ってしまう。しかし，謝ったほうが信頼関係は深まることが多いということを心しておくことである。

5）よい関係づくりは他者のためではない

　よい関係づくりのために努力することを，相手のためにしていると思う人間がいる。それは誤りである。よい関係づくりは自分のためである。相手に与えていると思っているストロークを，自らが受けていることに気づくことは多い。

　老子の教えに「慈ナリ，故ニ能ク勇ナリ」（老子67章）という名句がある。慈しみの心をもってはじめて真の勇者であることができ，慈愛の心から生まれる勇気こそ，真の勇気である。相手を心から思う気持ちと，心から相手と出会う勇気のないところでは，よい人間関係は生まれない。

　D. カーネギーは他者に好かれる条件として，①相手に誠実な関心を寄せる，②笑顔を忘れない，③名前を覚える，④聞き手にまわる，⑤相手の関心のありかを見抜く，⑥心からほめる，の6つをあげている。相手を思いやることの大切さの指摘である。

❖6．よい人間関係づくりは自己開示から

　「ジョハリの窓」というのがある。これは自分自身に気付くための道具としてよく用いられる。自分と他人とのかかわり合いは，それによると図2-1-3のようになる。
①自分にも他人にも分かっているあけっぴろげな部分。（Open self）
②他人には分かっているのに，自分には分からない部分。（Blind self）
③自分には分かっているけれど他人には知られていないプライベイトな部分。（Hidden self）
④自分にも他人にも分からない無意識の部分。（Unknown self）

　相手をよく知り，自分も相手に理解をしてもらいたいと思えば，相手のいうことをよく聞き，自分のことも相手にわかるように伝えることである。自分を理解することは難しい。だからこそ，②と③を介して④の部分を知り，①を拡大するのである。

　「人間は自分を許せる範囲しか他人を許すことができない」という。医療の場では，心を開き相手に係わる努力をする責任は，医療職者の側にある。

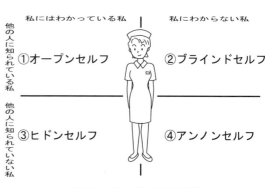

図2-1-3　ジョハリの窓

❖7．コミュニケーションの技法

1）日常会話でのコミュニケーション

　日常の会話は人間関係における重要な部分を占めている。そして，この中で自分は孤独ではない，皆とともに生きている」という喜びと確信を無意識に味わっているものである。「人間は周りの人々との距離をつくってしまうことや，たった一人取り残されているという孤独感を恐れ，それを本能的に嫌悪するのである。」この点からみると，日常会話を通してのストローク交換の大切さが分かる。ナースのとる態度のなかで最も問題となる態度に逃避的態度がある。これは日常の会話さえも避けようとする態度である。

　日常会話の時に注意すべきことを個条書にすると以下の如くである。

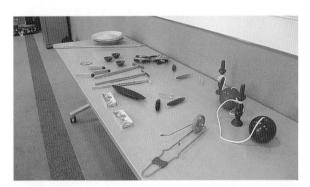

Peter Szaboによるソリューション・フォーカス（SF）研修会から

①話すよりも，まず聞き手になる。
②話す時も聞く時も，好意を相手に示すように努力すること。
③聞く時には必ずタイミングのよいあいづちをうちながら終わりまで聞き，相手の話を中断しないこと。
④話すべき時には積極的にはっきりと意見や事実を述べること。
⑤相手はもとより，みんなに関心のある話題，すなわち，その場にふさわしい話題や，人生の喜びをわかち合う目的にかなった話題を選択すること。
⑥ことばによく注意する。正しい言葉を使い，自己卑下的なことばや相手を傷つけることばはさける。声量もその場に適した大きさにするように気を配る。

2）面接（インタビュー）でのコミュニケーション

　面接の上手下手は医療の良否を決定づけるほど重要といえる。なぜならば，面接を通して医

療を提供するために必要となる情報を得る。そして，その情報をもとに，治療や看護が展開されるからである。正しく健康状態が査定できなければ，正しい治療や看護活動は提供できない。面接に必要な技術は，話し方の基礎的能力である。面接（インタビュー）の時に注意すべき点は以下の通りである。

---

(1) 準備すること

①相手についての情報を得る。どんな考えを持っているのか，何をいちばん重くみているのかなど，予備知識を持つ。

②面接の目的をはっきりと頭にいれておく。

③質問の話題や内容を整理して用意しておく。

④面接の場所や時間は必ず守る。

⑤相手の話をよく聞くことが主で，自分が話す時間ではない。

(2) 注意すること

①心と心のふれ合う場になるように心掛ける：服装を整え，礼儀正しく接する。不愉快な感じを与えない。お辞儀の仕方，顔の表情，目付き，座り方に気を配る。

②質問者と回答者の調子が合うまで本論に入らないで，身辺の雑事，天候，趣味などの話題を選ぶ。

③相手のよいところをすばやく見つけ，称賛に価すると思ったら素直にほめる。

④分からない時は分かったような顔をして自分勝手に解釈せずに質問する。

⑤時間内に必要な情報を正確にとる。

⑥ことばによる表現（Verbal）と，ことば以外による表現（Non-verbal）の二つを組み合せる。

3）心理的な援助場面でのコミュニケーション

(1) ことば以外による表現（Non-verbal）を用いての技術

① 体に触れる（火のタッチ）

病人の手に触れる，身体の清拭をする，足を湯につけて洗う（足浴）など，相手の身体に触れることで温かさを伝えることである。気持ちのよいケアは心を解放的にし，悩みなどが話しやすくなる。身体の清拭をしながら相手の話に耳に傾けることはこの一例である。また「もう一度元気になりたい」と訴える癌患者に，黙って手を握ってうなづくなどもそれである。これは「私は今，あなたと共にいます」「今，あなたに，私の生体のエネルギーを注いでいます」という二つのメッセージを確実に伝えることになる。

② 体をさする（水のタッチ）

足がだるいとき，血流にそって足をマッサージしたり，泣きじゃくる子どもの背中を上から下に気持ちを込めてさすることや，腹痛を訴える病者の腹部をさする行為などであり，日

常場面でも役に立つタッチである。
③　こりをとる（木のタッチ）
　病者のこっている筋肉をほぐし，やわらげることである。清拭のときなどに肩をもんだり，たたいたりすることがこれにあたる。このタッチを併用すると，筋肉の鎧を緩める役割があり，身体のエネルギーが活発になる。
④　深呼吸にあわせたタッチ（空気のタッチ）
　腹式深呼吸だけでも心が落ち着くものである。深呼吸にあわせて同時に体の各部分を両手で押したり，はなしたりし，相手との一体感を生み出す。呼吸のリズムは，生体のリズムに近いことから，呼吸に合わせたタッチは相手のリズムに合わせやすく，精神の安定に効果がある。
⑤　体を押さえる（土のタッチ）
　相手がエネルギーを出しすぎている時などに用いるタッチである。子どもが嬉しくて，はしゃぎすぎている時などに抱きとめたりする。また，躁状態の方の身体を意識的に押さえて，エネルギーの噴出を静止しょうとする方法などである。

(2)　**主にことば（Verbal）を用いての援助方法（カウンセリングの方法）**
　ことばを用いる場合，ナースはことばにとらわれやすい。この場合に大切なことは，ことばの表層にとらわれないで，病者のことばの相（すがた）に聞かせていただく事である。岩下榮次は「聞いて，聞こえて，聞かせていただくのです」と聞くときのナースの態度について伝えている。聞くのではない，聞かせていただくのです。この聞かせていただく態度こそが傾聴の態度といえると思うのである。
　鷲田清一は「聴くことが，ことばを受けとめることが，他者の自己理解の場を劈く」と述べている。傾聴するとは，じっと病者のことばに聞かせていただくのである。聞いて下さる方がいて下さる。そのような関係があるおかげで，一人の病者が「独り」として「独り」を歩ませていただくことができるのであろう。
　ポーターはカウンセリング場面で病者と医療者の間で成立する関係を，評価的，解釈的，調査的，支持的，理解的の5つの態度に分類している。これに津田は逃避的態度を加えて，6つの態度を示している。これらの態度とことばの技術について，指示的と非指示的に分けて整理してみると，表2-1-3のごとくなる。それぞれに応じたことばの技法を知ることは看護場面でのナース自身の態度を知る手がかりになる。病者のことばの相（すがた）に聞かせていただくナースの態度が病者に理解的な態度として思えるのであろう。
　理解的な態度で病者と出会えるナースになりたいものである。私も精進を続けている途上にある。

表2-1-3 態度の種類

基本的態度の類型		言葉の技法	
操作的対応 / 指示的技法	評価的態度：基準照合型 (evaluative attitude) 解釈的態度：原因説明型 (interpretive attitude) 調査的態度：原因究明型 (probing attitude) 支持的態度：同情，不安軽減型 (supportive attitude)	解釈 直接的質問法 (closed question) 激励・保証 是認または否認・非難	説得・行動の指示・情報の提供
非指示的対応 / 理解的技法	理解的態度：受容・共感型 (understanding attitude)	簡単な受容（相づち） 内容の繰り返し } 受容 感情の反射 感情の明確化 } 共感 自由質問法 (open-ended question)	

その他：逃避的態度（avoiding attitude）

4）保健指導などで用いる援助的コミュニケーション

ナースに求められるコミュニケーション能力として「見（観）る力」「伝える力」「聴く力」の3つがある。この3つの能力はどのコミュニケーション技術の中でも大切であることはいうまでもない。そして，この3つの能力は指導的コミュニケーションの実践においても大切にある。ここでは指導的コミュニケーションの方法としてのコーチングを紹介する。

コーチングと呼ばれるコミュニケーションの技術は，病者の持っている「答え」に気づいて，自発的に行動できるように支援する方法であり，自ら考え，自ら決断し，行動を起こす人間を育てるコミュニケーションスキルである。

　すべての人間(ひと)は必要とする答えを自分の中に持っている。ただ，わかっていてもなかなかできないのが人間の弱さである。そこをコーチングという対話によりよい方向に指導するのである。すなわちその人間の持つ前向きさを支えるのである。この点でカウンセリングより病者の精神的な安定度が課題となる。マイナスに落ち込んでいる時にはまず「カウンセリング」を用い，精神的に落ち着いてきたら「コーチング」と考えることが望ましい。

(1) コーチングの基本的技術

① 「聞く」：先入観を持たない。相手が話し終わるまで口を挟まない。相づちとうなずき，相手の言ったことの繰り返し（リフレイン）などにより，傾聴を心がける。

② 「質問する」：過去の問題を掘り下げるより，「これからどうしたいのですか」など未来型の質問を心がける。相手の混沌としている考えや思いをほぐし，相手が再構築できるように導く質問をする。答えは相手の中にある。
③ 「伝える」：決めつけるメッセージを避けること。言葉や行為によって相手の在り方や存在を承認し伝える。
④ 「承認する」：相手を認める。褒める。よくできていたことを伝える。うまくいっていることを支え認める。

そして，うまくいっていることを見つけ，それを増やす。またうまくいっていないことはやめて，違うことをやるように共に考えていくことである。

従来の保健指導は不健康な部分に注目し，不健康な部分を減らそうと努力し，結果として，健康な部分を増やすことを目指している。しかしコーチングでは健康な部分に注目し，健康な部分を増やし，結果的に不健康な部分を減すことを目指すのである。

❖8．おわりに

これまで，ナースに期待される人間像，このようにあってほしいと願う努力目標，またナースとして身につけてほしいコミュニケーションの技術について述べてきた。しかし「今」この私に思えることは，「コミュニケーションは技術」であろうかという「問い」である。いうまでもなく，コミュニケーションはナースその人の人間性が課題になる。

M. メイヤロフは「ケアの本質」のなかで「一人の人格をケアするとは最も深い意味で，その人が成長すること，自己実現することを助けること」であると述べている。ナースはもちろんであるが，医療職者のすべてが「ケアの本質」を自覚し，医療職者としての自分を高めていきたいものである。そして，ケアを通して病者とともに成長し，自己実現していきたいものである。このためにはコミュニケーションスキルを研くことが不可欠であろう。

引用参考文献

1）『基礎看護学 第2版』太湯好子・菊井和子編，ふくろう出版，2006
2）「看護とコミュニケーション」斉藤美津子，看護，35・2，pp39-54，1983
3）『聴くことの力』鷲田清一，TBSブリタニカ，1999
4）『いのちの呼応』岩下榮次，カウンセリング・グループ"to be"からの風，1994
5）『患者の心に寄り添う聞き方・話し方』太湯好子，メヂカルフレンド社，2004
6）『自己の構造』友田不二男，日本カウンセリング・センター，1969
7）『看護にいかすカウンセリング』白井幸子，医学書院，1988
8）『患者にとどく話しことば』小六英介，日本看護協会出版会，1991
9）『聞き上手，話し上手』扇谷正造，講談社現代新書，1991
10）「ストローク（ふれあい）」和田迪子，心身医療2・5，pp89-91．1990
11）『TA TODAY』I.S.スチュアート，V.ジョインズ，深沢道子監訳，実務教育出版，1994
12）『人間の看護の出発点』大段智亮，サンルート看護研修センター，1986
13）『話しことばの科学』斉藤美津子，サイマル出版会，1972
14）『人を動かす』D.カーネギー，山口博訳，創元社，1987
15）『面接技法』大段智亮，メジカルフレンド社，1978
16）『ケアの本質』ミルトン・メイヤロフ，田村真，向野宣之訳，ゆみる出版，1987
18）『ソリューション・フォーカス』マーク・マカーゴウ，ポール・Z・ジャクソン，青木安輝訳，ダイヤモンド社，2008
19）『COACHING』ピーター・ザーボ，ダニエル・マイヤー，青木安輝監訳，ソリューションフーカス コンサルティング，2009
20）『注目を浴びる「コーチング」』神戸新聞・朝刊，9月21日，2009
21）『孤立を支える高齢者へのアプローチ』太湯好子，老人看護ぷらす介護 4・1，p20，1996

第2章 病人の観察

1. 観察とは

1) 観察の目的と意義

　観察とは,「視覚・聴覚・嗅覚・触覚によって捉えた情報が対象にとってどのような意味を持っているかを解釈し,そのような看護が必要かを判断していくための材料を得ることである。」といわれる。看護における観察とは対象である人間の観察であり,正常と逸脱状況,また個別性も含まれる。そのため,しっかりとした科学的知識を基にした観察力,さらにはアセスメント力が求められる。

2) 観察時の注意

(1) 相手の立場に立った観察をする
　看護師は,看護の過程で観察により得られた情報を基に看護を実践していく。看護が病人援助の必要性を見極めるためには,病人の立場に立った観察を行うことが重要である。病人に起こった事実に目を向け,看護師の思い込みや自己判断は危険である。

(2) 系統的観察と局所的観察を使い分ける
　系統的観察とは,ある枠組みや法則に従って観察する方法で,それぞれの関係性や関連がわかりやすい。系統的観察により,病人を統一体としてのつながりを持った人間として捉える事ができ,看護上の問題を発見しやすくなる。系統的観察から看護上の問題を発見したら,より詳しく局所的観察へと進める。局所的観察では,病人の訴えとともにより焦点化した具体的な情報を得る観察を行う。

(3) 主観的情報と客観的情報をあわせて観察する
　病人が感じるさまざまな症状や状態は本人自身でしかわからないことも多い。これを主観的情報という。一方,本人が感じていない症状や状態,測定や検査によって得られた情報は本人が認知していない情報であり,これらを客観的情報という。看護師は,病人の主観的情報に客観的な情報を加味して観察することにより,より正確な情報として得ることができる。

(4) 継続的に観察をする
　病人の症状や状態変化を的確に把握し,また起こりうる変化を予測し対応するためには,定

期的かつ継続的に観察していくことが必要である。そのため，ちょっとした変化にも対応できるような日々の観察が必要となる。また，病人の状態は記録を残しておくことも重要である。

❖2．観察の実際

1）観察の基本的技術

観察とは，看護師の五感を通して捉え，その事実は何を意味するかを知ろうとする能動的な働きである。観察には測定器具を用いることもあり，正しい使用方法や留意点，測定方法などを知っておく必要がある。以下，観察技術の基本方法について述べる。

(1) 問診

問診は，病人の健康上の問題に関連する情報を得ることを目的とし，症状のほか生活上の情報も収集する。正確で信頼性の高い情報を得るためには，コミュニケーション力と病人との信頼関係の成立が重要となる。有効な問診のために，①質問法の工夫（オープンクエスチョン，クローズドクエスチョンなど），②非言語的コミュニケーションの活用（視線，声のトーン，身振り，表情，姿勢，態度，服装，病人との位置関係，タッチングなど），③問診中の情報確認（明確化，要約，共感など），④病人に応じた聴取方法の工夫（小児や高齢者，言語的コミュニケーションの程度など），に留意する。

(2) 視診

視診は，看護師の視覚を用いて全身を観察することで，身体各部の大きさや色，対称性，形，動きなどの変化を捉えることができる。また，顔貌・表情などから活気，意識状態，反応，意欲などの神経系や心理的情報，そして姿勢や体位，運動機能から麻痺の状態や四肢の機能の程度を推測することができる。効果的な視診のために，①自然光，②適切な温度，③病人の普段の生活行動，④視野の妨げとなるものはできるだけ取り除く，⑤プライバシーへの配慮，などに留意する。

(3) 聴診

聴診とは，通常は聴診器を用いて身体各部の状態をみることで，呼吸音や心音，血圧（血流音），腸音などがある。音の左右差や強弱，雑音の有無などを観察する。効果的な聴診のために，①聴診器のヘッドは皮膚に密着させる，②雑音などで異常音が聞き取りにくい場合は，大きな呼吸をしてもらうなど負荷をかけてはっきりさせる，③的確な判断のために正常音を習得しておく，などに留意する。

(4) 打診

打診とは，手指や器具（打腱器など）を用いて体表面を軽く叩いて生じる音や振動から観察することで，内部臓器の異常の有無，病変の形や大きさ，位置，臓器の状態を推測することができる。また，腹水の有無や肝臓・心臓の部位・大きさ，痰の有無と場所などが観察できる。

表2-2-1　打診音の種類と特徴

打診音	音の大きさ	音の高低	持続時間	音の種類	予測される結果
鼓音	中～大	高	中程度	太鼓様	胃・腸内ガス
共鳴音	大	低	中程度	空洞様	正常肺実質
過共鳴音	大変大きい	大変低い	中～長い	低音ドーン	肺気腫
鈍音	小～中	中程度	短い	低音ドスン	実質臓器
濁音	小	高	短い	濁り音	腫瘍

(5) 触診

触診とは，看護師の触覚を活用して身体の形，大きさ，硬さ，温度，湿度（乾燥や湿潤），疼痛，運動（振動や静止など）を観察する。また，体表面上の触診と内臓臓器触診があり，肝臓腫大や宿便の観察もできる。効果的な触診のために，①手の最適触診部位を知る，②最初は軽く体表面から触診し，次に内臓臓器触診へと深くしていく，③疼痛のある部分は最後にする，④触診部位によって体位を工夫する，⑤手を温めておき，爪は短くする，などに留意する。

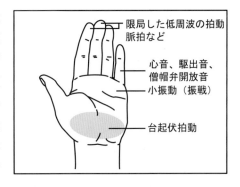

図2-2-1　触診の最適部位（手掌）

[出典：『成人・高齢者看護のためのヘルスアセスメント』門間正子，稲葉佳江編著，メヂカルフレンド社，p.58，2004（一部改変）]

❖3．身体面の観察

1）生命活動を支える機能の観察

観察では，まず病人の生命活動を支える機能が十分に働いているかどうかを見る。特に呼吸，循環（脈拍，血圧），体温，意識などは「バイタルサイン」と呼ばれ，身体外部から観察できる項目である。

(1) バイタルサイン（Vital Signs）とは

バイタルサインとは，生命徴候であり人間が生きていることを示すサインである。バイタルサインである呼吸，循環（血圧，脈拍），体温，意識は，相互に関連しあい機能しているため総合的に判断することが必要である。また，運動負荷や環境により値が変化しやすいので安静

時に測定する。

(2) 呼吸の観察

① 呼吸（Respiration：略RまたはRR）とは

呼吸とは，生命維持のために必要な酸素の供給や，物質代謝の結果生じた二酸化炭素の排出を行うことをいう。呼吸には，肺胞の空気と血液との間でガス交換を行う外呼吸（肺呼吸）と，血液と組織細胞との間でガス交換を行う内呼吸（組織呼吸）がある。呼吸の観察では，主に外呼吸が対象となる。

呼吸運動は呼吸中枢（橋・延髄）によって調節され，化学性調節機構（血液中のガス分圧やpH変化など）と反射性調節機構（肺の膨張や縮小，血圧の変動，気道粘膜の刺激など）により統御されている。また，大脳皮質の随意支配を受けるため，速さやリズムなど意識的に呼吸を変えることもできる。

② 正常な呼吸

正常な呼吸は，安静時規則正しいリズムで一定の深さがあるが，環境や生理的因子により変動しやすい。

表2-2-2　呼吸への影響因子

年　　　齢	乳幼児では，肺胞数が十分でなく呼吸筋や胸郭が未熟なため一回換気量が少ない。そのため呼吸数は多い
体　　　位	仰臥位の場合，横隔膜が挙上し呼吸運動が制限されやすい。座位や立位では，重力により横隔膜が下がり換気量が増加する
運　　　動	運動による酸素消費量増加のため，呼吸数が多くなる
入　　　浴	水圧で胸郭が圧迫され，熱刺激で交感神経の活性化がおこり，呼吸数が多くなる
精 神 的 興 奮	大脳皮質の随意反応により呼吸中枢を刺激し，呼吸が多くなる
飲酒，喫煙	過度の飲酒，喫煙は交感神経の活性化がおこり，呼吸数が多くなる

表2-2-3　年齢による呼吸数の変化

年齢	呼吸数/分
新生児	40〜60
乳児	30〜40
幼児	25〜30
学童	20〜25
成人	12〜20

表2-2-4　数と深さが変化した呼吸

頻　呼　吸	数の増加，25回/分以上
徐　呼　吸	数の減少，12回/分以下
過　呼　吸	数は変わらずに深さが増加

A．呼吸数

呼吸数は，成人の安静時呼吸数は1分間12－18回であるが，年齢により違いがある。また，生理的条件や環境により変化する。正常より数が増加したものを頻呼吸，減少したものを徐呼吸という。

B．呼吸のリズム

安静時呼吸の吸息と呼息の割合は，吸息：呼息：休息期＝1：1.5：1で，正常では呼息が少し長くなる。リズムの乱れは呼吸中枢や気道の障害によって認められ，前者はチェーンストークス呼吸やビオー呼吸，後者は気管支喘息の発作などがある。

C．呼吸の深さ

安静時の呼吸では，一回換気量500ml程度である。深い呼吸となると胸郭の動きが大きくなり，反対に浅いと小さくわかりにくくなる。深さが正常よりも増す場合を過呼吸，小さい場合を減呼吸という。

D．呼吸の型

主に胸郭運動による胸式呼吸と，横隔膜運動による腹式呼吸とがある。どちらも正常な呼吸の型であるが，胸式呼吸は女性に多く，腹式呼吸は男性，小児に多い。多くの場合は，どちらも併せ持つ胸腹式呼吸である。

③　異常な呼吸

数や深さ，リズムの異常のほかに，病人自身が感じる息苦しさは外観からも観察することができる。このような呼吸状態のときには注意が必要である。

・努力呼吸：肩を上下させて胸郭を広げる（肩呼吸），鼻翼を広げる（鼻翼呼吸）・下顎が下がり口呼吸をする（下顎呼吸），などより多くの空気を吸おうとする呼吸状態であり，肺機能低下時に起こる。
・チアノーゼ：口唇や爪床が紫藍色を呈する状態で，低酸素状態で起こる。
・喘鳴：呼吸音とともに，ヒューヒューなどの音を聴取する。気道の狭窄や異物があるときに起こりやすい。
・起坐呼吸：上体を起こすことで横隔膜が下がり，胸郭が広がりやすくなり，呼吸が楽に行えるため，呼吸困難がある場合にはこのような呼吸をすることが多い。

④　呼吸の観察方法

1分間測定して，呼吸の数や深さ・リズムを観察する。測定前に病人が安静な状態であることを確認し，意識させないように配慮することが必要である。そのため，脈拍測定後，手を離さずに測定しているふりをしながら観察するのも1つの方法である。

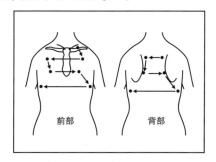

図2-2-2　触診の部位と順序

呼吸の観察手順

看 護 手 順	留 意 点 ・ 根 拠
①1分間観察する ②掛物や着衣の上から胸腹部の上下運動をみて，数や深さ，型，リズムを観察する ③努力呼吸の有無や随伴症状（チアノーゼ，喘鳴など）をみる	胸郭の動きがわかりにくい場合は，聴診器で呼吸音を直接聞いたり，薄い紙や鏡を鼻腔に近づけて，揺れや曇りを観察したりする

　呼吸音の観察には聴診器を使用し，膜型面を皮膚に密着させて，吸気呼気1セットにして左右差や大小，雑音の有無などを観察する（図2-2-2）。

(3) 脈拍の観察

① 脈拍（Pulse：略PまたはPR）とは

　周期的な心臓の収縮により末梢動脈の血管壁への振動と膨隆拡張させる拍動のことで，体表から触れる動脈で観察することができる。

　脈拍は，主に橈骨動脈を用いて脈拍数やリズム，速さ，大きさなどを観察する。他に体表面から触れることのできる動脈各部の触知をすることで，左右差や上下差（上肢と下肢），末梢動脈の血流状態（狭窄や血行障害など）を観察することができる。

② 脈拍の正常と異常

　脈拍は，年齢や体位，日常生活動作においても変動し，精神的興奮や飲酒，喫煙などから影響を受けやすい。

A．脈拍数

　成人安静時は60～80回/分が正常とされるが，年齢や個人差がある。100回/分以上を頻脈といい，発熱や貧血，運動や緊張時に起こりやすい。また，60回/分以下を徐脈といい，徐脈性不整脈や甲状腺機能低下症などに起こりやすい。

表2-2-5　脈拍への影響因子

年　　　　齢	乳幼児では1回心拍出量が少ないため，脈拍数は多い
体　　　　位	仰臥位の場合は少なく，座位や立位では血流量を維持するため多くなる
食事，運動，入浴	酸素消費量増加のため血液循環が促進し，脈拍数は多くなる
精 神 的 興 奮	交感神経の活性化がおこり，脈拍数が多くなる
飲　酒，　喫　煙	過度の飲酒，喫煙は交感神経を活性化させるため，脈拍数が多くなる
発　　　　熱	体温の上昇は交感神経を活性化させるため，脈拍数は多くなる

表2-2-6　年齢による脈拍数の変化

年齢	脈拍数/分
新生児	120〜160
乳児	100〜120
幼児	80〜100
学童	70〜90
成人	60〜80

表2-2-7　数とリズムが変化した脈拍

頻脈	数の増加，100回/分以上
徐脈	数の減少，60回/分以下
不整脈	リズムの異常，欠損，結滞

B．リズム

　規則正しい心収縮に伴い脈拍も規則正しいリズムを持つ。これを整脈といい，リズムが不規則な場合を不整脈という。

C．速さ（立ち上がり）と硬さ（緊張度）

　心収縮時に速く拍動を触知できるかどうかを示し，一回心拍出量の増加時には速脈，低血圧やショック時などは遅脈として観察される。

　動脈硬化や高血圧などでは，緊張が強い硬脈として観察できる。反対に低血圧や貧血のなどでは緊張の弱い柔らかい軟脈として触れる。

③　脈拍の観察方法

　一般的な測定部位は橈骨動脈であるが，緊急時には，総頸動脈や大腿動脈が用いられることもある。そのため，体表から触れる動脈については，部位と触知法を知っておくことが必要である。

脈拍の観察手順

看護手順	留意点・根拠
①病人の安静を確認する ②橈骨動脈の場合，測定時は前腕と心臓を同じ高さにする ③脈拍の測定には，測定者の示指，中指，環指の3本の指腹を病人の橈骨動脈に軽く当てる ④1分間測定して，数やリズム，速さなどを観察する ⑤他の動脈で脈拍測定する場合は体位を工夫する	・測定の3指（示指，中指，環指）は，血管の走行に沿わせて軽く当てる。強く当てすぎると自身の動脈拍動と混同しやすい ・不整脈がなければ，次回からは15秒観察して4倍してもよい。その場合でも数以外にリズムや速さを観察する

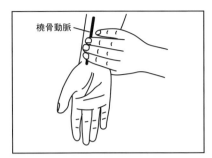

図 2-2-3　橈骨動脈の触診法

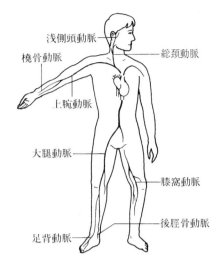

図 2-2-4　体表から触れる動脈 8 か所

(4) 血圧（Blood Pressure：略Bp）の観察

① 血圧とは

　血圧とは，血液が血管壁に作用する内圧のことで，動脈圧，毛細血管圧，静脈圧などがあるが，通常は動脈圧のことをさす。動脈圧は心拍動を通じて変動する。左心室の収縮時に動脈壁が受ける圧力を収縮期血圧（最高血圧，最大血圧），左心室の拡張期に受ける圧力を拡張期血圧（最低血圧，最小血圧）という。そして，心臓の1回拍出量と血管弾力性に影響を受ける脈圧（収縮期血圧－拡張期血圧）や，1心周期中を通じての血圧の時間的平均である平均血圧（脈圧/3＋拡張期血圧）の変化をみることも重要である。

　血圧は，次の式であらわされる。

　血圧＝心拍出量×末梢血管抵抗

　前者には循環血液量や心収縮力が関与し，後者は血流に対する血管壁の抵抗のことで，血液粘性や血管の弾性，血管の収縮・拡張などが関与する。したがって，心拍出量や末梢血管抵抗に関与する上記の因子はすべて血圧にも影響を及ぼす。

　また，血液の流れが血管壁に当たる音（血管音）を「コロトコフ音」と呼び，その音の変化は4相で区分されている。その音が変化する点が第1～5点まであり，こ

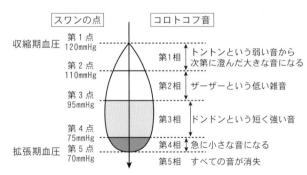

図 2-2-5　コロトコフ音とスワンの点

［出典：『新体系看護学全書11　基礎看護学②基礎看護技術Ⅰ』深井喜代子，深井喜代子編，メヂカルフレンド社，p.88，2007］

れを「スワンの点」という。最初に聞こえ始めた血管音（第1点）を収縮期血圧，音が消失した点（第5点）を拡張期血圧としている。

② 正常な血圧

血圧の指標には，「WHO/ISHの血圧の分類（1999）」を参考とすることが多い。正常血圧は，最高血圧130mmHg未満かつ最低血圧85mmHg未満と定義され，両者が当てはまらないと正常とは言えない。最近では，生体の血管に負担の少ないとされる至適血圧でのコントロールが推奨されている。血圧は，年齢や環境，動作において変動するため，病人の状態を見極めることが必要である。

③ 異常な血圧

血圧の異常には，高血圧と低血圧があるが，前述の血圧の分類では，最高血圧140mmHg以上または最低血圧90mmHg以上を高血圧と定義している。この場合，どちらかが当てはまれば高血圧という。さらに，高血圧はグレード1～3に分類される。

低血圧にははっきりとした定義はないが，一般的に100mmHg以下をさすことが多い。

表2-2-8 血圧への影響因子

年　　齢	加齢とともに動脈硬化が進行し，血圧が上昇する
体　　位	重力の関係で立位では血圧が低くなり，仰臥位で上昇する
寒　　冷	寒冷や急激な温度差は交感神経が活性化し，血圧は上昇する
日内変動	生体リズムとして夜間（睡眠時）に血圧が低く，日中（活動期）は上昇する
食　　事	食事直後，血圧は軽度上昇するが，1時間程度で回復する
入　　浴	適度な温度と時間ではリラックス効果で血圧は低下するが，高温や長時間は血圧が上昇する
運　　動	筋肉への血液量増加で血圧は上昇する
精神的興奮	交感神経が活性化し，血圧は上昇する
飲酒，喫煙	過度の飲酒，喫煙は交感神経が活性化し血管が収縮することで血圧が上昇する

表2-2-9 1999 WHO/ISH ガイドラインで示された血圧レベルについての定義と分類

分　類	最高（収縮期）血圧	最低（拡張期）血圧
至適血圧	<120	<80
正常血圧	<130	<85
正常高値血圧	130～139	85～89
グレード1高血圧（軽　症）	140～159	90～99
グレード2高血圧（中等症）	160～179	100～109
グレード3高血圧（重　症）	≧180	≧110

単位：mmHg

④　血圧の観察方法

A．血圧測定の方法

　血圧の測定方法としては，直接血圧測定法と間接血圧測定法がある。直接血圧測定法とは，橈骨動脈や大腿動脈にカテーテルを挿入し，動脈内圧をセンサーによって直接測定することで，持続的に血圧が測定できるので手術や集中治療中の患者管理に使用される。間接血圧測定法は，マンシェットを用いて間接的に動脈を圧迫し血管音を確認する方法である。

B．血圧計の種類と構造

　間接血圧測定法で使用される代表的な血圧計として，水銀血圧計（リバロッチ型ともいう）とアネロイド型血圧計（タイコス型ともいう），そして電子血圧計がある。測定部位は上腕で測定することが多く，他に手首や下肢で測定することもできる。

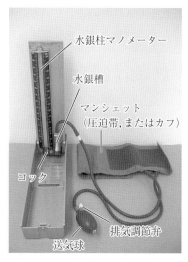

図 2-2-6　水銀血圧計の構成

　水銀血圧計の構造について説明する。水銀血圧計は，水銀槽，水銀柱マノメーターとマンシェット，送気球，それらをつなぐゴム管からなる。水銀柱には 2 mmHg 毎に目盛りがあり，水銀槽内の水銀が圧力によって水銀柱内を移動する仕組みになっている。マンシェットは，ゴム嚢とそれを覆う帯状の布から構成され，測定部位や年齢別に適切な大きさを選択する。成人上腕部での測定では，幅12-14cmのものを使用する。送気球はマンシェットに空気を送る装置で，排気調節弁を指で調節しながら使用する。

C．血圧測定の実際

　血圧測定には，触診法と聴診法の2つの方法がある。

　触診法：初めて血圧測定をする病人の収縮期血圧の目安をつける場合や，聴診ができない場合に用いられ，橈骨動脈を手指で触診しながら測定する。

　聴診法：聴診器を用いてコロトコフ音の聞こえ始めと消失を確認し，それぞれを収縮期血圧，拡張期血圧とする方法である。

　水銀血圧計による上腕での血圧測定法について，準備から測定の実際，片づけまでを説明する。

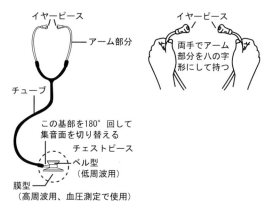

図 2-2-7　聴診器の構造と耳への当て方

［出典：『新体系看護学全書 11　基礎看護学②基礎看護技術Ⅰ』深井喜代子，深井喜代子編，メヂカルフレンド社，p.90，2007，一部改変］

血圧の観察手順

看 護 手 順	留 意 点 ・ 根 拠
【準備】 ①必要物品：水銀血圧計，聴診器，消毒綿，記録	水銀コックを開き水銀が0レベルにあることを確認する 図2-2-8　コック周辺の図
②器具の準備 ・水銀柱の水銀が0mmHgにある（水銀量の確認） ・ゴムに破損がない ・マンシェットの幅が適している ・聴診器の膜面を消毒綿で消毒する	・コックを開き，水銀が0の目盛りのところにあることを確認する ・200mmHgまで加圧を行い数秒その状態が維持されることを確認する。すぐ下がった場合，ゴムの破損を疑う。同時に水銀の分離がないことを確認する ・成人の上腕の場合，12-14cm ・病人ごとに消毒する
③病人の準備 ・説明と協力を得る ・安静であるかを確認する ・いつもの血圧測定時の体位と部位であるか ・マンシェットが巻けるかどうかを確認する	 ・血圧に影響を与える運動・食事・入浴・精神的興奮時は避け，少なくとも10分間は安静にしてもらう。環境にも配慮する ・測定する上肢に，点滴や上肢の手術直後，麻痺，浮腫，シャント造設，乳房切除術後などがないか確認する
【測定の実際（触診法）】 ①上腕動脈の確認する ②マンシェットを上腕に巻く ・ゴム嚢の中央が上腕動脈の上にくるように巻く ・肘関節から2〜3cm上に巻く ・指が2本くらい入るきつさで巻く ・マンシェットを巻いた上腕と心臓の高さが同じになるようにする	・病人の肘関節を下から持って進展させ，肘中央よりやや内側にある動脈の拍動を確認する ・マンシェットは直接皮膚の上に巻く，そのため袖は肩口まで上げておく。厚い服を着ている場合は袖だけ脱いでもらうとよい ・ゴム嚢の中央にくるように巻くのは，動脈に均等に圧をかけるためである ・肘関節から2〜3cm上に巻くのは，聴診器をマンシェット内に入れ込まないためである ・マンシェットは，緩く巻きすぎると圧迫する面積が小さくなり十分圧迫ができないため，血圧は高くなる。きつく巻きすぎると，うっ血により血管音が聴取しにくくなり，最高（収縮期）血圧は低くなりやすい ・心臓より下にすると静水圧により血圧は高くなり，上にすると低くなる
	①ゴム嚢（加圧部）の中心に上腕動脈がくるようマンシェットを上腕に巻く

③利き手に送気球を持ち，利き手でない手指で橈骨動脈に触れる ④送気球のねじを締め，動脈拍動を確認しながら素早く加圧する ⑤拍動が触れなくなったらさらに少し加圧して，送気球ねじをゆるめる。そして，1拍（1秒）に2mmHgずつ減圧していく ⑥減圧の途中で再び橈骨動脈が触れたところが「収縮期血圧」である ⑦拍動確認後は送気球ねじを全開にして排気する ⑧すぐに聴診法をする場合は，マンシェット内の空気を完全に抜いて開始する	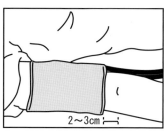 ②マンシェットの下端と肘窩との間は2〜3cm空ける 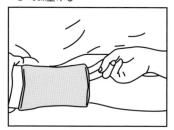 ③指が2本入る程度のきつさに巻く　上腕動脈の上に聴診器のチェストピース膜面をあてがう **図2-2-9　マンシェットの巻き方** ［出典：『新体系看護学全書11　基礎看護学②基礎看護技術Ⅰ』深井喜代子，深井喜代子編，メヂカルフレンド社，p.91, 2007（図2-2-8とも）］ ・目の高さは水銀柱と同じにして測定値を読む ・触診法では収縮期血圧しか測定できない ・続けて測定する場合は，1分間はあけて測定する
【測定の実際（聴診法）】 ①マンシェットの巻き方は触診法に準ずる ②聴診器の膜面を肘関節の上腕動脈の上に密着させ，上から軽く押さえて固定する ③利き手に送気球をもち，触診法の値より20mmHgほど上まで加圧する ④送気球ねじをゆるめて，1拍（1秒）に2mmHgずつ減圧していく ⑤コロトコフ音（血管音）の聞こえ初めと消失した点の値を読む ⑥血管音の消失を確認したら，送気球ねじを全開にして排気する ⑦マンシェットを取り外し，上腕部の皮膚を観察し，衣服や寝衣を整える	・聞こえ始め（スワンの第1点）は収縮期血圧，消失（スワンの第5点）は拡張期血圧を示す
【片付け】 ①水銀を水銀槽内に収納しコックを閉める。 ②測定時の観察も合わせて記録する	・血圧計本体を水銀槽側に少し傾け，コックを閉じる ・マンシェットの中に送気球とゴム管を入れて巻きこみ本体に収納する ・触診法のみ測定した場合は〇〇mmHg /触　と記録する。聴診法の場合，収縮期，拡張期血圧の順に〇〇/△△mmHgと記録する。また，測定時間や測定部位，体位，随伴症状の有無などを明記する

第2章 病人の観察

表2-2-10 体温への影響因子

食事，入浴	一時的に体温は上昇する
運　　動	骨格筋運動で熱産生が行われ，体温は上昇する
精神的興奮	交感神経の刺激によりアドレナリンが分泌され，体温は上昇する
日 内 変 動	体温の日内変動1℃以内であれば正常範囲である 身体活動の活発な15～18時で最高温となり，睡眠時の2～6時で最低温となる
月 間 変 動	妊娠可能な女性の場合，排卵周期によって高温相と低温相がある

表2-2-11 体温の分類

低温	平熱	微熱	中熱	高熱
36.0℃未満	36.0～37.0℃未満	37.0～38.0℃未満	38.0～39.0℃未満	39.0～40.5℃未満

(5) 体温（Body Temperature：略BTまたはT）の観察

① 体温とは

　体温とは，本来，心臓から拍出された直後の大動脈血液の温度であり，環境の影響を受けない身体深部の体温をさす。これを核心温度という。しかし，身体深部の体温測定は容易ではないため，一般的には動脈の走行に近く，密閉に近い状態で測定可能である温度を体温としている。主な測定部位には，腋窩，口腔内，直腸内，鼓膜がある。

　人間の身体は，体内の熱（体熱）の産生と放散のバランスを一定に保つことで体温の恒常性が保たれている。この体熱平衡は，間脳の視床下部にある体温調節中枢によってコントロールされ，体内臓器機能を一定に保つ大切な役割を持っている。まず，体熱の産生は主に基礎代謝によって維持され，成年男子の場合，体表面積1m^{2}当たり約30～40kcal/時の熱が産生される。安静時は肝臓が約20～30%，全骨格筋が約25%，脳が15%を受け持つ。また，体熱の放散には，放射や伝導・対流，蒸発などにより行われる。しかし，極度の寒冷/高温環境や病原体の侵入，内分泌障害などで体温調節中枢が障害されると，恒常性が崩れて体温は変動する。

② 正常な体温

　成人の正常体温は36.0℃～37.0℃未満であるが，年齢によって変化する。乳幼児では筋肉の未発達や皮下脂肪が少ないため外気の影響を受けやすく，年齢が低いほど高く調節されている。反対に，高齢者では基礎代謝の低下や血流量の減少により低くなる傾向がある。

　体温を変動させる生理的影響因子は，食事，入浴，運動，精神活動のほか，生体リズムによる日内および月間変動などがある。また，測定部位により温度差があり，通常よく用いられる3か所では，直腸温＞口腔温＞腋窩温の順で，直腸温と口腔温では0.5℃，口腔温と腋窩温では0.3℃の差があるといわれている。

　また体温は，温度分布により表2-2-11のように表現される。

③ 異常な体温

　体温が一日の正常変動（1℃以内）以上に上昇した状態を発熱といい，刺激により体温調節中枢のセットポイントが高温相に移動することで起こる。発熱の原因は，脳への機械的刺激（脳出血，骨折など）や発熱物質による化学的刺激，自律神経の異常など精神的刺激などによる。他に，体温中枢は正常でも高温環境下など熱の放散と産生のバランスが崩れるために起こる熱中症などもある。一方，35℃以下の状態を低体温といい，熱産生の極度の低下や，放散の過度の増加により体温が低下する。いずれの場合でも，過度になると臓器の生理機能の障害を引き起こす。

　発熱時には，体温上昇期から維持期，そして体温下降期において特有の症状を示す（図2-2-12）。身体は体温中枢からの刺激で体熱の産生亢進と放散減少を行い体温上昇に努めている（体温上昇期）。その時に起こる身体反応を悪寒戦慄という。体温中枢のセットポイントに達すると発熱状態が維持されるが，体温上昇の原因が消失すると解熱が起こり正常体温へと戻る。このような体温の変化を熱型というが，この熱型と解熱の型には，疾患によって特有の型を示すことがある（図2-2-13）。そこで，発熱から解熱までの症状を観察を行うことが重要である。

表2-2-12　発熱と随伴症状

体温変化	随伴症状
①体温上昇期（発熱）	悪寒戦慄（末梢血管収縮，立毛，ふるえなど）
②発熱状態の維持期	①循環状態の変化（心拍数増加，心悸亢進，血圧低下など） ②呼吸数増加 ③神経症状（頭痛，めまい，嘔吐など） ④代謝の亢進（発汗，倦怠感，顔面紅潮など） ⑤消化機能低下（食欲不振，悪心・嘔吐，下痢，便秘など） ⑥脱水（尿量減少，皮膚乾燥，口渇など） ⑦関節痛や筋肉痛 ⑧白血球の増加，減少など
③体温下降期（解熱）	倦怠感や皮膚血管拡張，発汗の増加など

第2章 病人の観察

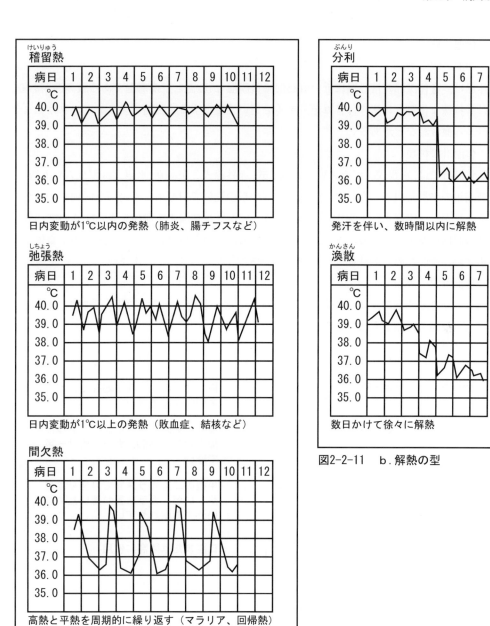

図2-2-10　a．熱型

図2-2-11　b．解熱の型

「深井喜代子：ヘルスアセスメント，基礎看護学テキスト（深井喜代子，前田ひとみ編），p.109, 2006, 南江堂」より許諾を得て転載．

④ 体温の観察方法

A．体温の測定方法

体温は，身体深部の核心温に近い直腸温や鼓膜温・口腔温と，皮膚温である腋窩温がある。他にも特殊な体温センサー付きカテーテルを用いて測定する膀胱温やスワンガンツカテーテルによる血液温などがある。

B．体温計の種類

体温計には，水銀式（ガラス式）と電子式，赤外線式とがあり，水銀式はガラスの構造上，腋窩用の平型と口腔・直腸用の棒状（先端の形の違いで口腔用と直腸用を区別する）がある。ほかに，実測式と予測式の違いがあり，実測式は体温の実測値を表示するので10分程度の時間を要する。一方，予測式は，数秒間の計測値からコンピューターその予測値を表示する。そのため，30秒程度で測定可能である。

C．体温測定の実際

病人の状態から適応する測定部位を選択することが必要である。以下，腋窩温，口腔温，直腸温，鼓膜温の測定方法を説明する。

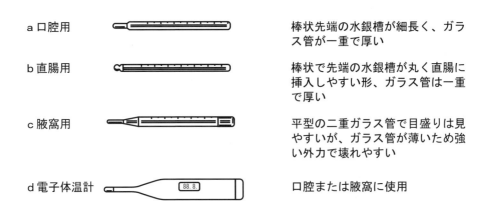

図2-2-12　体温計の種類と用途

体温の観察手順

看　護　手　順	留　意　点　・　根　拠
〈腋窩温測定法〉 【必要物品】 ・腋窩用体温計（水銀式または電子式），消毒綿	図 2-2-13　腋窩検温
【準備】 ・体温に影響を与える因子を取り除き安静にする ・大量の発汗はタオルで軽く押さえ拭きする ・しばらく腋窩は閉じておく ・水銀式の場合，水銀が35℃以下に下がっていることを確認する	・冷罨法をしている場合は，冷やしていない側で測定する ・麻痺がある場合は健側で測定する ・側臥位の場合は，上側の腋窩で測定する
【測定の実際】 ①体温計の先端部を腋窩中央最深部に当たるように挿入する ②上腕を体幹に密着させ，前腕は前胸部に置いて腋窩を密閉させる ③測定時間を守り測定する 【片付け】 ・水銀式は消毒液につけて消毒する ・電子式の場合は先端を消毒綿で消毒し，専用ケース内に収納する	・腋窩最深部には上腕動脈が走行している ・挿入角度は，前下方から約30～45°上向きに挿入 ・やせている場合は，看護師が上腕を外側から押さえて密着させる ・乳幼児や安静が守れない人には適さない ・水銀式の場合では，測定時間は10分間
〈口腔温測定法〉 【必要物品】 ・口腔用体温計（水銀式または電子式），消毒綿 【準備】 ・長時間の会話や食事直後などは避ける ・呼吸状態に注意する ・水銀式の場合，水銀が35℃以下に下がっていることを確認する	・測定中は口呼吸ができないため，鼻閉や呼吸困難のある病人，安静が保てない病人，意識障害のある病人は避ける 図 2-2-14　口腔検温
【測定の実際】 ①体温計の先端を舌の下，舌小帯の左右どちらかに30～40°の角度で挿入する ②舌で体温計を覆い，口唇で固定する	・病人に危険防止のため，歯で体温計を噛まないよう指導する

③測定時間を守り測定する 【片付け】 ・腋窩温に準ずる	・水銀式の場合，測定時間は5分間
〈直腸温測定法〉 【必要物品】 ・直腸用体温計（水銀式），潤滑油，手袋，ティッシュペーパー，消毒液 【準備】 ・病人に側臥位もしくはシムス位にする ・消化器症状に注意する ・水銀式の場合，水銀が35℃以下に下がっていることを確認する 【測定の実際】 ①手袋を装着し，体温計の先端約2 cmに潤滑油（ワセリンなど）をつける ②体位をとる ③成人の場合，体温計の先端を肛門から5～6 cm，乳幼児の場合2.5～3 cmまでゆっくり挿入する ④挿入後は肛門をティッシュペーパーで押さえておく ⑤口呼吸を指導する ⑥測定時間を守り測定する 【片付け】 ・使用後は排泄物が付いているので消毒は厳重に行う	・腹圧のかからない体位とする ・消化器疾患（直腸や肛門），下痢や宿便のある病人，意識障害のある病人は避ける ・乳幼児の場合，途中で動くと危険なので，必ず付き添う ・プライバシーに配慮する ・挿入が深くなると直腸穿孔の危険がある，そのため体温計を把持しておく ・腹圧がかかると体温計が飛び出る可能性があるまた，刺激で便が出ることがある ・水銀式の場合，測定時間は3分間
〈鼓膜温測定法〉 【必要物品】 ・耳式体温計，消毒綿 【測定の実際】 ①耳介をやや外側に引っ張り，外耳道をまっすぐにする ②耳式体温計を外耳孔からまっすぐに挿入し，測定ボタンを押す ③測定時間は数秒 ④測定後は体温計の先端を消毒，もしくはカバーを交換する	・動きの激しい乳幼児ややせている病人，安静が保持できない病人に適する ・外耳道をまっすぐにしていないと鼓膜まで赤外線が届かないため正しい測定値が得られない

(6) 意識の観察

① 意識とは

　健康障害により，呼吸や体温，血圧の変化するのと同じように，意識状態も変化することがある。この意識状態のことを意識レベルというが，これは一過性に変化したり，次第に意識消失し緊急処置を要する場合もある。したがって，他のバイタルサインと合わせて観察することが重要である。

② 意識状態の観察

　開眼状態（刺激で開眼など），質問への返答状況（つじつまの合った会話，名前や場所，時間，日時の認識など），四肢運動の状況（指示に従えるか，不随運動の有無）などをみる。意識状態の評価は，ジャパン・コーマ・スケール（Japan Coma Scale：JCS）やグラスゴー・コーマ・スケール（Glasgow Coma Scale：GCS）が用いられることが多い。

JCSは，3－3－9度方式ともいい，桁数が増え数字が大きくなるほど重症であることを示す。例えば，「Ⅰ覚醒している」状態は1桁で表現される。さらに，その状態により1点：清明とは言えない，2点：見当識障害あり，3点：名前，生年月日が言えない，と3つに分類される。数字が大きくなるほど重症である。

　GCSは，JCSとは逆に数字が小さくなるほど重症であることを示す。GCSでは，「Ⅰ運動反応（best motor response：M）」「Ⅱ言語反応（verbal response：V）」「Ⅲ開眼（Eye opening：E）」の3項目でそれぞれの点数を評価する。経時的にみるとどの項目で変化をしているのかがわかりやすい。正常者は15点，深昏睡は3点であり，一般に8点以下を重症者として扱うことが多い。

表2-2-13　ジャパン・コーマ・スケール

Ⅰ覚醒している（1桁）	Ⅱ刺激すると覚醒する（2桁）	Ⅲ刺激しても覚醒しない（3桁）
1：清明とは言えない	10：普通の呼びかけで容易に開眼する	100：はらいのける動作をする
2：見当識障害あり	20：大きな声，または体を揺さぶることにより開眼する	200：手足を少し動かしたり顔をしかめる（除脳硬直を含む）
3：名前，生年月日が言えない	30：痛み刺激でかろうじて開眼する	300：全く動かない

表2-2-14　グラスゴー・コーマ・スケール

Ⅰ運動反応：M	Ⅱ言語反応：V	Ⅲ開眼：E
6：命令に従う	5：見当識の保たれた会話	4：自発的に開眼する
5：合目的的な運動	4：会話に混乱がある	3：呼びかけで開眼する
4：逃避反応としての運動	3：混乱した会話のみ	2：痛み刺激を与えると開眼する
3：異常な屈曲反応	2：理解不能な音声のみ	1：開眼しない
2：伸展反応	1：なし	
1：全く動かない		

2）身体機能別による観察の方法

　前述したバイタルサインは生命維持状態を観察するものであるが，同時に呼吸器・循環器系を反映する観察項目でもある。そこで，その他の全身的な身体反応，症状などを身体機能別な観察について以下に示す。

(1) 栄養状態の観察

- 皮膚，爪，毛髪，口腔粘膜，歯の状態
- 身長，体重，BMI，皮脂厚，頭囲，胸囲，腹囲
- 生化学検査データ（血清総タンパク，血清アルブミン，中性脂肪，ヘマトクリット，ヘモグロビン，総鉄結合能，尿中尿素窒素，尿中クレアチニンなど）。
- 毎日の食事量や水分摂取量，嗜好

(2) **排泄状態の観察**
 ・尿・便の量と回数，色，性状，PH，比重，排泄時痛の有無，排尿・排便障害の有無
 ・水分摂取量と排泄量のバランス
 ・腸音，腹部の観察
 ・生化学検査データ（尿素窒素，BUN，クレアチニンクレアランスなど）

(3) **活動/休息状態の観察**
 ・表情，倦怠感，意欲，理解力など
 ・一日の活動量と気分転換や息抜き法
 ・睡眠時間と質（熟睡感，夜間覚醒，睡眠パターン，昼間の睡眠状態）

(4) **知覚/認知の観察**
 ・皮膚覚（触覚，痛覚，温覚，深部覚など）や身体の位置覚，しびれ，麻痺
 ・視力や聴力，味覚について
 ・見当識（日時や場所，人など）や物の名前・用途の理解，記憶，理解度，集中力など

(5) **脳神経系の観察**
 ・瞳孔径や対光反射，眼位，眼球運動
 ・顔面麻痺や四肢運動
 ・構音障害，嚥下障害

(6) **筋・骨格系の観察**
 ・姿勢，筋力，骨格・筋肉量の左右対称性
 ・関節可動域
 ・ADL（日常生活動作）への障害の程度

❖4．心理社会面の観察

　人間の精神機能は常に変化をしているが，多くの場合一定の幅で均衡を保つことで社会的な機能を果たすことができている。しかし，疾患や治療による身体の変化や家族役割の変化などにより，病人は精神・心理面大きな変化を来たす場合がある。そのため身体的観察とともに心理社会的変化を捉える観察も重要となる。

　精神状態とは，その人の情緒的・認知的機能をさし，行動的側面と認知的側面から構成されている。行動的側面には外見（身だしなみや衛生，髪型など）や行動（活動状況，話し方など）表情，声の様子など），気分（不安定さ，抑うつなど）があり，認知的側面には，思考過程と内容，言語（理解や流暢さなど），認識（見当識，記憶，注意力，集中力など）洞察や判断などが含まれる。

　精神状態の観察では，問診のほかに病人の入院生活における生活行動，医療者への対応の様子などを観察するとともに，家族や友人からの情報も参考にする必要がある。そして，変化や異常を捉えた時にはその場の状況や言動，表情などを記録しておく。

引用参考文献

1) 『看護必携シリーズ 看護の基礎技術I』小玉香津子,学研,pp15-17,2006
2) 『看護生理学テキスト』深井喜代子,福田博之編,南江堂,2000
3) 『基礎看護技術』香春知永,斉藤やよい編,南江堂,pp99-119,2009
4) 『基礎看護学テキスト』深井喜代子,前田ひとみ編,南江堂,pp91-140,2006
5) 『フィジカルアセスメントガイドブック』山内豊明,医学書院,2005
6) 『成人・高齢者看護のためのヘルスアセスメント』稲葉佳江編著,メヂカルフレンド社,2004
7) 『新体系看護学全書11基礎看護学2基礎看護技術I』深井喜代子編,メヂカルフレンド社,pp94-122,2010

第3章 感　染　防　止

❖1．感染防止の基礎知識

　今日の医療現場では，医療技術の高度化・複雑化，老齢者の増加などに伴う易感染患者の増加が大きな問題となっている。また，最近では抗生物質の乱用による薬剤耐性を示す菌の出現や新興感染症，そしてまだ確認されていない未知の微生物の存在などがあり，これらの感染から病人および家族，医療従事者を守る感染防止の技術が重要となっている。

1）感染（infection）とは

　感染とは，細菌やウィルスなどの微生物が生体の体表面や体内，あるいは組織内に定着して増殖することである。そして，感染の後に生体に定着した微生物が局所的あるいは全身的に反応が引き起こされた状態を感染症というが，このとき生体は何らかの炎症症状（疼痛，発熱，発赤，腫脹など）を示すことが多い。また，感染をすると必ずしも病的状態を示すわけではなく，生体側の感受性や防御能と病原微生物（細菌やウィルスなどの微生物のうち，ヒトに感染症を引き起こす微生物こと：病原体）の繁殖力や毒素などが関与する。
　感染の成立には，①病原体，②病原体を保有する宿主（感染源），③病原体の排出（咳，排泄物など），④感染経路（空気，飛沫，接触など），⑤病原体の侵入（口，皮膚，気道，粘膜など），⑥感染しやすい宿主（易感染患者など）の連鎖で引き起こされる。そのため，感染防止にはその連鎖を断ち切ることが重要となる。

2）感染防止の目的と原則

　感染防止の目的は，感染経路を知り適切に感染経路の遮断（滅菌，消毒，手洗い，隔離，無菌操作など）をして，感染が成立しないようにすることである。

❖2．感染防止対策の基本的考え方

1）スタンダード・プリコーション（標準予防策）における具体的対策

　スタンダード・プリコーション（標準予防策）は，医療従事者への感染防止と病人を交差感染から守ることを目的とし，感染の有無に関わらず，すべての病人の①血液，②体液，分泌物（汗を除く），排泄物，③傷のある皮膚，④粘膜，は感染性があるものとして取り扱うことを基

本とする考えである。そのため，前述の①〜④を取り扱う可能性がある処置や看護ケアに対して適応される。

このような感染防止対策の基本的考えは，1996年米国疾病予防管理センター（Centers for Disease control and Prevention：CDC）が発表した「病院における隔離予防策のためのガイドライン」に基づく。この中で，感染性微生物の伝播を予防するために2段階の予防策を提唱している。この2段階とは，前述したすべての病人に適応する「スタンダード・プリコーション（標準予防策）」であり，さらに標準予防策だけでは病原体の感染経路を完全に遮断できない場合に「感染経路別予防策（Transmission-Based Precaution）」を行うというものである。しかし，多剤耐性菌（MRSAやVREなど）の増加や新興感染症（SARSなど）の出現などから見直しが行われ，2006年「医療環境における多剤耐性菌の管理」，2007年には「医療現場における感染性微生物の伝播の予防：新隔離予防策ガイドライン」が発表された。新しいガイドラインでは，「呼吸器衛生/咳エチケット」「安全な注射手技」「腰椎処置（脊髄造影や硬膜外麻酔など）における外科的マスクの装着」など病人を守ることを焦点とした項目が追加されたが，標準予防策の基本方針に変更はない。

表2-3-1 新しく追加された標準予防策
（隔離予防策のためのガイドライン：医療現場における感染性微生物の伝播の予防，2007）

1）呼吸器衛生/咳エチケット	医療現場における最初の時点で開始する ①医療施設スタッフ，患者，面会者を教育する ②患者，同伴家族，友人の教育に，適切な言語を用いたポスターを使用する ③感染源の防御策を行う（咳やくしゃみをするときには口や鼻を覆う，ティッシュを用い使い捨てる，マスクを使用する） ④呼吸器分泌物に触れた後は，手指衛生を実施する ⑤他の人から空間的距離をおく（少なくとも1m）
2）安全な注射手技	①滅菌された注射器具の汚染を防ぐために，無菌操作を適応する ②鉢やカニューレを交換しても，1本の注射器から複数の患者に薬剤を投与しない ③針・カニューレ・注射器は単回使用であり，他の患者に再使用しない
3）腰椎処置における外科用マスクの装着	腰椎処置（脊髄造影，腰椎穿刺，脊髄麻酔および硬膜外麻酔，髄腔内化学療法など）実施時には，サージカルマスクを装着する

以下，医療現場における感染防止の基本的対策となる手指衛生，個人防護用具について述べる。

(1) 手指衛生

手指衛生は標準予防策の基本であり，感染防止における最も重要な方法である。手指衛生は目的に応じて以下の3つに分類される。

① 日常的手洗い

トイレ後や食事前など汚れや一過性の微生物除去の目的で行われ，流水や普通の石けんに

よる日常の手洗いである。
② 衛生的手洗い
　医療現場において処置やケアの前後に用いられる手洗い法である。一過性微生物や常在菌の除去や殺菌を目的としているため，消毒薬含有石けんを用いて15〜30秒間手洗いする。重要なことは，洗い残しがないことはもちろんであるが，流水による十分なすすぎと，手洗い後はペーパータオルなどで手指をよく乾燥させることである。ほかに，擦式消毒用アルコールを用いて手指消毒をする方法もある。
③ 手術時手洗い
　手術前など，手指の微生物の除去・殺菌により常在菌を著しく減少させ，さらに抑制効果を持続させるための手洗いで，最も衛生水準が高い。

(2) **個人防護用具**

　個人防護用具は，血液や体液などに含まれる病原体から皮膚や眼・鼻・口の粘膜，着衣を保護するものである。防護用具は1回限りの使用が基本で，正しい装着法と周囲への汚染を拡大させない取り外し方および破棄方法の遵守が重要である。処置やケアなどにより血液や体液などの跳ね返りの恐れがある場合，防護用具の手袋やマスク，ゴーグル，ガウンなどの装着により感染を予防することをガウンテクニックという。
① 手袋
　手袋は，医療従事者の手指の汚染を防ぐため，血液や体液に触れる可能性のある場合に必ず装着する。手袋は処置やケア中に破損する場合もあり，終了後には衛生的手洗いを行うことが必要である。手袋を外す時は，外側は汚染されていることを認識し触れないように注意する。
② マスク，ゴーグル（アイシールド，フェイスシールド）
　処置や病人の咳などにより血液や体液が飛び散る恐れのある場合は，医療従事者の眼・鼻・口を保護する目的で着用する。マスクには，サージカルマスクやN-95マスクなどの種類があり，病原体および感染経路別によって使い分ける。
③ ガウン，エプロン，キャップ
　ガウンは，着衣や頭髪に血液や体液などが付着する恐れのある場合に使用する。ガウンなどの外側は汚染されているとみなし，脱ぐ時には外側には触れないように注意をする。

ガウンテクニック時の手順

処置前（装着の順）	処置後（はずし方）
①衛生的手洗いをする ②ガウン（エプロン），キャップを着用する ③マスク，ゴーグルを装着する ④手指を消毒する（擦式） ⑤手袋を装着する	①ガウン（エプロン）をはずす ②手袋をはずす ③手指を消毒する（擦式） ④キャップ，マスク，ゴーグルをはずす ⑤マスクをはずす ⑥手指を消毒する（擦式） ⑦手洗いをする

第3章 感染防止

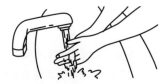
①手全体をぬらす

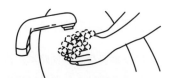
②石けんあるいは消毒液をつけ、手のひらをよく擦る

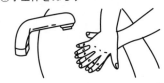
③手のひらでもう片方の手の甲を擦る

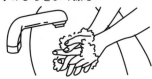
④手のひら同士を合わせ、指を交差して擦る

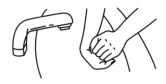
⑤指を手のひらに組み入れて洗う

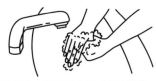
⑥母指をもう片方の手で包み擦る

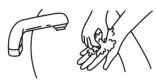
⑦指先、爪をもう片方の手のひらで擦る 爪は立てたほうがよい

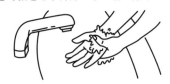
⑧手首までていねいに擦る

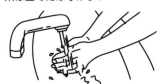
⑨流水ですすぐ

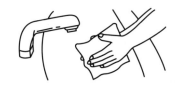
⑩ペーパータオルで拭いて、よく乾燥させる

図2-3-1　効果的な手洗い方法

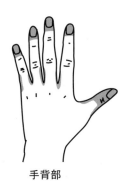

手背部　　　　　　　手掌部

図2-3-2　洗い残しが多い部位

［出典：『新体系看護学全書11　基礎看護学②基礎看護技術Ⅰ』新見明子，深井喜代子編，メヂカルフレンド社，p.242，2010］

125

2）感染経路別予防策における具体的対策

　医療現場における重要な感染経路は，接触感染，飛沫感染，空気感染である。これらの感染経路は標準予防策のみでは十分とはいえず，感染経路別に必要な対策を講じる必要がある。感染経路別対策では，①接触予防策，②飛沫予防策，③空気予防策，としてより効果的な感染対策を提示している。

(1) 接触予防策
　接触感染は，病人との直接接触あるいは病人に使用した物品や環境表面との間接接触によって成立する。接触予防策はこのような経路で感染の恐れのある病原体に感染，もしくは感染の可能性がある病人に対して実施する。

(2) 飛沫予防策
　飛沫感染は，飛沫粒子（径5μm以上）に含まれる病原体に直接または間接的に粘膜（口腔，気道など）に侵入し増殖することで成立する。病人の咳やくしゃみで飛散する飛沫粒子は空気より重いため拡散範囲は1m程度で，その範囲に入る場合の予防策を示している。

(3) 空気予防策
　空気感染は，飛沫粒子に含まれる水分が蒸発し，病原体を含む飛沫核（径5μm以下）となって空気中を長時間浮遊するうち，呼吸によって気道に吸入されることで成立する。空気の流れで散布するため，空気の流れの遮断と飛沫核吸入防止が必要である。

3）感染源対策

　医療現場では多くの医療機器や材料が使われているが，これらが感染源にならないように適切に取り扱うことが必要である。

(1) 洗浄・消毒・滅菌
　洗浄とは，眼に見える付着した汚れや血液，体液などを流水や洗浄液で除去することで，この処理は消毒や滅菌を行う際にも必要不可欠である。消毒とは，病原微生物を殺滅することで，方法としては熱や消毒液などがあげられる。滅菌とは，すべての微生物を除去することで最高水準の無菌化である。一般的な滅菌法は，高圧蒸気滅菌法，酸化エチレンガス（EOG）滅菌法，過酸化水素低温プラズマ滅菌法などがある。その器材の材質や使用方法を考慮して洗浄や消毒，滅菌法を選択する。

表 2-3-2　医療器材の目的別処理方法

医療器材	用途	方法	処置
クリティカル器材	組織や血管に直接挿入するもの	滅菌	手術器材，血管内留置カテーテル，注射針など
セミクリティカル器材	粘膜や健常でない皮膚に接するもの	消毒	人工呼吸器器材，内視鏡など
ノンクリティカル器材	健常な皮膚に接するもの	洗浄	便・尿器，血圧計，聴診器など

(2) **無菌操作**

　無菌操作とは，病人の体内に病原体の侵入を防ぐため滅菌された医療器材・材料を無菌的に取り扱う技術である。滅菌物を取り扱う際にはまず衛生的手洗いを行い，滅菌物の使用前には滅菌の有効期限はよいか，包装袋の破損や水濡れがないか，インジケータの変色（滅菌済みの証）はあるか，などを確認する。

(3) **隔離**

　感染防止における隔離とは，感染症を有する病人を一定期間他の人から引き離して個室管理することで，他の病人への伝播を防止することができる。隔離病室は，空調コントロール（陰/陽圧調節）が可能で，専用の医療器材や物品を準備することが必要である。

❖3．感染性廃棄物の取り扱い

　医療機関から排出されるごみを医療廃棄物というが，その中でも病人の血液・体液など感染の可能性がある病原体が付着したもの，もしくはその可能性がある廃棄物を特に感染性廃棄物という。これは，一般の廃棄物とは厳重に分別する必要があり，関係者が感染性廃棄物だと識別できるように「バイオハザードマーク」等を表示することが決められている。その表示は色によって廃棄物の種類が判別できるようになっている。

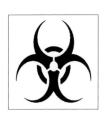

赤色：液状・泥状のもの
橙色：固形状のもの
黄色：鋭利なもの

図 2-3-3　バイオハザードマーク

引用参考文献

1）『新体系看護学全書11基礎看護学②基礎看護技術Ⅰ』深井喜代子編, メヂカルフレンド社, pp230-253, 2010
2）『いまさら聞けない感染対策の常識完全版』藤田烈編著, MCメディカ出版, pp297-303, 2007
3）『CDC「新隔離予防策ガイドライン」の重要ポイント11』矢野邦夫, メディカ出版, INFECTION CONTROL, 16(10), pp896-901, 2007
4）『感染対策マニュアル』吉田美智子, 藤井基博著, 大野義一朗監修, 医学書院, 2007
5）『標準予防策実践マニュアル これからはじめる感染予防策』ICHG研究会編, 南江堂, 2005

第4章 環境の調整

　近年，さまざまな研究がすすみ，『環境』は大なり小なり人間の心身に影響を及ぼすことが明らかになってきた。これは看護場面においても同様である。ナイチンゲールは150年以上も前にすでにこのことに着目しており，自書『看護覚え書』に，人間の健康は空気・光線や病人の密集など周囲の環境に影響を受け，好ましい環境は病人の自然治癒力を高めることを説いた。入院患者は，一日のほぼ大半を病室あるいはベッド上で過ごす。病人にとって病院・病室は治療・療養の場であり生活の場でもある。この環境が整っているか否かにより，病人の状態は変化する。安全・清潔で好ましい環境が整っていると病人も落ち着いて療養生活を送ることができる。さらに整った環境で療養することで，病人の闘病意欲が高まる。したがって，病院・病室・病床はそれぞれ望ましい環境に調整する必要がある。すなわち，安全に配慮し，清潔で，病人が安楽・快適に生活することができるよう整えることが重要である。さらに，病床は病人の個別性に合わせて調整する必要がある。

　ここでは，主として入院患者の病床環境について述べる。

1．病室内環境

　一般病室には個室と多床室（大部屋）とがあり，その広さは個室6.3m^{2}以上，多床室は一人あたり4.3m^{2}以上と定められている（療養病床では6.4m^2/人以上）。また多床室では，感染防止，診療・看護に必要な作業スペース，心理的に落ち着く距離などを考慮してベッド間隔を空けることが必要である。さらに，スクリーン・カーテン・病室構造などにより，病人のプライバシーを守るよう工夫してある。看護者は，常に病床環境を適切に保つよう観察・調整する必要がある。

1）気温・湿度の調整

　温度・湿度は，基準を理解したうえで病人の状態に合わせて調整する必要がある。病室の温度・湿度は夏22±2℃・45〜65％，冬19±2℃・40〜50％程度が望ましい。温度・湿度の測定は病人のベッドの高さで行う。近年の病室は冷暖房が完備されているため，比較的簡単に温度調節が可能である。しかし，同じ温度であっても湿度によって体感温度は変化し，湿度が低い室内では涼しく（寒く）感じる。逆に湿度が高いと温かく（暑く）感じる。そのため，温度だけを調整するのではなく，湿度を考慮して調整することが望ましい。また，体性感覚には個人差があるため，病人の好みにそって調節するようにこころがける。多床室の場合は個人個人の好みに合わせることは難しいので，寝具や衣類，ベッド配置を工夫することで調整するとよい。

その他に，気温差や気流にも注意を要する。急激な温度変化は血圧変動など病人の体調不良を誘発するので，冷やし過ぎや暖め過ぎに注意し病室外との気温差を少なくする。気温差のある場所へ病人を移送するときには，衣類や掛け物で調節することが望ましい。また窓を開放する場合や冷暖房を使用する際は，風が直接病人の身体に当たらないよう配慮する。

2）空気の調整

　病人が快適に病室で過ごすためには，病室の空気を清浄に保つ必要がある。病人はひとつの病室で食事し処置を受け，ひいてはベッド上で排泄や洗髪まで行う場合もあり，病室はさまざまな臭気が入り混じりがちである。これらは病人にとっても周囲にとっても心地よいものではない。

　臭気を排除するには，原因物質を除去することが第一選択である。排泄物や食事後の食膳やごみなど，病室から持ち出すことが可能なものが原因である場合には，早急に処理する。さらに原因物質を残さないように清掃をし，その後，臭い成分を拡散・放出するため換気を行う。また，体臭や浸出液などのように除去することができない場合や原因が特定できない場合には，消臭剤や脱臭剤を使用して臭気を分解・吸着させるとよい。それでも効果がない場合には芳香剤を用いて臭気をマスキングする方法もある。しかし，香りの好みには個人差があるうえ，治療や体調によって香りに敏感になっている病人もいるので，芳香剤の選択・使用には注意を要する。換気扇や空気清浄機の設備がある場合にはこれを利用することもよいが，そのような設備がない場合は，原則として1時間に1回1分程度の換気をすることが望ましい。

3）採光・照明の調整

　適度な明るさや光は病人に安心感と安全を与える。また明るさの変化は生体リズムに影響を及ぼすので，活動と休息をバランスよくするためにも適切に明るさを調整する必要がある。病院内の施設はその用途によって明るさの基準が定められており，治療・看護で細かい作業を行う場所ほど明るさを確保する必要がある（表2-4-1）。逆に休息や安静を目的とする場所では，ある程度明るさを抑えた環境を必要とする。昼間の病室は100〜200ルクス程度が望ましい。これは一般的な家庭の居室と同等レベルで，くつろぎや食事などに適した明るさである。夜間は照度をおとして病人が落ち着いて休息できるようにする。病人がトイレに起きたり看護師が巡回したりするので，足元が見える程度の明るさがあると安全である。

　病室に明るさを取り入れ調整する方法には採光と人工照明がある。採光は太陽光を室内にとり入れることであるが，この明るさは窓の大きさ・位置・素材，建物の構造，周囲の建築物などに影響を受ける。病室の有効採光面積は床面積の1/7以上と規定されている（建築基準法）。採光の度合いを調節するには，カーテンやブラインドの使用，室内の物品配置などに気を配るとよい。人工照明には直接照明と間接照明がある。直接照明は直接光を照らすので効率よく明

るさを得ることができ，経済的である。しかし，病人がベッド上で臥床するときには直接目に光が届くため，眩しさを感じやすいという欠点がある。一方，間接照明は壁や天井などに光を向け，反射光で全体を明るくする効果がある。やわらかで落ち着いた雰囲気を作り出すことができるが，光が拡散・吸収されるため直接照明の明るさに比べると効率が悪く，治療処置や読書には向かない。いずれも一長一短あるので，両方を組み合わせて使用したり用途によって使い分けたりなど，工夫が必要である。病室全体を照らす天井照明，各ベッド付近を柔らかい光で照らす間接照明，処置やケアのときに明るく手元を照らす可動式アームライト，安全な夜間歩行のためのフットライトなど各種の照明を用い，個別に照度を調整することが望ましい。

表2-4-1　照度基準（病院）　JIS Z9110 抜粋

照度（lx）	場　　　所	場　　　所	場　　　所
1500			
1000	手術室(5)		○分娩介助 ○救急処置 ○視診　○注射 ○製剤　○調剤 ○技工　○検査 ○窓口事務
750			
500	診察室・処置室・救急室・ナースステーション・薬局・製剤室・調剤室・事務室		○包帯交換（病室） ○ギプス着脱
300		食道・一般検査室・生理検査室・中央材料室	
200	育児室・記録室・待合室・外来の廊下		○ベッドの読書
150		病室・X線室・物療室・温浴室・滅菌室・薬品倉庫	
100	麻酔室・回復室・霊安室・浴室・洗面所・便所・汚物室・洗たく場・階段		
75		内視鏡検査室(6)・X線透視室(6)・眼科暗室(6)・病棟の廊下	
50	非常階段		
30			
2			
1	深夜の病室・廊下(7)		

　　注　(5)　手術野は手術台上直径30cmの範囲において無影燈により20000lx以上とする
　　　　(6)　0lxまで調光できるものとする
　　　　(7)　足元燈などによる
　　備考　診療所の照度は，病院に準ずるものとする。

4）音の調整

　騒音は入院生活で起こりやすい問題のひとつであり，身体的疲労や心理的不快感を引き起こし，その結果，胃腸障害や不眠を誘発する。一般病室では昼間50デシベル（dB）以下，夜間40デシベル以下の音が望ましいとされている。しかし，特定の音が発生していない空調管理下の室内であっても35デシベル程度の音は発生している。また音は大きさのみでなく，高さ，音色の組み合わせ，長さ，リズムが複雑に絡み合って作り出されている。心理的要因も影響しており，好みでない音や発生源がわからない音や予期しない突発的な音には不快感が起こりやすい。つまり，たとえ小さな音であっても騒音となり得るのである。これを考えると，日常の業務ではなるべく不要な音の発生を避け努めて静かに行動する必要がある。そして，音の発生を避けられない場合には事前に説明を行ったり声をかけたりするなどの配慮をし，病人が騒音を感じる機会を減らすことが大切である。また，入院中の病人が避けることができない音に他の病人の発生させる音がある。音を発生させた人との関係性は騒音問題に深く関与している。話をしたことのない相手や見たことのない相手が発生させる音はとても気になるもので，顔見知りで自分と関係性のよい相手が発生させる音よりも騒音として認識されやすい。そこで，看護者は多床室に新たな病人が入院してきたときには同室者に紹介するなど，病人同士が知り合いになれる機会を作れるよう橋渡しすることも大切である。

5）プライバシーの調整

　最近は個を大切にする風潮や多床室を嫌う傾向があり，個室への入院を望む病人が増えている。しかし，経済的な事情や病院の空室状況，治療上の関係で多床室に入らざるを得ない病人もいる。また，希望して多床室に入った病人でもひとりになりたいときや場合がある。

　多床室ではいつも近くに人が居るため心強さを感じる反面，カーテン1枚でスペースが区切られており，プライバシーが守られにくい。医療者は病人が嫌な思いをしないよう，常にプライバシーに配慮することが大切である。入室の際にはきちんと声をかけることや診察やケアのときには必ずカーテンを使って関係者以外からの視線を遮るのはもちろん，話す内容，音，においなどにも注意をはらう必要がある。例えば込み入ったことやプライベートなことに話が及ぶと予想される場合には，病室ではなくインフォームドコンセント室や相談室などにあらかじめ案内して話をしたり，病室内で排泄を行わざるを得ない場合には消音や換気・消臭を行ったりなど配慮する。一方，個室は多床室よりもプライバシーが保たれているものの，廊下などの公共スペースから扉1枚で区切られているのみである。必ずしも十分とはいえない状態であることを認識して配慮する必要がある。

❖ 2．病床環境

　入院している病人は睡眠，食事，清潔，排泄をすべて同じ病床で行い，ひいては同じベッドで治療を受け，面会者を迎えることもある。一日のほとんどを過ごす病床は，清潔・安全であることはもちろん，快適で便利でありたい。

　病床はベッド，マットレス，枕，寝具，リネン類，ベッド柵，オーバーテーブル，床頭台，椅子などで構成されている。その他点滴スタンドなどを状況によって追加する。病床は定期的に清掃，整備，洗濯・交換を行い，さらに訪室のたびに気を配って整備を行う。以下に病床に適した条件を記す。

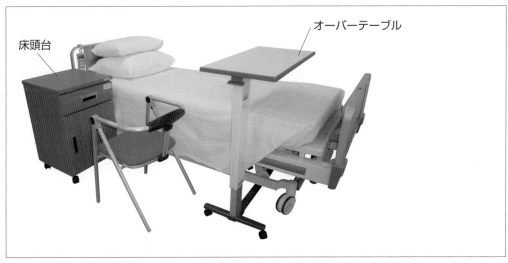

図 2-4-1　病床環境

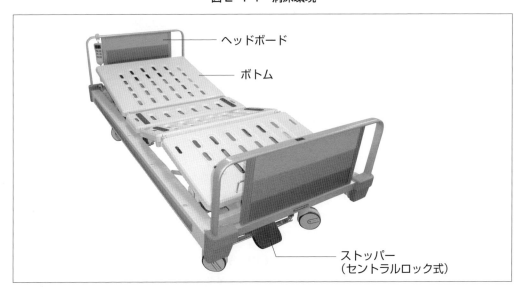

図 2-4-2　一般ベッドの一例（電動ベッド）

1）ベッド

　病人用のベッドの高さは50～70センチメートルが望ましい。離床できる病人には膝より少し高いものが立ち上がりやすく腰掛けやすい。一方，処置やケアのときに医療者が作業しやすいのは腰の高さ程度である。このことから病人のベッドは，病態や状況によって高さ調節できるものが望ましい。また，ベッドの長さ・幅は病人の体格を考慮することが必要で，標準的な成人男子の場合，幅100センチメートル，長さ200センチメートル以上あることが望ましい。しかし，多くの病院では長さ195センチメートル，幅83センチメートルのベッドが使用されているのが現状である。大きさに余裕のあるものは寝返りが容易で快適性が高く，休息に向いている。逆に幅が狭いものは休息には向かないが，治療処置を行いやすいため急性期の病人など多くの医療介入を必要とする場合に適している。

　このほか病人のベッドの条件として，キャスターが付いていて移動が可能なもの，ギャッジアップができるもの，緊急時やケアに備えてヘッドボードやフットボードを外せるものなどが望ましい。

　マットレスはベッドのボトムに載せて使用するが，洗濯が難しいのでカバーをかけて汚染を予防する。病人の体を支持するためには，かたすぎず柔らかすぎない適当な弾力が必要である。殿部など重い部位を支えるクッションはかためのほうが体は沈み込まず，寝返りが容易で疲労しにくい。

2）寝具・リネン類

　寝具は直接体に触れるもので，寝床内の気候を左右し睡眠に大きく影響を及ぼす。枕，掛物，敷物の3つに大別され，病室の気候や病人の好みや状態によって使用物品を適切に選択し，休息に適したベッドを作成する。

(1) シーツ

　シーツは肌に直接触れる部分が多いので，肌触りがよく，吸湿性に優れた素材を使用する。アレルギーや静電気を防止するため，綿素材のものが適している。また，マットレスや毛布は病人の体を覆うことができる十分な大きさが必要で，継ぎ目やしわのないものが望ましい。

(2) 毛布と掛け布団

　掛け布団は，病人の動きを妨げないよう軽くて暖かい素材で薄手のものが望ましい。毛布は温度調節しやすく，使いやすい寝具である。とくに綿素材の毛布は肌触りがよく洗濯が簡便で，アレルギーをもつ病人にも使用しやすい。さらに，カバーやシーツをかけずにそのまま使用できるといった扱いやすさもあり，よく使用されている。ウール素材の毛布はたびたび洗濯することは難しいので，カバーやシーツを使用して汚染を予防する。カバー類はシーツと同様，綿素材が望ましい。

(3) 枕

　枕は高さ，大きさ，かたさ，素材を考慮し，個人の好みに配慮しながら選ぶ必要がある。一般成人の場合，頸椎の角度を考慮すると枕の高さは7～10センチメートル程度が望ましい。また，寝返りしたときに頭が枕から落ちないだけの大きさも必要である。さらにかたすぎると枕に圧迫されて頭部の循環不良により，しびれや痛みが発生する。逆に柔らかすぎると頭部の重みで底付きしてしまうので，適度なかたさが必要である。また，頭部は汗をかきやすい部位なので，枕は通気性のよい素材が適している。枕カバーには綿素材を使用する。

(4) その他

　マットレスパッドはマットレスのかたさを調節する役目があるが，臥床中に体から発生した汗を吸収する役目もあるため，吸湿性の高い素材を使用する。また褥創がある病人やリスクが高い病人用に，褥創予防や改善を図る特殊なマットレスやシーツがある。体圧を分散するマットレスや，自動で圧迫部位を移動させる電気式のエアマット，通気性や放熱性に優れた素材のシーツなど，状態に合わせて選択し使用する。また，失禁や創部からの滲出液，嘔吐や出血等でベッドが汚染される可能性が高い場合は，あらかじめ防水シーツを敷シーツの上に敷いて汚れを防止する。防水シーツはベッド全面に敷くと寝心地が悪くなり通気性も阻害されるので，必要な部分のみに敷く。さらに，不要になった際は早めに取り除くことが大切である。

3) 病床環境の整備

(1) 環境整備（病室内）

　通常は毎朝，一定時間に環境整備を実施する。病室の日常整備は看護師が行う場合と看護師以外の職種の人が行う場合がある。しかし，いずれのときも病人の健康や生活を見守るべき看護師が責任をもって他職種者に指導・観察・確認を行う必要がある。またいつも望ましい状態に保つことができるよう，必要なときには早めに調整を行うことが大切である。以下に病人が安心して安全な入院生活を送るための環境整備のポイントを示す。

① 環境整備をするときには窓を開けて換気する。
　外気が直接病人に当たらないように，開ける窓の位置に注意し，スクリーン，カーテン等を活用する。
② ベッドのストッパーを確認する（図2-4-3）。
　ストッパーがかかっていないベッドは少しの力が加わるだけでも動き，危険である。
③ シーツ・マットレスパッド・カバー類に付着しているゴミを除き，シワたるみなく整える。交換は最低1週間に1回。
　汚れが激しい場合，発汗が著しい場合などはこれに限らず，適宜交換する。
④ 床掃除はシーツ交換の30～40分後に実施する。
　シーツ交換時に舞い上がった塵埃は30～40分後には床に落ちるため，その後床掃除をす

ると効果的。掃除機よりもモップ・雑巾などによる拭き掃除が適している。掃除機は排出する空気で逆に塵埃を舞い上げるためである。

⑤ ベッド周囲の物品を病人の状態に合わせて整理整頓・配置する。

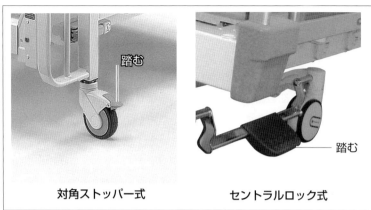

図2-4-3　一般ベッドのストッパー

例えば目が見えにくい・歩行不安定な病人には足元の荷物を片づける，ベッド上安静の病人の床頭台やオーバーテーブルは使いやすいように物品を整頓するなど。

⑥ ベッド周囲の物品・手すり・ベッド柵などは消毒液をつけた柔らかい紙か布で拭く（よく触れる場所は特に丁寧に）。ゴミは捨てる。

⑦ 床が濡れている，あるいは汚れがある場合は早急に拭きとる。

床が濡れていると滑りやすく転倒の危険性を高めるので，気づいたときにすぐに行う。

⑧ 靴（スリッパ），ベッド柵などを動かした場合は元通りにする。

予期せず環境が変化していると事故等のリスクが高まり危険なので，都合で物品を動かした場合は元に戻すことが大切である。位置を変えるときには必ず説明しておく。

(2) ベッドメーキング

病人に適したベッドの条件は以下のとおりである。

①寝心地がよく，保湿性があり，安楽である。
②くずれにくく，耐久性がある。
③しわがない。
④外観が美しい。

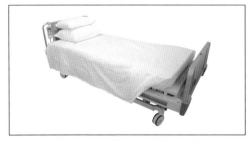
図2-4-4　クローズドベッド

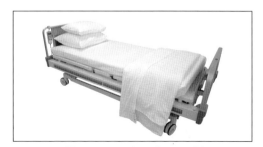
図2-4-5　オープンベッド

第4章　環境の調整

基本的な病人のベッドメーキングの方法を次に示す。

看護手順（クローズドベッド）	留意点・根拠
【必要物品】 ①マットレスパッド，②シーツ3枚，③防水シーツ，④毛布，⑤スプレッド，⑥枕（大小各1個），⑦枕カバー（大小各1枚） 【手順】 ①ベッドにストッパーをかけ（図2-4-3），床頭台やオーバーテーブルをベッドから離す ②マットレスパッドを敷く ③敷きシーツを敷く 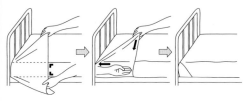 図2-4-6 ・マットレスの中心にシーツの中心を合わせて広げる ・しわやたるみなくシーツを引っ張り，頭部の余りをマットレスの下に入れる。足元も同様 ・角は三角に作り，側面の余りをマットレスの下に入れる。側面もしわやたるみなく，マットレスにフィットさせる ④防水シーツを敷く ・マットレスの中心に合わせて横長に敷き，側面の余りをマットレスの下に入れる ⑤横シーツを敷く 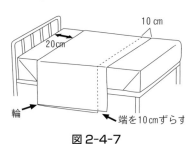 図2-4-7 ・シーツを外表に半分に折りヘムが重ならないように約10cmずらす ・マトレスの上端から20cm下げた位置に輪の部分を合わせて敷く ⑥掛けシーツを敷く ・マットレスの上端とシーツの上端を合わせて，中心を合わせて広げる	・物品を揃え，使う順番に重ねておくと作業に無駄がない ・折りたたみ方を統一し，輪を手前にしておくと確認・区別がしやすい ・作業中にベッドが動くと危険であるだけでなく，美しいベッドが作れない ・作業に無理のないスペースを確保する ・マットレスの中心に合わせて広げる ・マットレスを十分覆えるように上下左右の位置を調整する ・シーツは縦横直角に織られているので，繊維にそって引っ張るとシーツのしわがきれいに伸び，崩れにくい ・マットレスの下に入れる布は平らに深く入れるとマットレスが動いても崩れにくい ・三角に作った角は重なった布の繊維の向きが同じで，重なり部分も広いため，摩擦が大きく崩れにくい ・一般的には腰部に当たるように敷く ・病人の状態により，汚れやすい防水が必要な場所に敷く ・ヘムが重なると厚みが増し凸凹が大きくなる。身体に当たったとき不快であるばかりでなく，部分的に血液循環を妨げることになり褥瘡ができやすい

・足元から20cmの位置に5～10cmのダーツを上向きに作る 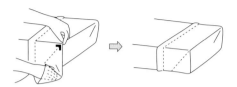 図2-4-8	・ダーツは臥床したときの足の圧迫を避け，尖足を予防するためのゆるみとなる ・ダーツを上向きに作ると臥床するときに足先が引っ掛かりにくい
・足元の余ったシーツをマットレスの下に入れ，角は四角に作る ・側面の余りは足元から40～50cmをマットレスの下に入れる	・四角の角は内側の布の繊維の向きがバイアス状になっている。また三角に比べて布の重なり部分が小さいので摩擦がおきにくい。このため足元がゆるみやすい
⑦毛布を敷く ・マットレスの上端から15cm下げた位置に中心を合わせて毛布を広げる ・足元，ダーツ，角，側面は掛けシーツと同様にする ・掛けシーツのえりもとを毛布の上に折り返す。	・足元の角はリネン類の重なりが多くなるので，四角を重ねることで厚みを防ぎ外観をよくすることができる
⑧スプレッドを敷く ・マットレスの上端にスプレッドの上端をそろえ，中心を合わせて広げる ・足元の余りをマットレスの下に入れる ・三角に角を作り，側面はマットレスの下に入れず垂らす	・スプレッドは飾りシーツの役割とほこりよけの役割がある ・布の繊維が垂直に交わるように美しく三角を作ると，布同士が摩擦を起こすので，側面がそのままでもくずれにくい
⑨枕にカバーをかけ，ベッドの頭部に重ねる ・枕カバーに枕を入れ，端を合わせてゆがみなく整える ・カバーの余りを，折り返して中（枕の下）に入れ，平らに整える ・大枕の上に小枕を重ね，枕カバーの底が床頭台側に向くように置く	・カバーの輪の部分が頸部のほうにくるようにする ・カバーの底を出入口側に向ける方法もある。病人は床頭台の物をとったり，訪室者と話したり，首を床頭台側に動かすことが多いので，カバーの底が床頭台側にあるほうがくずれにくい
⑩ベッド，周辺の物品を元の位置に戻す	・最後に全体を点検する

＊オープンベッドはクローズドベッドの襟元を整え，掛け物を足元にせんす折りにして作る。
・毛布の下にスプレッドの襟元を折り返し，その上に掛けシーツを折り返す。

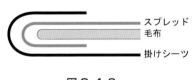

図2-4-9

＊ひとりで作成する場合は，床頭台側半分を作成したあとに向かい側に行き，残り半分を作成する。ふたりで作成する場合は，半分ずつ同時に作成する。

引用参考文献

1）「生活環境」氏家幸子『基礎看護技術』第7版　阿曽洋子他編，医学書院，pp132-175，2011
2）「環境を整えるための看護技術」池田理恵『基礎看護技術Ⅱ』深井喜代子編，メヂカルフレンド社，pp1-21，2012
3）「環境調整の可能性と看護の役割」川口孝泰，ナーシングトゥデイ，日本看護協会出版会21（11）pp20-21
4）「ベッドまわりの空間」川口孝泰，ナーシングトゥデイ，日本看護協会出版会21（11）p22
5）「共有スペース」川口孝泰，ナーシングトゥデイ，日本看護協会出版会21（11）p23
6）「環境条件（光・音・においなど）」川口孝泰，ナーシングトゥデイ，日本看護協会出版会21（11）p24
7）「病床環境に関する技術」山口瑞穂子『看護技術講義・演習ノート』山口瑞穂子監修，医学芸術社，pp11-44，2006

第5章 活動と休息

　人々は，朝目覚めて，洗面や食事をして仕事や学習あるいは育児や家事を行い，またスポーツやショッピング，ボランティアなど社会のなかで他者との交流を深めながら生活している。その生活のなかの活動は，人間が目ざめているときに行われ，睡眠や休息によって疲労回復をはかっている。また，活動は，身体の機能の調整をはかり，筋肉・骨格系の発達や促進をさせ，精神的充実感やストレスの軽減，内発的動機を高める原動力になっている。活動が活発に行われるためには，休息は心身の緊張を解き放つほどの十分なものが必要であり，両者のバランスのとれた生活を送ることが健康を維持し，満足ある生活につながっていく。

　病人は，自分で動かないことあるいは動かせないことによって，身体機能の低下をまねいたり，活動範囲の縮小に伴う刺激の減少による精神活動の低下や生活意欲の低下をおこしたりする。ひいては，活動の減少と休息の増大から睡眠障害を引き起こしたり，人間の持っている生体リズムを崩す危険さえある。したがって病人にとっても適度な活動は，心地よい疲労となって睡眠を誘うことや精神活動を活発化させる要因である。

❖1．活動の効果と活動量の低下がもたらす弊害

1）活動の効果

　生活のなかの活動の効果は，身体的側面と精神的側面，社会的側面から捉えることができる。身体面では，肺の換気面積を拡大させ，痰を喀出しやすくするなど呼吸機能の維持・促進がはかられる。また，血圧を調節し熱の産生を行い，組織循環を促進して循環機能の維持・促進がはかられる。胃腸の働きが活発化して消化吸収が促進されるとともにエネルギー消費が進むことと相まって食欲の増進・便秘の予防など，消化吸収・排泄機能の維持促進がはかられる。筋肉・骨格系では，発育促進と機能が維持され，新陳代謝も促進するなどの効果がある。精神面では，スポーツや趣味，仕事や学習，地域活動やボランティアなどによって充実感を味わい，気分を爽快にさせて気分転換がはかられることにより，ストレスの軽減につながる。これらの活動は，人々との交流や知識・情報の交換など社会とのつながりを深めて社会生活を充実させ拡大させることになる。

2）活動量の低下がもたらす弊害

　日常の生活活動の量が低下すると体力が低下したり，疲労しやすくなったりするが，寝たき

りの状態が続くと様々な身体機能の低下や弊害がおこる。

身体面では，無気肺になったり，肺拡張面積の減少による換気障害や誤嚥による肺炎など呼吸障害が起こりやすくなる。筋肉を動かさないことによって，筋肉の萎縮や関節の拘縮を引き起こしたり，骨からのカルシウムの流出により骨粗鬆症など運動機能に障害を及ぼす。また，末梢循環不全によって，浮腫や血栓，褥瘡を発生させたり，四肢の冷感や座位や立位時の血圧の調節ができないなど循環障害が起こる。消化・排泄機能では，食欲の低下や腹圧の低下から便秘や尿路感染症を引き起こすなどの弊害がある。精神面では刺激の減少による，思考や認知

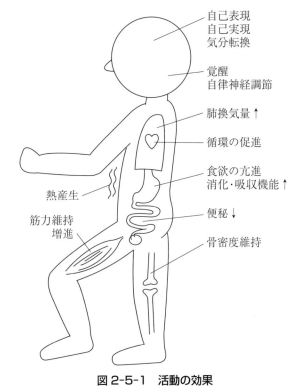

図 2-5-1　活動の効果

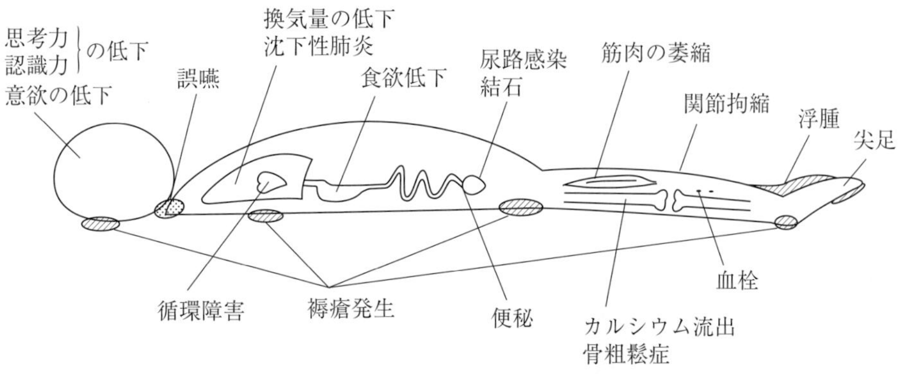

図 2-5-2　活動量の低下がもたらす弊害

の低下が進んだり物事への関心が低下したりして、社会的にも孤立しがちである。
したがって、このような弊害を起こさないように活動量の減少傾向にある人々に対しては、身体機能の維持・促進及び機能回復に向けての援助が必要となる。

❖2．活動の援助のための基礎知識

　人間の動作のなかでよい姿勢やよい身体の位置は、動きに安定性があり動作に無駄がなく、疲労感や筋肉痛等のない安楽なものである。病人の援助をする場合は、常に安全で安楽な姿勢や動作を援助する必要があり、看護者自身が良い姿勢や良い動作をすることは身体的負担が少なく、病人も安全で安楽な援助を受けることになる。

1）看護者のボディメカニクスの活用

　ボディメカニクス（body mechanics）とは人間の人体構造や機能を力学的に捉えることで、この骨格・筋肉・内臓などの力学的相互関係を良い状態に保つことができると最小限のエネルギー消費で安全な動作ができる。看護者は次の望ましい姿勢や力学的作用を看護行為の中に取り入れることが必要である。

(1) 作業姿勢とスペース

　人間の脊椎の構造は、二足歩行を行うために、人体の荷重を支え歩く動作にバランスをとる必要から生理的湾曲をしており、椎間には椎間円盤が荷重に対してクッションの役目を果たしている。看護者の作業姿勢は、臥床した病人のケアなど中腰姿勢や前傾姿勢が多く見られる。これらの姿勢は、本来ならば生理的湾曲に沿って椎骨に垂直方向にかかる力が不均衡になりがちで、脊椎の障害を起こしやすくしている。

　看護活動を行うための姿勢には望ましい位置がある。立位で作業をする場合は、軽い作業の場合、肘から5～10cm下、重作業時には肘から15～40cm下とされ、それ以下の作業時は座るかしゃがみ行う。低いベッドの整備やオムツ交換などは特に中腰姿勢となり、腰部への負担が大きい。肘より高い場合は、頸部の後屈や上肢の挙上となる。

　作業スペースの狭さは、ひねり動作や支持基底面積の不十分さや重心が高いことによる不安定な姿勢を招きやすい。これは、看護者の無理な動作につながりやすいので、十分なスペースを確保して看護する。

(2) 重心と安定性

　重心とは物体の重さの中心であるが、人間では立った場合には、この重心は骨盤内にある。歩行を始めようとすると、重心は身体の前面に出て、歩行と共に前に前に順に移動する。四つばいになるとこの重心は、骨盤から臍部の位置に変わり高さも低くなる。このように同じ人間

でも動作によって重心は変化し、重心は低いほうが安定する。物体を支える面を支持基底面積というが、物の安定性は、この面積が広いほど安定性が高く、従って立位のときでも両足を閉じた姿勢より、足を左右、あるいは前後に開いて支持基底面積を広げたほうが安定性は高くなる。では、重心が低く、支持基底面積が広いと必ず安定性が高いかというとそうでは

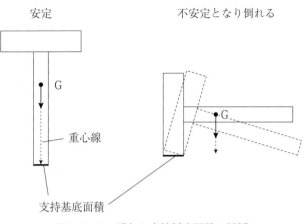

図2-5-3　重心と支持基底面積の関係

なく、例えば図2-5-3のようにT字にした場合は、基底面積が狭く、重心も高い位置にあっても安定して立っているが、T字を横にした場合、基底面積は広く、重心が低くなるにもかかわらず不安定となり倒れてしまう。これは、重心が物体を支える方向としての重心線が支持基底面積より外れているからである。相撲取りや妊婦が背を反り気味に立っている姿を見ることがあるが、腹部の重たさから重心が前方に移動するのを防いで重心を重心線に一致させ安定性をはかろうとしているのである。従って、重いものを運ぶときや病人の移動を行うときには、双方の重心をできるだけ近づけて、重心線が看護者の支持基底面積内を通ること、重心はなるべく低い位置にあるほうが安定する。

　安定性を高めるには、摩擦がある。物を運ぶときに引っ張っても動かない場合は、引っ張る力と同じ力が反対方向に摩擦力として働いたために静止（静止摩擦力）している。この静止している力より引っ張る力が上回ったときに初めて物は動きだす。ここで働く静止摩擦力は、物の重さに比例し、物体の接触面の状態によっても変わってくる。物体には抗力（床面が物体を押し返す力）も働いている。病人の体位変換や移動の場合は、摩擦力を使って安定性を高めるよりも、いかに摩擦力を減らして、少ない力で動かすかが重要になってくる。病人を移動させる場合は、接触面にシーツなどがあり摩擦係数が大きくなる条件下では、上半身を挙げて持ち上げる力を働かせることによって、抗力が小さくなることと摩擦係数が高い接触面積が減ることによって、水平に引くよりも少ない力で移動できる。

(3) 力の性質

　力は、それを評価するときには、その大きさと働いた方向が問われる。物体に2つの力をA方向とB方向に働かせたとき、力はC方向に合力として働く性質がある。Cの方向の合力図2-5-4は、AとBの力で作る平方四辺形の対角線になる。臥床している病人を2人でシーツを用いて持ち上げるときにこの合力を利用すると小さな力で大きな力を得

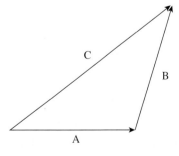

図2-5-4　力の合力

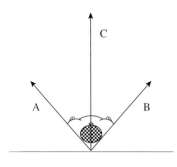
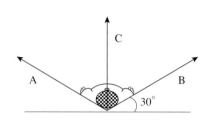

図2-5-5　持ち上げる角度と力の合力

ることができる．力Cを得るためには，図2-5-5のようにAとBの力の方向は，支持面に対して角度をつけることである．角度が30°と小さいと合力は2人が引き上げているにもかかわらず，1人分の力しか合力として生まれない．

(4) トルクの原理

トルクの原理はよくドアに開閉に必要な力で表現される．例えば図2-5-6のようにドアを45°開けるためには，ドアを固定している蝶番部分に一番近

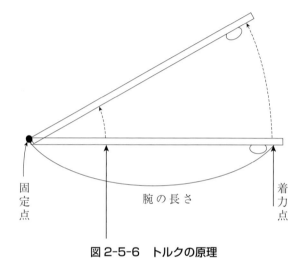

図2-5-6　トルクの原理

いところと押すよりも，ドアノブのある端を押す方が少ない力で開けることができる．これがトルクの原理で回転効果といわれる．蝶番部分が固定点で，力を加える部分が着力点といい，固定点から着力点までの距離を腕の長さという．大きいトルク（回転効果）を得るためには，腕の長さが長いほどよく，腕に対して垂直な力をかけるほど有効に働く．

(5) 作用・反作用の法則

作用・反作用の法則は，力の作用線が一直線上にあって，大きさが等しく方向が逆になる働きのことである．走るときは，足底で地面を踏み込むがその方向・強さによって前に早く進むという（踏み込んだ方向とは逆の方向に）大きな力を得ることになる．

2）基本的な体位

動作は人間の立ち振る舞いであり，連続した動きであるが，姿勢は身体の構えで，体位は姿勢の静止した状態をいう．基本的な体位とその特徴を表2-5-1に示す．その他うつ伏せになった状態を腹臥位，ベッドの端に足を下ろした状態を端座位，頭部を水平より下にし，下肢を挙

第5章　活動と休息

表 2-5-1　基本的な体位

	形	特　徴
立位	足底を基底面として立っている状態。顎を引き，正面を見，肩の高さは左右水平である。胸を張り，腹部・臀部は筋肉を引き締め，骨盤の高さも水平に保つ。両足は平行に位置し，両足間はやや開き，脊椎の生理的湾曲を保つ。重心は骨盤内にあり，重心線は両足間にある	活動的な体位であるが，最も疲労しやすい。両足を広げ，基底面積を広げると安定性が増す
座位	椅子に腰掛ける体位であり，上半身は脊椎の生理的湾曲を維持し，臀部と椅子面は90度に保持する。膝関節も90度に屈曲し，足底は床につき，足関節も90度に屈曲する	基底面積が臀部・大腿部・足底部と広く，重心も腰部にあるため安定性がある。上半身の体重が臀部に集中する
半座位（ファウラー位）	上半身を15〜30度に起こし，膝関節を屈曲する	上半身の重みは臀部に集中するため，下肢を屈曲させて下に枕などを入れ，体重を分散させる必要がある
臥位 ①仰臥位	仰向きに臥床した体位である	背部全体が基底面積であり，重心も低く最も安定した体位である
②側臥位	身体の左右いずれかの側面を下にした体位であり，下にした側面が左の場合が左側臥位，右にした場合が右側臥位である	下側になった部分に重みがかかるために，四肢が重ならないように屈曲して，圧迫を避けるようにする必要がある。臀部を後方に引いて基底面積を広げ，下肢の屈曲により安定性が増す。背部や臀部の圧迫を避けることができる

上したトレンデンブルグ位などがある。

3）日常生活活動の評価と関節の可動域・筋力評価

　病人の生活活動のレベルを評価するには，食事，排泄，入浴，更衣，洗面，移動・移乗などが重要であるが，これらの基本的日常生活活動（Activities of Daily Living; ADL）の評価指標には，Katz Index, Barthel Index, Functional Independence Measureなどが開発され実用化されている。さらに，例えば食事を自分で食べるだけではなく，食事を作るための買い物ができるというような面を判断することなど，自立した社会生活のための基本要件を評価することも重要になってきている。

　これらの生活動作を行うためには，関節の可動域・筋力評価の評価も必要となる。

❖3．活動のための関節の拘縮予防

　急性期であっても，生命に差し迫った危険がなくなると活動性の低下による弊害を予防するために体位変換と他動的関節可動域訓練が必要になってくる。特に遠位部の小関節は拘縮が起こりやすく，将来のADLに支障をきたしやすいため早期の開始が必要である。近位部大関節の可動域訓練は，意識レベルや痛み刺激，バイタルサインの変動に注意してリハビリ医と相談しながら実施を行う。関節運動には，屈曲，伸展，外転，内転，回外，回内，内反，外反，回旋，描円があるが，各関節には関節運動の種類と可動範囲が限定されている。したがって，各関節の関節の構造上の仕組みと可動範囲を理解して援助する。

1）訓練の基本的留意事項

　①基本的には仰臥位で行う。
　②疾患・障害の特徴を踏まえて行う。
　③遠位部の小関節から開始して，徐々に近位部大関節に広げる。
　④健側から始める。
　⑤1日2～3回実施する。拘縮があれば回数を増す。
　⑥痛みがおこらない程度に，関節可動域いっぱいに運動する。
　⑦肩関節は脱臼や関節損傷など起こりやすいので，初期では他動的に実施する場合は可動域の1/2にとどめておく。
　主な関節可動域訓練の方法は図2-5-7に示す。

第5章 活動と休息

■足関節背屈（尖足の予防）　■足趾の屈伸　■MP関節の屈曲　■母指の運動

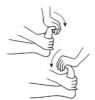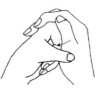

尖足は非常に起りやすく，歩行への影響も大きい。前足部を上に押し上げるだけでは足内部の小関節群をゆるめ扁平足を作るだけなので，必ず右手で踵部をつつみこみ，アキレス腱を下に引き下げるようにし，それに加え右前腕部で足底の前部を上に押し上げるようにする。左手は足首を固定する。左手を膝の近くに置くと，右手に力を入れるあまり，左手でも膝を上から押えて反張膝を作ってしまうことがあるので注意を要する。

足趾の屈曲拘縮，槌趾（hammer toe），鷲爪変形（toe clawing）なども起りやすい。これらは筋緊張亢進によるところも大きいが，拘縮（特に趾屈筋短縮）の影響も大なので，足背屈位で中足骨を固定し，他動的にMP，IP各関節を屈伸させて拘縮を防ぐ。

中手指節（MP）関節は伸展位拘縮を起しやすく，起すと治療困難である。弛緩期こそ最も拘縮の危険が大きいので，図のように十分他動的な屈曲を行う。もちろん伸展も重要である。近位・遠位の指節間（PIP，DIP）関節の屈伸も併せて行う。

母指は屈曲，伸展，橈側外転（図），掌側外転，対立などの複雑な運動をするので，その全てをゆっくりと行う。中手指節（MP）関節以遠の動きだけにならないように手根中手（CM）関節を十分に動かすよう，図のように母指球をしっかり握って動かす，CMとMP・IPとは別個な動きとして行う。

■肩関節の屈曲（前挙）　■肩関節の外転

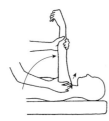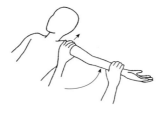

中枢性麻痺初期の弛緩性完全麻痺では肩関節の他動的屈曲は正常可動域の約半分（90度）にとどめておく，肩甲骨を片手でつかみ，それを前上方に持ち上げるようにしながら上肢を屈曲させ，肩甲骨の関節窩に上腕骨頭を軽く押し付けるようにして動かし，亜脱臼を作らないよう気を付ける。

屈曲と同様に外転も90度程度にとどめておく。正常の随意的な外転の時は，肩甲上腕関節（狭義の肩関節）と肩甲自体の動きがほぼ2対1の比率で伴う（scapulo-humeral rhythm）ので，なるべくそれに近いように片手で甲骨をつかみ，静かに上前方に動かしつつ上腕外旋位で上肢を外転させる。

■膝関節の伸展（ハムストリング筋の伸長）　■股関節の伸展（Thomasの肢位）

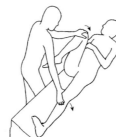

ハムストリング筋（hamstrings）は膝屈曲と股伸展の二つの作用をもつ二関節筋であり，膝伸展位のまま股関節を屈曲させる（straight leg raising：SLR）ことにより伸長（stretch）される。図のようにするが反張膝を作らないよう気をつける。

背臥位では腰が沈んで股関節は多少屈曲位になっていることが多い。健側の下肢を十分に屈曲させ，腹部に押し付けるようにすると骨盤が固定される（トーマスの肢位）。この肢位で患側の膝を下に押すと股関節が十分伸展される。

図2-5-7　基本的な関節可動域訓練

［出典：『目でみるリハビリテーション医学（第2版）』上田敏，東京大学出版会，pp.62-63，1999（一部抜粋）］

❖ 4．体位変換と移動の援助

　体位を自分で変えることができない病人にとって体位の変換は，同一体位による組織循環や筋肉の萎縮・関節の拘縮の予防となり，呼吸器系の促進や感覚器官刺激となって身体全体の生理機能を維持・促進していくために必要である。また，自分で自由に動けない病人にとって移動の援助は，生活の活動する範囲をベッド上から病室内，家庭へと拡大していくことができ，病人の日常生活をより充実させることにつながる。
看護者は，病人の健康障害や生活様式に適した体位や移動動作を工夫し，病人の日常生活の拡大に向けて援助することが大切である。

1）体位変換の目的

①安楽な体位の保持
　　同一姿勢や同一体位によって起こる部分的な筋の緊張や組織循環の悪化からくる疼痛・組織循環障害，寝具内温度の上昇による不快などの防止
②循環障害の予防
③筋・骨格系の廃用症候群の予防
④呼吸機能の維持・促進
⑤消化・排泄機能の促進
⑥泌尿器系の障害の予防
⑦感覚遮断の予防

2）体位変換時の基本的な留意事項

①病人の体位変換の必要性や規制を健康障害の部位や程度，関節可動域・筋力，体格，バイタルサインなどから判断する。
②変換する体位は，呼吸・循環を妨げない体位であり，下側になる部位には障害がないことが原則である。
③病人の脊椎の湾曲を正常な状態に保持し，四肢は関節可動域内で自然な屈曲と筋肉の緊張の少ない姿勢に保つ。麻痺のある場合や関節の拘縮がある場合は良肢位を保持する。
④病人に説明して動作の協力を得る。
⑤体位変換後の病人の安全確保と安楽性を確認する。

3）体位変換の具体的援助法例

(1) ベッド上での水平移動

看　護　手　順	留　意　点・根　拠
①看護者は病人を移動させる側に立つ	・上肢を組ませることによって病人を小さくまとめることができる。また移動中に身体の下にならずにすむ
②枕を取り除く。あるいは移動方向に引く	・看護者の手の挿入が浅いと十分に身体を手前に引けない
③病人の上肢を腹部で組ませる	・看護者は水平移動をするときに一歩足を前にだし，大腿の筋肉を活用する
④病人の向こう側の肩に向けて上肢を挿入し，手は肩峰を包みこむようにし，上腕は頭部・頸部を支える。もう一方の上肢は胸部に挿入して向こう側の脇をしっかり持って，手前に水平に移動させる	・移動時に病人の身体を持ち上げないように注意する ・装着器具がある場合は，移動前に長さや位置を調節し，移動後には安全に作動していることを確認する
⑤頭側の上肢を腰部に挿入し，足側の上肢は臀部と大腿の付け根にあたる部分に挿入する。向こう側臀部が支えられるように持って，手前に水平移動する（図2-5-8）	・創部のある場合は病人自身に創部を押さえさせておくとトラブルの予防になる
図 2-5-8　片側への水平移動－肩部～腰部	
⑥大腿と下肢の下に上肢を挿入して手前に水平移動させる	
⑦枕を挿入し，背部の寝衣のしわを伸ばし，身体をまっすぐにして安楽な体位であることを確認する	

(2) 仰臥位から側臥位へ

看　護　手　順	留　意　点・根　拠
〈トルクの原理を使って左側臥位へ〉 ①病人を右に水平移動し顔を左に軽く向ける ②左上肢を腹部に置き，右上肢を上にして組ませる ③病人の両膝後面を看護師は手で把持し，下肢を屈曲させ膝を立てる	・腹部の手術や骨盤・脊椎に障害がある場合はトルクの原理を用いるとひねる動作が加わるため，行わない

④両膝ができるだけ高い位置にくるように，踵を臀部に近づけ，垂直になるように立てる	・高い位置はトルクの原理で腕の長さに相当，固定点は，左臀部，着眼点は左膝部であり，力の方向は看護者の手前に向かって回転
⑤看護者の左手は右大腿に沿わすように当て，右手は右肩関節を軽く保護するように沿わせる	
⑥病人の右膝部を軽く手前に倒すように回転させる	
⑦この回転動作で骨盤が回転するために，右肩が浮き上がって順次回転して側臥位になる	
⑧腰部を手前に引いて右下肢を屈曲させて安定した体位の保持をする	
⑨病人に苦痛がないか確認する	
〈てこの原理・下肢の回転を利用して手前に〉	
①病人の下肢の向こう側の膝関節に看護者の右手を挿入し，手前の膝に手背を当てる（図2-5-9）	・膝立てができにくい下肢の麻痺や拘縮がある場合に用いる

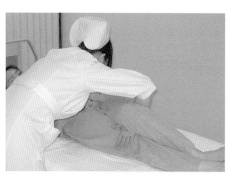

図2-5-9　てこの原理　手前の膝を支点に

②肩関節を左手で把持する
③右手の手背を支点に手前に引き，下肢の回転を進めながら，肩関節を手前に引く
④安定した側臥位にする

（3） 仰臥位から半座位へ

看　護　手　順	留　意　点　・　根　拠
①バイタルサインの変動のないことを確認する	・下肢部の挙上ができないタイプのベッドの場合は，膝関節の下に枕を入れる。踵が圧迫されるようであれば踵を浮かせるように下肢に枕を入れる
②病人に声をかけて，膝部を挙上して足方向へのずれを防ぐ	
③次に，頭部を挙上して半座位（ファウラー位）にする　背抜きをしてずれを防ぐ	
④5～10分保持する（図2-5-10）	・半座位を保持した後の収縮期血圧が10mmHg以上低下したままであれば，直ちに仰臥位にする

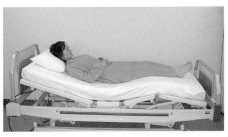

図2-5-10　半座位の保持

⑤病人に気分不快やめまい，悪心，冷汗などの有無を聞き，バイタルサインの測定をする
⑥体位血圧反射の調節不全の徴候がなければ時間を徐々に延長する

（4） 仰臥位から端座位へ

看　護　手　順	留　意　点　・　根　拠
①バイタルサインの変動のないことを確認する	・半座位でのバイタルサインが安定した段階で移行する
②病人の右側に位置する	
③病人の腕を組ませる	・装着器具がある病人の場合は，安全に留意する
④左手を病人の肩関節を包むように把持する	・前腕で病人の後頸部を支えるように挿入する
⑤右手は病人の左腹部の位置で手を開いて垂直にベッドを押す（図2-5-11）	・摩擦を少なくする

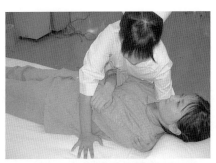

図2-5-11　作用・反作用を用いて

⑥右手で押した力の反作用で病人の上肢が浮き上がる
⑦浮いた時点で，左手を手前に引きながら，弧を描くようにして看護者の力の方向を下肢方向にむける
⑧上半身が起き上がると，右手で下肢を屈曲させる
⑨できるだけシーツとの接触面が少なくなるようにV字にまとめて手前にゆっくり回転させる（図2-5-12）

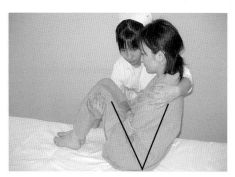

図2-5-12　V字にまとめて回転しやすく

4）移動の援助の目的

①治療上の必要性（目的の場所への移動）
②機能回復過程への援助および危険防止
③生活空間の拡大による感覚刺激

5）移動の援助時の基本的な留意事項

①病人の病状を判断して援助法を選択する。
　運動機能障害の程度，体位血圧反射の調整具合，病気の経過段階，移動目的，移動場所への経路，所要時間などを検討する。
②使用機器の整備と点検する。
③使用機器への移乗時や停止時の安全をはかる。
④移動時の保温や振動，危険を回避し，安全な移動を行う。

6）移動の具体的援助例

(1) 歩行介助

看護手順	留意点・根拠
①立位がとれることを確認する 　バイタルサインの安定，下肢筋力，下肢の関節の動きをチェックする	・歩行開始の時期を予測して，事前に坐位で足踏み運動を行い，下肢の筋力を回復させておく
②病人の衣服・履物は歩行しやすいものを選択する	・裾が長すぎたり，前が開きやすいものは歩行中に踏んでしまう危険がある

第5章　活動と休息

看　護　手　順	留　意　点・根　拠
③病人をベッドサイドに坐らせ，ゆっくりと立たせる 　安定が悪い場合は看護者が腋窩を支えたり，ベッドの柵を持たせて立たせる ④看護者の介助する位置は，病人の患側，手すりや杖の反対側，危険物や障害物があるときは危険側，利き手の反対側で，病人のすぐ後方か横に立つ ⑤病人の腰に手を軽く添えて，病人の歩行速度にあわせて歩く。あるいは，看護者の肩に手を置いてもらい歩く ⑥歩行中の病人の状態を観察する。気分不快やめまい，下肢筋力の脱力時には，早急に臥床させバイタルサインのチェックを行う	・運動靴を履かせる ・安全ベルトや歩行器，杖などを使用する場合は，病人の体格にあわせて調節する

(2) 車椅子移動

看　護　手　順	留　意　点・根　拠
①車椅子の整備・点検をする（ブレーキの効き具合，座席・背もたれ・足置きの安定性，タイヤの空気，キャスターの動き）（図2-5-13） ②ベッドサイドに車椅子を平行〜45度の角度にブレーキを掛けて止め，足置きをあげる ③病人を端座位にして，気分不快等の無いことを確認し，ガウン，履物をはかせる ④看護者は病人の両下肢の間に一歩足を入れ，両腋窩から背部に手を回してウエストあたりを支え病人を立位にする	・病人が自分で運転しやすい車椅子や電動式車椅子もある 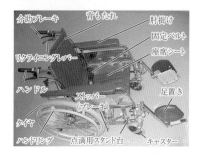 図2-5-13　車椅子の構造
⑤看護者の後方の足に重心を置き，病人を車椅子に近い方向に回転させて，座席に坐らせる（図2-5-14） 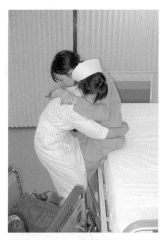 図2-5-14　車椅子の乗せ方	・立ちあがるとき，病人が看護者におおいかぶさるように前傾になると重心が看護者の後方の足に移動しやすい ・病人が自分で移動できるときは，肘掛けを持たせて坐らせる ・上肢や下肢に麻痺がある場合は麻痺部分が動作時に障害をおこさないように保護する
⑥看護者は背もたれの方に立ち，病人に腕を組ませて肘の部分に手を入れ引いて，良い坐位姿勢を保持する（図2-5-15）	

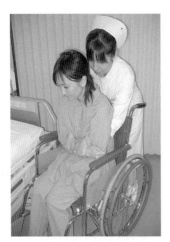

図2-5-15　車椅子に乗せた後の腰の引き方

・腰部がずり落ちたり，麻痺の下肢がすべり落ちる場合はベルトで固定する
・下りは，前方を向いて降りると病人が前に転落する危険がある
・止まる時には必ずブレーキを掛ける

⑦足置きを倒し，両足を乗せる
⑧病人の両手は腹部に置き，膝に掛け物をする
⑨ブレーキを外し，ゆっくり進行する
　坂道を登る場合は，進行方向を向いて登り，下る場合は，後ろ向きにして下る。エレベーターに乗る場合は，ドアの開閉が見えるように位置する
⑩ハンドル操作は直進の場合は，左右に均等に力を掛け，曲がる場合は，曲がる方向と反対のハンドルに大きい力をかける

(3) ベッド・ストレッチャー移動

看護手順	留意点・根拠
①ストレッチャーの整備・点検をする（ブレーキの効き具合，キャスターの動き等）（図2-5-16） ②病人にあわせて，看護者の人員を確保する ③病人にあわせて，掛け物や治療器具の装着準備を行う ④ベッドに平行にストレッチャーを配置し，高さを調節して，ブレーキを掛ける ⑤病人の後頸部から下肢までの長さのある横シーツを病人の下に敷いて置く ⑥看護者は頭側，ストレッチャー側，足元，ベッド側に位置する。頭側の看護者は頸部に腕を添えて支えながらシーツを持つ。足元の看護者は両下肢を挟むようにしてシーツを持つ。ストレッチャー側・ベッド側の看護者は病人の肩と大腿の位置を持つ（図2-5-17）	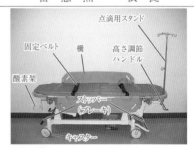 図2-5-16　ストレッチャーの構造 ・病人が意識障害や手術後など安静度が高い場合は多人数で実施する必要がある。体格や病人の協力の度合いによって2～3人でも実施できる ・点滴，酸素，留置尿バッグなどの装着がある場合は取り付けられるように準備する ・高さが調節できるストレッチャーはベッドと同じ高さにする ・横シーツの代わりにバスタオルを活用してもよい

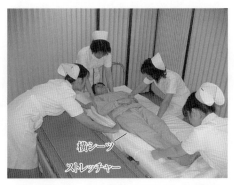

図2-5-17　4人でシーツを用いて実施

・頭部・足元に入れない場合は病人の両サイドに2人ずつ配置する
・シーツは必ず手掌を下向き（順手）に持つ
・病人が水平に移動できるようにシーツの張り方や上肢の作業の高さを調節する
・移す時に頭部が下がらないようにする
・病人を下ろすときに振動を与えない
・傾斜は常に頭部が高い位置にあるように登ったり，降りたりする
・カーブは遠心力に注意して曲がる

⑦声をかけながらゆっくりストレッチャーに移動させる　ストレッチャー側の看護者はシーツを引くようにし，ベッド側の看護者はシーツを張りながら移動させる
⑧枕をして掛け物を掛け，装着器具を整える
⑨固定ベルト，柵を上げて転落防止をする
⑩ブレーキを外し，平坦な場所は足元から進む
⑪頭側の看護者は病人の顔色を観察しながら，足元の看護者は舵をとりながら進む
〈スライディング補助具使用例（図2-5-18）〉

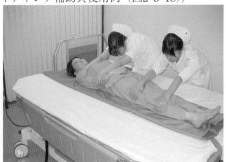

図2-5-18　摩擦係数を少なくして移動

❖5．休息と生活

　休息は，労働や精神活動等によっておこった疲労を休憩や睡眠，余暇時間の活用，軽い運動や入浴などによって，身体の安静と筋肉の緊張や精神的緊張を緩和して回復させることである。一般に休息のとり方は，それぞれの人間の生活内容や活動リズムによって特徴がある。幼児は遊びの後の午睡，学校生活のなかでは一定の学習後の休憩時間，労働者においても1週間の労働時間は40時間が原則であり，1日の労働時間が6時間を越える場合は45分以上，8時間を超える場合は1時間以上の休憩が認められている。睡眠時間は，発達段階によって平均の睡眠時間に差があり，労働者の場合は，仕事内容により睡眠をとる時間帯が日中であったりと夜間睡眠でない場合もある。

　病人にとって休息は，まず身体を安静にすることで障害部の組織回復をはかることであり，

健康なときには，疲労による障害を起こさないように生活を整える必要がある。

1）疲労とは

　疲労は，身体的，精神的活動においてエネルギーの消耗と能力の低下として感じられる。その状態は，通常行っている活動を維持できなかったり，「疲れた」と表現したり，情緒的に不安定になったり，イライラしたり，集中力の低下や動作の機敏さの低下，無気力，無関心，注意不足のミスや事故を起こすなどで表れる。

2）疲労のメカニズム

　筋肉の疲労現象は，筋肉の収縮過程において，酸素の供給が不十分になると筋肉中の乳酸が増加することに起因する。それによってエネルギー減となるグリコーゲンの分解が阻害されたり，酵素類の欠乏などの原因が形成されて起こる。この疲労は，大脳皮質領域や前頭前野が感じていると思われることや緑の香りが疲労回復につながることなど解明されつつある。しかし，つまらない話を少し聞いただけでも疲れる時や楽しいことや達成感のあることは同じ時間でも疲労を感じないなど，疲労は生活の中でよく経験されることにもかかわらず，発生のメカニズムはまだ明確ではない。

3）疲労の観察

　疲労感は，体の異変を伝えるサインであり，疲労の蓄積は，睡眠障害や集中力，仕事能率の低下ひいては慢性疲労症候群を起こす危険のあるものである。疲労感は達成感に打ち消されてしまう危険性があるため，客観的な疲労測定も必要ではあるが，まずは自覚症状の出現から疲労徴候を早期に捉えることが疲労の蓄積を予防する第一歩である。身体症状としては，あくびが出る，眠くなる，頭が重い，ぼんやりする，眼が疲れる，体がだるいなどで，精神的には落ち着かない，憂鬱，イライラする，やる気が出ない，集中できない，間違いが多いなどがある。日本産業衛生学会産業疲労研究会が，作業に伴う疲労状況の経時的変化をとらえる目的で作成した「新自覚症しらべ」や厚生労働省が過重労働による健康障害を予防するために開発した，労働者の労働状況と疲労の蓄積状況の自覚症状を総合的に評価できる「労働者の疲労蓄積度自己診断チェックリスト」なども評価法として参考になる。

4）疲労の予防と回復に向けての援助

(1) 休憩時間を適切にとる

　一日の労働や学習の合間にその活動量や内容によって一定時間の休憩をとり，活動時に使用

した身体機能や精神的緊張を解きほぐしてリラックスさせる。肉体労働では，座位や臥位をとって身体を休めたり，座位での仕事など一定の姿勢を保持した労働では，軽い歩行や背伸び，首を回すなど局所の筋肉の緊張を解きほぐす。精密機器やOA機器などの仕事では，眼を閉じて肩の力を抜いて，活動が集中した部分をリラックスさせたり安静にするとよい。

(2) 十分な休息をとる

休息の主たるものは睡眠であるが，不規則な生活スタイルを控えて毎日一定時間の睡眠が確保できるように生活リズムを整える。具体的には次項で述べる。睡眠の他に，一週間単位や1か月単位で休日や余暇時間が取れるようにする。休日には，身体を休めることも必要であるが，レクリエーションやスポーツ，趣味を楽しむことも気分の転換やストレスの軽減に繋がって心身両面の休息がはかれる。

(3) 慣れない事柄にはゆっくり対応する

生活環境や社会的役割の変化，その他心身のストレスとなる事柄が発生したときは，通常の活動量より仕事などは減らして，時間的余裕を持つようにする。人は初めての事柄には，心身の緊張は通常より高まり疲労しやすい状況になる。また，状況に早く慣れようと過剰適応して，心身の疲労に気づくことが遅れる場合もあるので注意したい。

(4) 食事を十分とる

活動のエネルギー源となる栄養をバランスよく摂取する。肉体を強度に使用する場合では，休憩時間に軽い飲み物や間食で糖分を補給すると疲労の軽減に繋がる。

(5) 血液循環を促進する

入浴やマッサージ，軽い運動は，血液の循環を高めて酸素供給を促進し，老廃物の除去に役立つ。温めのお湯にゆっくりつかることによって，全身の筋肉の緊張を弛緩させ精神的にもリラックスできる（安楽とリラゼーションの項を参考にする）。

(6) 極度の疲労や健康障害がある場合は，活動を制限する

活動することによって健康が損なわれたり，現在の状態からの悪化が考えられる場合は，障害の程度をもとに活動してよい範囲を決定する。

❖6. 睡眠への援助

睡眠は，疲労の回復のためにもっとも重要な休息の手段である。日常生活の約3分の1を占める睡眠を理解して，心地よい睡眠を援助することにより疲労の回復を促進して健康障害の予防に役立てるとともに，健康障害時の安眠への工夫，不眠の援助を行う。

1）睡眠とは

睡眠は，大脳皮質の活動が低下した状態であり，生命を維持する機能は活動をしているが意識の喪失に類似したかたちをとって，外部からの刺激に対しての反応が鈍く，感覚や反射機能も低下した状態である。

2）睡眠時の身体の変化

睡眠中は，意識がなくなり，筋肉は弛緩して体動も減少する。身体の生理機能の変化は，自分の意識では調節できない自律神経（交感神経と副交感神経）の働きに密接な関係がある。夜間は，副交感神経の働きが交感神経より優位になり，呼吸数・心拍数・体温・尿の生成の減少と涙・唾液・胃液の分泌低下および汗の分泌増加をおこす。つまり，昼間は交感神経が活発化して新陳代謝が盛んになり血圧の上昇や脈拍の上昇，熱生産が活発になり，異化作用が盛んである。これに比べて睡眠中は，同化作用が活発で翌日のエネルギーの蓄積をはかっている。

3）睡眠の種類と型，リズム

睡眠は，オーソ（ノンレム）睡眠とパラ（レム）睡眠に分かれ，主にオーソ睡眠は大脳皮質の休息でパラ睡眠は体の休息である。入眠期から目覚めやすい軽眠期，意識が失われ目覚めにくい時期，さらに深い眠りとなり寝返りなどをきっかけにもっとも目覚めにくいパラ睡眠時に入る。この時期が約20分ほど続いて睡眠周期が完成する。この周期は90〜110分であり，再びオーソ睡眠に入って夜間入眠中には4〜6回繰り返される。パラ睡眠時に夢を見ていることが多い。

睡眠のリズムは，年齢によって異なり，新生児期は1日18時間位の睡眠で4〜5時間のパターンで覚醒と睡眠を繰り返している。1歳児になると夜間の睡眠と午前中と午後にそれぞれ2時間位の睡眠をとる。学童期に入る前ぐらいまで夜間睡眠の他に日中に睡眠をとる。学童期ぐらいから夜間睡眠のみになり1日10時間位の睡眠をとって，成人においては7〜8時間の睡眠時間になる。老人は5〜7時間の睡眠である（図2-5-19）。

睡眠の型は，大きく3型に分かれる。宵型は，入眠してから1時間位でもっとも深い眠りになり，その後次第に浅くなる。老人に多い。朝型は，初めは少し深く，次に浅くなり朝方再び深くなる。神経質な人や子供に多い。第Ⅲの型は，眠りが不安定で浅くなったり深くなったりを繰り返す（図2-5-19）。睡眠時間や起床時刻，睡眠の型は個人差が大きい。

4）睡眠に影響する要因

個人の年齢的発達の段階や神経質な性格やうつ傾向，覚醒時の活動内容，対人関係や仕事・学業上でのストレスなどが影響する。環境的要因としては，交通機関や深夜まで開業している

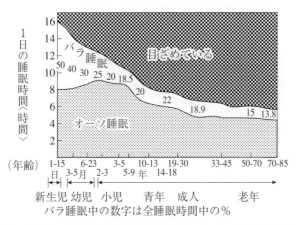

図 2-5-19　年齢別の覚醒とレム睡眠，ノンレム睡眠の割合（時実）
〔出典：『図解生理学　第2版』中野昭一，医学書院，p.416，2000〕

飲食街からの騒音，室温や湿度や照度，寝具環境が影響をおよぼす。健康障害の種類や程度，治療なども安眠を妨げる要因になる。

5）睡眠の障害

(1) 睡眠障害の種類

①寝付きが悪く睡眠になかなか入れない就眠障害
②熟睡できずに夢ばかり見て眠った気がしない熟眠障害
③夜間に目覚めると引き続いて眠れない睡眠中断
④早朝目が覚めて眠れない早朝覚醒

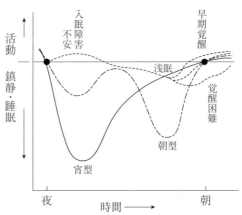

図 2-5-20　睡眠の型（阿部）
〔出典：『図解生理学　第2版』中野昭一，医学書院，p.416，2000〕

(2) 睡眠障害の結果おこる睡眠不足の徴候

　身体症状としては，活動の減少，倦怠感，欠伸，眩暈，頭重感，頭痛，食欲不振，顔色が蒼白などが出現する。精神的症状としては，集中力や思考力，記憶力の低下がおこったり，情緒が不安定ですぐ不機嫌になったり，表情が暗く消極的である。社会的には，人との交流を避けたり，活動の範囲の減少がある。

　睡眠障害は，当人の不眠の訴えとともに客観的にも睡眠不足の兆候や睡眠のパターンが観察できる。不眠とは，当人の自覚的な睡眠不足の訴えであり，睡眠不足の結果，身体的，精神的，社会的に支障をきたしていると感じている状態である。これらの兆候が長期におよぶと，疲労の回復がはかれず，心身の疲労の蓄積によって抵抗力の低下や内臓の諸機関の機能バランスを崩し，病気の発生や悪化，回復の遅延を生ずることになる。

6）安眠への援助

(1) 睡眠の状態や睡眠障害をおこしている原因・誘因，症状の観察を行う。
(2) 睡眠障害をおこしている原因・誘因が判明すれば，その原因・誘因除去の対策を考案する。
(3) 睡眠環境の調整をはかる。
　①室温－冬季16～20℃夏季25～28℃，湿度50～60％，照度50ルクス以下，騒音は病室では夜間35ホン以下，住宅街では40ホン以下になるように調節する。部屋の臭気にも配慮する。
　②寝具の工夫－保温機能と姿勢保持の機能を考慮する。掛け布団は軽く柔らかいものがよい。
(4) 身体的苦痛の除去をはかる。
　痛みの除去，解熱，かゆみの除去，呼吸困難の緩和の為の排痰など症状の緩和処置をはかる。
(5) 精神的苦痛の緩和をはかる。
　不安や緊張などストレス状態を緩和するためにゆっくり話を聴いたり，入眠までそばに付添い見守る。
(6) 医療上の処置を確実に，睡眠を妨げずに実施する。
　継続的に行われている点滴や留置ドレーン類等の管理と体位変換や痰の吸引など静かに手際よく実施する。
(7) 就眠への援助の実施
　①就床準備－歯磨き，洗面，排泄，寝衣への着替え，寝床の準備などを介助する。
　②入浴・足浴の介助－就眠前の入浴は心身のリラックスをはかるために効果的である。入浴が困難な病人は，足をお湯につけることによっても心地よさを味わうことができる。
　③罨法の活用－頭部は氷枕や水枕で軽く冷やすと心地よさを感じ，足先は湯たんぽ等で保温すると入眠を促しやすい。
　④睡眠障害があり薬物を使用している場合は，内服させ，効果や副作用の観察を行う。
　⑤就眠前の飽食や空腹をさける。
　　就寝4時間前からのカフェイン摂取（コーヒー，紅茶，緑茶）1時間前からの喫煙は寝付きを悪くする。
　⑥安楽な体位を援助する。
(8) 日常の生活を整えサーカディアンリズムを強化する。
　活動と休息のパターンに規則性を持たせて，就眠時間や睡眠時間も一定に保持できるように生活調整を行う。決まった時間に目覚め，起床後しっかり日光をあびること。また，生活のなかに軽い身体疲労をおよぼす運動やレクリェーションを取り入れる。

引用参考文献

1）『目でみるリハビリテーション医学（第2版）』上田　敏，東京大学出版会，pp62-63，1999
2）『図解生理学　第2版』中野昭一，医学書院，p416，2000
3）『看護生理学』阿部正和，メヂカルフレンド社，pp194-204，1985
4）『写真と動画で見るトランスファー・スキル』月刊ナーシング25(5)，2005
5）「活動・運動」水戸優子『基礎看護学』香春知永他編，南江堂，pp214-235，2009

第6章 安楽とリラクセーション

　安楽とは，身体的，精神的ともに苦痛がない状態である。あらゆる看護技術を実践する場合も，対象の苦痛が最小限となるよう安楽を提供することが前提となる。
　安楽を阻害する因子には，疾患に伴う疼痛・不快感などの身体的苦痛，悩み・孤独感などの精神的苦痛，環境の変化・人間関係などの社会的苦痛がある。看護師は，これらの苦痛を取り除くために様々な援助を実践していかなければならない。安楽を促進する技術として，身体的・精神的な苦痛を除去する技術だけではなく，心身の緊張を解きほぐすリラクセーション法がある。リラクセーション法は，心と身体，環境が調和し，最良のQOLを得る状態に保つというホリスティックな援助方法として臨床での活用が期待されている。

1．安楽の意義

　安楽は看護の基本的な要素として位置づけられる。そのため，すべての援助に「安楽」という要素が含まれており，それぞれの技術で何が安楽につながるか考え実践していく必要がある。

(1) 身体的安楽を促進する技術の効果

　温冷刺激による循環の促進や適切な体位の保持により，疾患や不自然な姿勢による身体的な苦痛・疲労感などを緩和することができる。

(2) 精神的安楽を促進する技術の効果

　不安やストレスを軽減することにより，精神的な緊張状態を緩和し，積極的に療養生活に参加することができる。

(3) リラクセーション法の効果

　不安や緊張などの様々なストレスにより交感神経や筋肉が緊張する。そこで，リラクセーション法によって副交感神経を優位にさせ，筋肉の緊張を緩和することでその効果が全身に波及し，心身のバランスを取り戻すことができる。一般的な効果には，次のようなものがある。

　　(1) 疼痛・身体各部の凝りなどの身体的症状の緩和
　　(2) 不安・不眠などの精神的症状の緩和
　　(3) ストレス軽減・解消
　　(4) 免疫機能の向上
　　(5) ストレス対処方法の改善

❖2．安楽を促進する技術の種類

安楽を促進する技術には，次のようなものがある。

(1) **身体的安楽を確保する技術**
　　罨法，安楽な体位保持，指圧，マッサージ，リフレクソロジー　など

(2) **精神的安楽を促進する技術**
　　傾聴，タッチング　など

(3) **リラクセーション法**
　　漸進的筋弛緩法，呼吸法，自律訓練法，イメージ法，アロマセラピー，瞑想法，認知行動変容療法　など

❖3．安楽を促進する技術の実際

　ここでは，身体的安楽を確保する技術とリラクセーション法について主な技術の実際を述べる。精神的安楽については，第1章看護におけるコミュニケーション技術を参照されたい。

1）罨法

　罨法とは，身体の一部に温熱刺激，または寒冷刺激を加えることにより，創傷の治癒を促進し，随伴症状を軽減させる治療法である。治療の一環として医師の指示を得て実施する場合と，対象の安楽を図るために看護師独自の判断で実施する場合がある。

(1) **罨法の種類**
　罨法の種類には，乾性と湿性があり，湿性の方が乾性よりも熱伝導性が高いため，温まりやすく，冷めやすいという特徴がある。

① 温罨法
　　乾性：湯たんぽ，カイロ，電気毛布，電気あんか　など
　　湿性：温湿布，ホットパック，部分浴，温パップ　など
② 冷罨法
　　乾性：氷枕，氷嚢，氷頸，CMC製品　など
　　湿性：冷湿布，冷パップ　など

(2) **罨法による生体への影響**
　① 循環器への影響
　　温熱刺激を受けると，表在血管は一時的に収縮し血流が減少するが，すぐに拡張し血流がよくなる。一方，寒冷刺激を受けると皮膚表面の温度が下降し，それに伴い血管の収縮がみられ，血流が低下する。
　② 組織への影響
　　皮膚に対し60～65℃以上の温熱刺激が加わると，細胞が壊死し，熱傷を起こす。一方，寒冷刺激では－4～－5℃以下になると凍結壊死し，凍傷を起こす。
　③ 感覚器への影響
　　皮膚上には触・痛・温・冷覚を感じる受容器があるが，受容器の数は身体各部によって異なる。そのため，同じ温度刺激であっても部位によって感覚差が生じる。
　④ 筋・神経系への影響
　　体温程度の温熱刺激は知覚神経の興奮を鎮め，鎮痛・鎮静効果がある。一方，寒冷刺激は血管を収縮し血流を減少させ，神経を鈍化させることにより，止血や消炎，鎮痛・鎮静の効果がある。

(3) **罨法による効果**
　① 温罨法
　　保温，皮膚温の上昇，鎮痛，創傷治癒効果（急性期を除く），腸蠕動促進，入眠の促進　など
　② 冷罨法
　　皮膚温の下降，解熱，鎮痛，急性期の消炎，止血，入眠の促進　など

(4) **罨法の注意点**
　①知覚鈍麻・麻痺，意識障害がある場合は，熱傷や凍傷の危険が高くなる
　②温罨法は，出血傾向が強い場合や急性期の炎症がある場合は症状悪化の恐れがある
　③冷罨法は，循環のうっ滞がある場合は血栓を起こしやすくなる
　④特別な症状がない場合，病人の好みに合わせてより安楽となるよう工夫する

(5) **実際**
① 湯たんぽ

　全身・局所の保温を図る。湯たんぽには，ゴム製，金属製，プラスチック製があり，素材により作成方法が異なる。

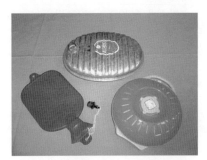

図2-6-1　湯たんぽ（ゴム製，金属製，プラスチック製）

看　護　手　順	留　意　点　・　根　拠
①使用物品の点検を行う 　・湯たんぽの破損，カバーの湿潤の有無を確認する	・湯たんぽの2/3程度お湯を入れ，湯たんぽを温め，同時に破れの有無も確認する
②ゴム製の場合，60〜70℃のお湯を2/3程度入れる 　・金属製の場合は80℃，プラスチック製の場合は70〜80℃のお湯を入れる 　・表面温度が42〜43℃以上にならないようにする	・ゴム製湯たんぽの場合，湯温が高いと劣化が進み，湯温が高いと熱傷のリスクが高くなる
③ゴム製湯たんぽの場合，空気を抜く 　・金属製，プラスチック製は口元までお湯を入れるとよい	・空気は熱の伝導率が低いため，効果的に温熱刺激が伝わらない
④湯たんぽの栓またはふたをし，周囲の水分を拭き取る	
⑤水漏れの有無を確認する	
⑥湯たんぽにカバーを掛ける	・カバーが厚手であれば，保温力が増す
⑦皮膚から10cm離して，貼用する	・栓は上，かつ病人と反対側にする
⑧対象の状態観察を適宜行う	・片付け時，十分に乾燥させ，直射日光を避けて保管する

② 湯湿布

身体の一部に温熱刺激を加えることで，循環促進，筋緊張・疼痛の緩和を図る。また，腰背部（第4～5腰椎）に貼用することで，腸蠕動を促進し，排便を促す効果がある。

看 護 手 順	留 意 点 ・ 根 拠
①厚手のゴム手袋を装着し，タオルを60～70℃以上の湯につけ水分を十分に絞る ・必要時，メントールなどの薬剤を湯の中に溶かす	・60℃以下は，絞った時点で温湿布の温度が下がってしまう
②タオルを絞った状態のまま，病人のもとに運ぶ	
③貼用部位を露出し，皮膚の状態を観察する ・腹部に貼用する場合，臍を中心にする	・温湿布により皮膚が湿潤し，皮膚の抵抗力が低下するため，皮膚の状態によっては潤滑剤を塗布する
④タオルの表面温度を前腕内側で確認する	・表面温度は45～50℃以内にする
⑤貼用部位にタオルを密着させ，貼用する	・空気の層があると熱伝導率が低下する
⑥ビニール，バスタオルなどで覆い，温湿布を保護する	
⑦15分程度で，終了または交換をする	・温度の持続時間は約15分である
⑧対象の状態観察を適宜行う	・皮膚の状態を観察する

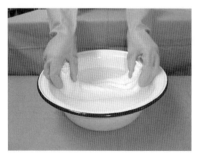

①扇子折りにしたタオルを湯につける

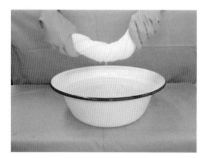

②両端を持ち水気を絞り，絞った状態のままで病人のもとに運ぶ

図2-6-2　温湿布の準備

③ 氷枕

発熱時，皮膚温度を下げることで安楽を図る。氷枕が肩に当たり，肩を冷やし，苦痛となることがあるため注意が必要である。

看護手順	留意点・根拠
①使用物品の点検を行う ・氷枕の破損，止め金の破損・緩み，カバーの湿潤を確認する	・氷枕に水を入れ止め金をし，体重をかけるように両手で押し付け点検する
②氷が大きい場合は2～3cm大（くるみ大）にし，氷の角を取る	・氷の角はゴム製品を損傷する可能性があり，病人にとっても不快である
③氷枕の容量2/3程度の氷を入れ，コップ1～2杯程度の水を入れる	・水を入れることで氷と氷の隙間をうめ，隙間にある空気を抜き，また水により貼用部位の安定性を高める
④空気を抜く	・空気は熱の伝導率が低いため，効果的に寒冷刺激が伝わらず，また空気が多いと安定が悪い
⑤止め金を互い違いに2本とめる	・氷枕の表面温度は15℃前後が望ましい
⑥氷枕周囲の水分を拭き取り，水漏れの有無を確認する	・結露により，表面温度が急激に低くなり，不快感を引き起こす
⑦氷枕にカバーを掛ける	
⑧病人の状態観察を適宜行い，カバーが湿った場合は交換する	・片付け時，十分に乾燥させ，直射日光を避けて保管する

④ 氷嚢・氷頸

頭部・額部を冷却するだけでは，解熱効果は期待できないため，表在する太い動脈である総頸動脈，腋窩動脈，大腿動脈を冷却するとよい。

看護手順	留意点・根拠
①使用物品の点検を行う ・氷嚢・氷頸の破損，止め具の破損，カバーの湿潤を確認する	・風船を膨らませる要領で空気の漏れを確認する
②氷の大きさは，氷嚢は母指頭大かクラッシュ状，氷頸はクラッシュ状にする	
③氷は，氷嚢の場合2/3程度（こぶし大），氷頸の場合1/2～2/3程度入れる	・氷を入れすぎると，重くなるため注意する
④水は氷の間隙をうめる程度とし，少量のみ入れる	・水を入れることで氷と氷の隙間をうめる
⑤空気を抜く	・空気は熱の伝導率が低いため，効果的に寒冷刺激が伝わらない
⑥口元をねじり，止め具を適切に用いる 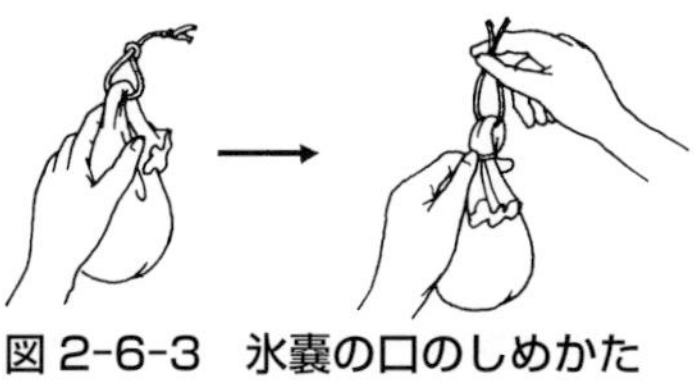	

図2-6-3 氷嚢の口のしめかた

⑦氷嚢・氷頸周囲の水分を拭き取り，水漏れの有無を確認する	
⑧カバーを掛ける ・氷頸の場合，中央を1回ねじり，三角巾の頂点から底辺に向かって氷頸をくるむ	・氷頸は中央を1回転ねじることで，頸動脈に密着しやすくなる
⑨病人の状態観察を適宜行い，カバーが湿った場合は交換する	・片付け時，乾燥させ，内側・外側にパウダーをつけ，直射日光を避けて保管する

2）指圧

指圧は，手指あるいは器具を用いて体表の一点に持続的に圧を加える方法である。

(1) 指圧による効果

ツボを押すことにより，気の流れがよくなり，凝りや慢性的な疼痛の軽減を図る。

(2) 指圧の実際

徐々に圧を高めながら圧刺激を加え，徐々に圧を弱めていくことが基本である。圧刺激は，3秒以上かけないようにし，皮膚に対し垂直に指圧する。

3）マッサージ

マッサージは，手指・手掌など手全体を用いて，体表を持続的・反復的に揉む，押す，叩く，さする方法である。

(1) マッサージによる効果

圧刺激を加えることで，筋肉，血管，リンパ，神経を刺激し，全身の血行を改善させ，局所の凝り，痛みの軽減を図る。不安，抑うつ状態に対し，精神的な安定を図る意味で実施する場合もある。

(2) マッサージの実際

対象が心地よいと感じ，痛みを感じない程度の強さでマッサージを行う。マッサージの種類には，次のようなものがある。

① 軽擦法

手掌を密着させ，なでさする方法で，最もよく行われる。マッサージの開始時・終了時に実施する。摩擦により，皮膚を刺激し，血行の改善により新陳代謝が高まる。

② 強擦法

手掌を密着させ，軽擦法より少し強く，なでさする方法である。血液やリンパの流れを改

善し，筋肉を揉みほぐす。
　③　揉捏法
　　筋肉などを線状あるいは輪状に，ゆっくりと揉みほぐす方法である。筋肉内の血行が改善されることで，凝りがほぐれる。
　④　叩打法
　　手で拳を作り叩く方法である。皮下の毛細血管を拡張または収縮させ，血行が改善される。

4）漸進的筋弛緩法

　筋の緊張状態と弛緩状態を自分の意思でコントロールすることにより，筋のリラックス感（弛緩状態）を習得する方法である。

(1) 筋弛緩法による効果

　局所の凝り，痛み，抑うつ状態，不安，緊張による筋緊張を和らげ，身体的および精神的なリラックス状態をもたらす。

(2) 筋弛緩法の実際

　訓練は，毎日1時間くらいかけて行うのが望ましい。訓練する筋肉部位に意識を集中させ，その筋肉部位に6割程度の力を入れ，その状態を5～10秒前後保ち筋緊張を実感する。緊張感を体得したら，いっきに力を抜く。訓練は，四肢から体幹，首から顔の順に実施していく。

5）呼吸法

　呼吸は生命維持にとって不可欠の要素であることから，心や精神の働きとも密接な関係にあるとされる。人間は緊張が高まると，その緊張を和らげるために深呼吸を行う。このような呼吸を意図的に行うのが呼吸法である。

(1) 呼吸法による効果

　呼吸法は，心身の調和によるリラックスを促し，過呼吸，パニック発作，不安，筋肉の緊張，頭痛などの改善を促す方法である。また，意識を集中させることにより心身の安定を図り，精神的なコントロールに役立っている。

(2) 呼吸法の実際

　実施する場合は，腹部を締めつけない服装にする。また，呼吸法に集中するため，静かな環境を選択する。
　呼吸法にはいくつかの方法があるが，代表的なものは腹式呼吸とペーシング呼吸である。腹

式呼吸は，胸部や肩ではなく横隔膜を用いてゆっくりとした呼吸をする方法である。ペーシング呼吸は，メトロノームなどを用いて吸気と呼気をリズムよく呼吸をする方法である。いずれの場合も，吸気と呼気の時間は，1：2が望ましい。実施中は，呼吸を意図的に行うため気分不快などを起こす可能性もあり注意が必要である。

引用参考文献

1）「リラクセーションの歴史と最近の動向」荒川唱子『看護にいかすリラクセーション技法－ホリスティックアプローチ』荒川唱子他編，医学書院，pp1-15，2001
2）「体温を調節する技術」習田明裕『ナーシング・グラフィカ基礎看護学③』志自岐康子他編，メディカ出版，pp337-349，2014
3）「罨法」中橋苗代『根拠がわかる基礎看護技術』岡崎美智子他編，メヂカルフレンド社，pp 444-457，2008
4）「リラクセーション法を習得する」小板橋喜久代他『リラクセーション法入門－セルフケアから臨床実践へとつなげるホリスティックナーシング』小板橋喜久代他編，日本看護協会出版会，pp32-96，2013
5）「安楽かつ快適さを確保する技術」真砂涼子『ナーシング・グラフィカ基礎看護学③』志自岐康子他編，メディカ出版，pp351-365，2014
6）「安楽確保の技術－Ⅳ　様々な安楽確保の技術」岩脇陽子『基礎看護学②基礎看護技術Ⅰ』深井喜代子編，メヂカルフレンド社，pp317-324，2012

第7章 食生活の援助

　人が生きていく上で，食事はエネルギーを蓄えるものであり，生命を維持するために必要不可欠である。食事により栄養を摂取することで健康の維持・増進をはかり，身体の成長や発達を促している。また食事は栄養を摂取するというだけでなく，日常生活上の楽しみでもあり，おいしく食べることの満足感は，生きる上での喜びとなる。毎日あまり考えないで行動しているが，自由に食べたり飲んだり出来なくなって初めて，食事の大切さに気付く人も多い。看護を考える上では，この食事を病態による制限や規制があったとしても，より病人の食生活が豊かになるように工夫したり援助したりできるかどうかが，病人のQOLを考える上で大切である。また，最近では病院等で嚥下障害のある病人をはじめとし，医師，看護師，管理栄養士，言語聴覚士など職種の壁を越え，基本的医療のひとつである栄養管理を，個々の症例や各疾患治療に応じて適切に実施する多職種の栄養サポートチーム（NST: Nutrition Support Team）での取り組みなどもされている。

❖1．食生活に関する基礎知識

1）食事・栄養と健康問題

　健康日本21では，栄養・食生活は，多くの生活習慣病と関連しており，健康と生活の質を上げるためには，①栄養状態をより良くするために「適正な栄養素（食物）摂取」，②適正な栄養素（食物）摂取のための「行動変容」，③個人の行動変容を支援するための「環境づくり」が必要であるとし，取り組まれてきた。

　また，生活習慣病の予防のために，「食生活指針」が策定されたが，平成24年の調査では，肥満者（ＢＭＩ≧25）の割合は，男29.1％，女19.4％，であり，男性では，40歳代（36.6％）が最も多く，次いで50歳代（31.6％）の順である。やせの者（ＢＭＩ＜18.5）の割合は，男性4.2％，女性11.4％である。このことから肥満，高脂血症，高血圧などが健康問題としてあると同時に，逆に若い女性の過激なダイエットなどや摂

表2-7-1　食生活指針の内容

・食事を楽しみましょう。
・1日の食事のリズムから，健やかな生活リズムを。
・主食，主菜，副菜を基本に，食事のバランスを。
・ごはんなどの穀類をしっかりと。
・野菜・果物，牛乳・乳製品，豆類，魚なども組み合わせて。
・食塩や脂肪は控えめに。
・適正体重を知り，日々の活動に見合った食事量を。
・食文化や地域の産物を活かし，ときには新しい料理も。
・調理や保存を上手にして無駄や廃棄を少なく。
・自分の食生活を見直してみましょう。

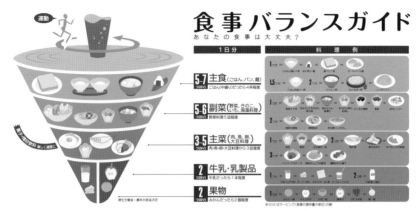

図2-7-1　食事バランスガイド

[http://j-balanceguide.com/guideline/index.html，2010.3を参照]

食障害による栄養障害などがあり，食生活に含まれている問題は栄養問題だけにとどまらず，多岐にわたっているといえる。さらに，朝食の欠食率の高さなどからも食育が重要視され，食事バランスガイドなどをもとに，食生活への関心を深める働きがなされている。

現在栄養状態を見る指標としてはBMI（身体質量指数）があり，適正体重を算出するのにも用いられる。

$BMI=体重（Kg）÷身長（m）^2$ で算出するが，18.5以上〜25未満が「ふつう」であり，22になるのが最も適正な体重であるとされている。日本肥満学会の定義ではBMI25以上を肥満，BMI18.5未満をやせと判定している。

❖2．基礎知識

1）栄養素と食事摂取基準

栄養素は，たんぱく質，脂質，炭水化物，ビタミン（水溶性ビタミン・脂溶性ビタミン），ミネラルの5大栄養素と水に分類される。栄養素の主な役割は，①エネルギーの補給，②組織（筋肉・神経・骨・歯・血液・その他）の構成と消耗物質の再生，③身体機能の調節である。また，「日本人の食事摂取基準2010年版」では，一日に必要な推定エネルギー必要量は，年齢や性別，身体活動レベルにより算定されている。推定エネルギー必要量はエネルギーの不足，たんぱく質・エネルギー栄養不良のリスクと，肥満のリスクをもっとも低くすると考えられている。

推定エネルギー必要量（Kcal/日）＝基礎代謝量（Kcal/日）×身体活動レベル で算出される。また，身体活動レベルはその活動量により，「Ⅰ（低い）：1.50」「Ⅱ（ふつう）：1.75」「Ⅲ（高い）：2.00」の3区分に分けられている。これをみると，その人が健康を維持するために摂取すべきエネルギー量がわかる。

表 2-7-2　推定エネルギー必要量（kcal/日）

性　別	男　性			女　性		
身体活動レベル[1]	I	II	III	I	II	III
0〜5（月）	−	550	−	−	500	−
6〜11（月）	−	650	−	−	600	−
6〜8（月）	−	700	−	−	650	−
9〜11（月）	−	950	−	−	900	−
1〜2（歳）	−	1,300	−	−	1,250	−
3〜5（歳）	1,350	1,550	1,750	1,250	1,450	1,650
6〜7（歳）	1,600	1,850	2,100	1,500	1,700	1,900
8〜9（歳）	1,950	2,250	2,500	1,850	2,100	2,350
10〜11（歳）	2,300	2,600	2,900	2,150	2,400	2,700
12〜14（歳）	2,500	2,850	3,150	2,050	2,300	2,550
15〜17（歳）	2,300	2,650	3,050	1,650	1,950	2,200
18〜29（歳）	2,300	2,650	3,050	1,750	2,000	2,300
30〜49（歳）	2,100	2,450	2,800	1,650	1,900	2,200
50〜69（歳）	1,850	2,200	2,500	1,500	1,750	2,000
70以上（歳）[2]	1,850	2,200	2,500	1,450	1,700	2,000
妊婦（付加量）[3] 初期				＋50	＋50	＋50
中期				＋250	＋250	＋250
末期				＋450	＋450	＋450
授乳婦（付加量）				＋350	＋350	＋350

1　身体活動レベルは、低い、ふつう、高いの三つのレベルとして、それぞれ I、II、III で示した。
2　主として70〜75歳並びに自由な生活を営んでいる対象者に基づく報告から算定した。
3　妊婦個々の体格や妊娠中の体重増加量、胎児の発育状況の評価を行うことが必要である。
注1：活用に当たっては、食事摂取状況のアセスメント、体重及びBMIの把握を行い、エネルギーの過不足は、体重の変化又はBMIを用いて評価すること。
注2：身体活動レベルIの場合、少ないエネルギー消費量に見合った少ないエネルギー摂取量を維持することになるため、健康の保持・増進の観点からは、身体活動量を増加させる必要があること。

［出典：「日本人の食事摂取基準（2015年版）策定検討会」報告書, 厚生労働省Webサイト, p73, 2014.
http://www.mhlw.go.jp/file/05-Shingikai-10901000-Kenkoukyoku-Soumuka/0000067132.pdf （2015.1.8アクセス）］

2）患者食とは

　患者食とは疾病の回復や悪化の予防などのために、治療・検査を目的として、病人に準備されるものである。患者食の種類には大きく、一般食と特別食がある。
　一般食は、使用食品や調理法の制限もほとんどなく、主として病人の健康を増進し治療の一助となるものである。特別食は、食事療法としても重要な治療の一つであり、医師の発行する処方箋に基づいて供される腎臓食、糖尿食、肝臓食、胃潰瘍食、膵臓食、痛風食、治療乳、無

表 2-7-3　患者食の種類

食事の種類	食事の目的と内容
一般食（普通食）	患者の栄養状態を良好に保つことを目的としている。主食の形態により、常食、軟食（全粥食・7分粥食）、半流動食（5分粥食、3分粥食）、流動食に分けられる。
特別治療食	特定の疾患に対する治療を目的にエネルギーや栄養素の基準が決まっている食事のことである。その中には、疾患別栄養管理（糖尿病食、肝臓病食、腎臓病食など）と、栄養成分別分類（エネルギーコントロール食、たんぱく食コントロール食、脂質コントロール食があり、それぞれ細かく分類されている）がある。

菌食，検査食などをいう。疾患ごとに病気に対応する治療食の栄養基準を「疾患別栄養管理」という。しかし，病院では複雑な病態に対応するため，「栄養成分別分類」が用いられることが多くなってきている。

3）食欲および食欲不振

食欲は大脳および視床下部の中枢と，感覚に関する情報や精神状態，体液に関する情報，消化機能に関する情報などの末梢の機構により調節され左右されている。食欲不振とは食物を食べたいという意欲（感覚）が減退・欠如した状態をいう。病気の症状として起こる場合もあるが，精神的なものや薬剤の副作用などから起こる場合もあり，原因を明らかにして対処することが大切である。

❖3．病人への食事援助

1）病人への食事援助の基本

病人への食事援助を行うときには次のようなことに気をつけて行う。
(1) 年齢や病気による障害が食事に及ぼす影響を理解しておく（特に嚥下障害がある場合）
(2) 病人自身の食事習慣を守り，楽しい雰囲気を心がける
(3) 病人が食事しやすい姿勢，体位にする
(4) 自分で食事ができるように自助具を使用したり生活用具を工夫したりする
(5) 病人に介助する場合は相手のペースに合わせる
(6) 食事が摂取しやすいように気を配る
(7) 食事の前，中間，終わりにできるだけ水分補給をすすめる

2）食欲がない病人への援助

病人に食欲がない場合は，無理に食事を勧めるのではなく，食欲不振が始まった時期や要因について知り，その原因に応じて個々の対象に合ったケアをすることが大切である。

3）食事療法を必要とする病人への援助

食事療法は食事そのものが直接の治療手段である。治療食をきちんと食べることの必要性を病人が理解できるように援助するとともに，本人だけでなく，同居している家族への指導への指導も必要である。

4）病人への援助

看　護　手　順	留　意　点　・　根　拠
【使用物品の準備を行う】 ①箸，スプーン，フォーク②湯呑み（吸い飲み），ストロー③タオルまたはエプロン④おしぼり⑤必要に合わせた自助具⑥ティシュペーパーなど 【手順】 ①室内環境を整え（室内の換気，排泄物や臭気のあるものを片付ける），病人の準備を行う 　・排尿・排便を済ませて，不快なにおいは取り除いておく 　・病人の状態を観察する 　　観察項目：顔色，覚醒状態，麻痺の状態，食欲の有無など 　・体位を整える 　・こぼれて寝間着を汚さないように，胸元にタオルかエプロンをかける 　・必要時，含嗽を行い，おしぼりで手を拭く（介助者は手を洗う）洗える場合は洗面器等を利用してなるべく洗う ②食事の温度を調整する ③食膳を病人の元に運び，食事しやすく，介助しやすい位置に置く ④献立を説明する。 　A寝た状態であるが自分で食べられる場合 　　病人が食事しやすい位置に配膳する。汁物やお茶はストローや吸い飲みなどを使うと摂取しやすい。主食をおむすびにしたり，副食を一口大にしたりすると一人でも食べやすい。病人の出来ないところを援助しなるべく自分で食べられるようにする 　B手の麻痺や骨折があり自分で食べられない場合 　　病人が食事しやすく，介助者が介助しやすい位置に配膳する。麻痺がある場合などは病人に合わせた自助具を使用する 　C視力障害があり一人で食べられない場合 　　食器の位置を病人の手をとり，献立を説明しながら，どこに何があるのかを確認する。料理の匂いをかぐことを勧める ⑤お茶やスープ，汁など液状のものから口に運ぶ ⑥病人のペースにあわせ，一口ずつ口に運ぶ ⑦主食と副食を交互にし，相手の希望を聞きながら介助する	・30分前には排泄を済ませて，排泄物等を片付け，臭気が残らないようにする ・誤嚥防止のためにはできるだけ座った状態で食べるのが望ましい ・温かい料理は温かく，冷たい料理は冷たい状態で食べられるようにする 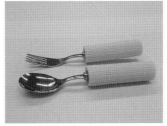 **自助具** ・水分を先に飲んだ方が，嚥下しやすい

⑧嚥下したことを確認して次の食物を口に入れる ⑨食事の終了時，お茶を勧める ⑩食事が終了したら下膳する。 ⑪食後のうがい（できれば歯磨き）を行う。 ⑫病人の体位を戻し，寝衣・寝具を整える。	・口の中に残っているのに次を入れない。食事の途中で水分摂取を勧める ・むせや咳き込みなどがある場合は，誤嚥の可能性があるので，いったん中止して顔色や呼吸の様子をみる ・できれば食後1時間ぐらいは，座った状態で過ごすほうがよい

5）経口摂取ができない病人への援助

(1) 非経口栄養法の種類と特徴

経口的に食事ができない病人の場合は，栄養補給方法として，消化管にチューブを挿入して腸管を介して各栄養素を吸収させる方法（経管栄養法・経腸栄養法）と，太い静脈にカテーテルを挿入して栄養を補給する方法（中心静脈栄養法）がある。どちらも人にとって自然な栄養摂取法ではないため，なるべく早く口から食べられるように援助する。

(2) 経管栄養法

経管栄養法は，消化・吸収機能が障害されていない病人を対象に，疾病により咀嚼・嚥下機能が障害されている場合などに行われる。これは，最も生理的な消化・吸収機能を使用した栄養摂取であり，腸管を使用することで腸管粘膜の廃用性萎縮の予防ができる。

方法として，鼻腔・口腔からカテーテルを胃や腸に挿入する場合と直接胃や空腸に管を留置する瘻管法（胃瘻・腸瘻(いろうちょうろう)）とがある。経腸栄養剤の種類（表2-7-4）は，大きく3つに分類される。

表2-7-4　栄養剤の種類

種類		主な特徴
人工濃厚流動食	消化態栄養剤	管を十二指腸または空腸等に留置し，24時間注入で行う。栄養素の合成品のために溶けやすく，管は細くてよい。消化力を必要とせず，高カロリーが得られ残渣がない（便はほとんどない）
	半消化態栄養食	バランスのとれた栄養素を配合した粉末で保存できる。自然食品よりも消化・吸収しやすく，長期間の使用も可能である。味や臭いが工夫され，経口的にも摂取できる（便は少なめとなる）
自然（天然）濃厚流動食		全粥ミキサー食，牛乳，果汁などの自然食品を中心とする。日常的に容易に入手でき，しかも経済的である。しかし，腐敗しやすく，長期間にわたって十分な栄養所要量を確保したり，栄養バランスをとるのが難しい

注入方法の実際

【使用物品】 ・カテーテル，イルリガードル，潤滑油，絆創膏，スタンド，栄養剤，聴診器，白湯またはお茶，注入用注射器	
【体位の調節】 ・病人の準備をする ・病人に説明して了解を得る ・体位を整えて，ベッドを起こして半座位にする	・固定をしていても，抜ける場合がある ・チューブを誤って抜去しないよう，注入ラインの長さは余裕を持たせ，固定を確実に行う
【手順】 ①固定位置（何センチの位置で固定されているか）・固定状態の確認を行う ②胃液を吸引してみる ③10ml〜20ml程度の空気を，素早く注入し（カテーテル先端での）「ゴボッ」という気泡音を聴診器で聞いて確認する ④栄養ラインを指でたどって確認する。栄養剤，内服薬注入前に，鼻孔から注入口まで指でたどりながら，接続に間違いがないか確認する ⑤注入速度を調節しながら，注入を開始する。途中で残量と時間を確認し，調整しなおす ⑥注入終了後，内服薬があれば注射器で注入する。その後微温湯を30ml〜50ml注入し，カテーテル内がつまらないようにきれいに保つ	・吸引したものが，胃液であるかどうかを，PHで確認する。胃液は酸性であるため，PHが高い場合は，胃液ではない可能性があるため，注入は行わない ・①〜④が確認できない場合，注入せずに他の看護師や医師に相談する ・注入終了後はできれば30〜60分程度は体位を半座位で保つ方がよい

引用・参考文献

1）『基礎看護技術第7版』阿曽洋子・井上智子・氏家幸子，医学書院，pp225-242，2011．
2）「日本人の食事摂取基準（2015年版）策定検討会」報告書，厚生労働省Webサイト，2014．http://www.mhlw.go.jp/file/05-Shingikai-10901000-Kenkoukyoku-Soumuka/0000067132.pdf（2015.1.8アクセス）
3）『新体系看護学全書　基礎看護学③　基礎看護技術Ⅱ』深井喜代子編：メヂカルフレンド社，pp24-54，2012．
4）『国民衛生の動向　厚生の指標　増刊』厚生労働統計協会，pp98-110，2014．
5）『食生活指針』農林水産省Webサイト，http://www.maff.go.jp/j/syokuiku/zissen_navi/guide/（2015.1.8アクセス）
6）『日本人の食事摂取基準（2015年版)』菱田　明・佐々木　敏監修，第一出版，2014．

第8章 排泄の援助

　人間は生命を維持するために必要な酸素や水・食物を外界から摂取し，消化・吸収して代謝過程を進行させる。その間に不要となった代謝産物や有害物質は体外に排出する。このはたらきを排泄という。排泄物には，便，尿，汗，肺からの二酸化炭素，痰などがある。なかでも排便は一般的に健康の証（あかし）と言われている「快眠，快食，快便」の一つであり，良好な体内環境の維持に欠かせない。また，排尿も体内環境の調整を担う重要な機能である。そのため，排泄状態や排泄物の性状から健康状態についての情報が得られ個々の健康管理の指標となる。さらに，これら排尿・排便は生理的な意義だけでなく心理的，社会的・文化的な意義もある。すなわち，排尿・排便行為は心身の爽快感をもたらすだけでなく，自力で排泄できることは自尊感情を高める。日本人は排泄に関して否定的なイメージが強いとされ，排泄の介助を要するようになると自己否定的な気持ちになりがちである。また，幼児期の排泄のしつけは発達および自立を多方面から促す。

❖1．排尿に関する基礎知識

1）排尿のメカニズム

　尿は腎臓で1〜2ml/分ずつ生成されて尿管の蠕動的収縮によって移送され膀胱にためられる。膀胱が一定量に達すると尿道を通って体外に排出される。これを排尿という。膀胱内に尿が貯留してくると膀胱は丸みをおび，後方から膀胱に入る尿管を圧迫するため，膀胱から尿管への逆流を防いでいる。膀胱内に尿が約200mlたまると尿意を感じ始める。膀胱と尿道は排尿に関係する器官で自律神経支配を受けている。すなわち，下腹神経（交感神経）は膀胱を弛緩させ，内尿道括約筋を収縮させて排尿を抑制する。一方，骨盤神経（副交感神経）は膀胱を収縮させ，内尿道括約筋を弛緩させることで排尿を促進する。意識的な排尿は，橋の排尿反射中枢，骨盤神経を介する膀胱の収縮と尿道括約筋の弛緩によって始まる。尿意を感じても意識的に排尿を抑制することは可能であり，大脳皮質が橋の排尿反射中枢の活動を抑制することで膀胱が収縮しないようにし，尿道の出口には外尿道括約筋が分布しており外尿道口を意識的に収縮させて尿意を我慢したり，排尿を中断させることができる。

2）尿の性状

　尿の1回量は200〜300mlで，1日約1,000〜1,500ml排出される。一般に尿の色は淡黄色，黄褐色で透明である。尿比重は1.015〜1.025，pHは5.5〜7.0である。しかし，これらの性

状は食事内容・飲物，水分摂取量に影響をうける。

3）排尿の観察

尿の観察はまず性状の観察を行う（量，色，臭い，比重，混入物（混濁，血尿の有無など））。看護を実践していくためには性状だけでなく，排尿の状況（排尿回数，排尿時の様子，水分摂取量，排尿時痛，残尿感など）が必要な情報となる。また，排尿を行う上で必要な援助を判断し，行っていくために，一連の排尿動作のレベルを観察する。

4）排尿の異常

尿の生成，尿の排出機能，尿の蓄尿機能の異常については表2-8-1に示す。

表2-8-1　排尿に関連した異常

尿生成の異常	尿量	無尿	腎臓からの尿の分泌がみられない（100ml/日以下）
		乏尿	400ml/日以下
		多尿	3,000ml/日以上
	性状	血尿	尿中に赤血球が出現（鮮紅色～暗赤褐色のものは肉眼的血尿という）
		膿尿	炎症後，膿球となった白血球と細胞の残りが混入
		たんぱく尿	たんぱく質が尿中に排出（150mg/日以上）
		糖尿	ブドウ糖が尿中に出現（一般に血糖値が170mg/dl以上となると現れる）
排尿の異常	回数	頻尿	排尿回数が増加
		稀尿	排尿回数が極端に少ない
	排出困難	尿閉	膀胱内に尿は貯留しているが排出できない状態
		残尿感	排尿後も尿が残っているように感じる状態
		排尿困難	排尿に過度の腹圧や時間を要し排尿に努力を要する状態
	蓄尿困難	尿失禁	膀胱に貯留した尿が不随意にまたは無意識に尿道またはそれ以外の部位を通じて外陰部に漏出する状態

2．排便に関する基礎知識

1）排便のメカニズム

食物は口腔から食道，胃，十二指腸を通りながら消化酵素により消化・分解され吸収される。その後，十二指腸から空腸，回腸を通過する間に，腸液による消化がさらに進み，栄養素が水分とともに小腸で吸収される。結腸は消化酵素を産生しないが，結腸内に存在する細菌群が残存する栄養素を代謝してガスを産生する。便は60～70%が水分であり，セルロース，消化さ

れなかった食物残渣，腸内細菌や細菌の死骸，腸の上皮細胞が含まれる。糞便の30〜80%は腸内細菌であり，腸の上皮細胞なども含むために，食物を摂取していなくても便は生成される。

　消化器全体において，常時，蠕動運動が生じており，腸の内容物が口側から肛門側へと移送されている。食物が摂取されて胃，十二指腸に食物が入ると胃-大腸反射が起こり大腸の運動が促進され小腸の内容物が大腸に移送される。内容物によって大腸の内圧が高まると，大腸に大蠕動が起こり内容物を一挙にS状結腸や直腸へ移送する。直腸内は排便時以外，通常は空である。糞便の量が増し直腸壁を伸展させ，その圧が40〜50mmHgに上昇すると求心性の興奮が骨盤神経を介して脊髄を上行し，大脳皮質を刺激することによって便意が生じる。便意が生じると排便反射が起こる。この反射は，内肛門括約筋，さらには外肛門括約筋を弛緩させ，肛門挙筋を収縮させて，肛門を上方へ引きあげる。これにともなってS状結腸，直腸が収縮して糞便は排出される。人はトイレに行き排便できる環境が整ったら排便姿勢をとり，さらに吸息した状態で横隔膜や腹直筋などの腹筋群を同時に収縮させることで腹圧をかけ，骨盤腔内の圧を高めいきみ動作を行いスムーズな排便をする。しかし，便意が生じても大脳皮質から橋排便反射中枢の活動は抑制できるため，排便を我慢することができる。口から摂取された食物は24〜72時間後には糞便として排泄される。

2）便の性状

　便は1日に1〜2回排出され，量は100〜250g/日である。一般に便の色は黄褐色〜茶色で形状・硬さは固形または有形である。

3）排便の観察

　便の性状の観察を行う（量，形状，色，臭い，混入物（血液，寄生虫など））。看護を実践していくためには，性状だけでなく，排便の状況（排便回数，腹部膨満感，排ガス，下腹部痛，排便時痛，残便感，腸音など）および排便に影響を及ぼす食事摂取内容や食習慣，生活リズム，水分摂取，ストレス，疾病や治療（内服薬も含む）についても情報を得る。また，排便に関連する運動や活動のレベルを観察し排便を行う上で必要な援助方法を判断する。

4）排便の異常

　便の性状の異常については表2-8-2に示す。

表 2-8-2　便の性状の異常

量	増加 減少	腸管上部疾患 腸管下部疾患
色　調	赤色便 タール便 灰白色便（脂肪便） 黒色便	大腸下部の出血，コレラ等 上部消化管出血 肝臓・膵臓疾患 鉄剤服用
形状・硬さ	泥状便 水様便 硬便，兎糞状 鉛筆様便	液体に近い便 液状 乾燥して硬い便 細い便
臭　気	酸臭 腐敗臭	下痢便，消化不良等 膵疾患，直腸がん
混入物	血液，粘液，異物，膿汁	

(1) 下痢

下痢は，水様（水分90％以上）または泥状（水分80〜90％以上）の便が頻回に排出される状態をいう。単なる食べ過ぎ・飲みすぎなどの消化不良で起こる場合もあるが，不十分な咀嚼，自律神経の乱れ，消化器疾患，消化器感染，腸管粘膜の炎症などによる腸の蠕動運動の亢進，腸液などの分泌過多，大腸での水分吸収障害などによって起こる。下痢を起こすと，腹痛（胃腸痛），不快感を伴うだけでなく，体内の水分やナトリウム，重炭酸塩などの塩分が失われるため，排出する量によっては脱水を起こし，生命に危険を及ぼすことがあるので十分な観察が必要である。

(2) 便秘

便秘とは，様々な原因により大腸内容が大腸内にとどまり，通過あるいは直腸からの排出が遅れ，便通または便の量が減少した状態をいう。便秘の原因には，排便の我慢，運動不足，加齢，腹圧の低下，自律神経の乱れや薬剤などによる腸蠕動運動の減弱，腸管のけいれん，脊髄障害による排便反射の消失，肛門痛などの痛みに対する恐怖心など，身体的・精神的・社会的要因が関連している（図2-8-1）。便秘が起こると安易に緩下剤を使用する傾向がみられるが，下剤の使用は自然な排便習慣を傷害し，逆に常習性便秘に陥らせる原因となることがあるので，薬の使用には注意が必要である。

(3) 便失禁

便失禁とは，不随意あるいは無意識に便が排出されることであり，不適切な状況下で便の排出が起こる。主な原因は肛門括約筋（内・外肛門括約筋）機能低下である。また，排便中枢の障害，排便反射の障害，激しい下痢などの場合も便失禁が生じる。

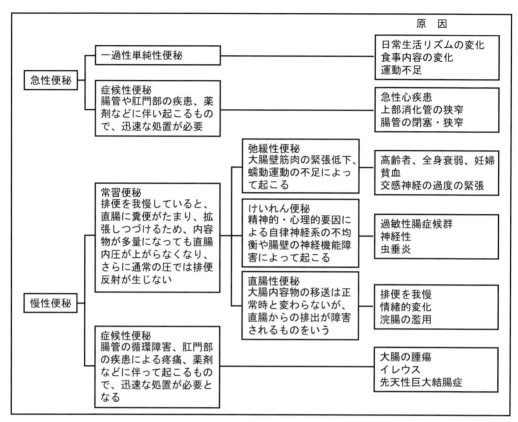

図 2-8-1 便秘の分類と原因

「前田ひとみ：排便，基礎看護学テキスト（深井喜代子，前田ひとみ編），p.213，2006，南江堂」より許諾を得て転載．

❖ 3．排泄障害がある人の看護

ここでは，主な排泄障害である下痢と便秘にある人の援助方法を述べる。

1）下痢

(1) 安静と保温

身体を動かすと腸管の蠕動運動が亢進し，精神的緊張やストレスは，副交感神経を刺激し腸蠕動や腸液の分泌を促進するので，心身ともに安静をはかる。また，腹部を圧迫しないような衣類にして，腹部を腹巻きなどで保温する。腹部を温罨法で温めることは症状緩和に効果があるが，炎症所見がある場合に温罨法を行うのは禁忌なので注意が必要である。

(2) 食事の工夫

食事を行うと蠕動運動が促進するので，急性の下痢の場合は絶食とする。しかし，極度の下痢の場合は，脱水予防のために水分補給をする。冷たいもの，カフェインが含まれるもの，乳

酸菌飲料は下痢がひどくなる可能性があるので避け，常温のスポーツドリンクや番茶などを摂取してもらう。食事を開始するときは，食物繊維や脂肪を含む食品や刺激のある食事はなるべくさけて，消化のよい流動食や粥状のものから始める。

(3) 肛門周囲の皮膚の保護・清潔

下痢が続くと肛門周囲に便や消化液が付着して不潔になりやすく，さらに，頻回の肛門周囲のトイレットペーパーによる拭き取りのために，感染や炎症をひきおこしやすくなる。肛門周囲の皮膚の保護や清潔を保つために，排便ごとに肛門部の清拭や座浴を行う。このような場合，洗浄装置付きのトイレで洗浄できれば便利である。

(4) 薬物の使用

下痢の時には，整腸剤や下痢止めが処方されることがあるが，下痢は腸管内毒素を排除しようとする生体防御反応なので，医師の診断をあおぎ，原因を確認してから，便の様子をみながら使用する。

2) 便秘

便秘が個人の生活習慣や排泄習慣に原因がある場合についての援助方法を述べる。

(1) 排便習慣の確立

便意があるときに我慢しなくてもよいような状況や環境を調整する。つまり，自分の排便パターンを知ることからはじめ，余裕をもって排便ができる時間帯を見つけ，その時間にあわせて排便できるように生活習慣を整える。例えば，日中仕事中のために便意があるときにすぐにトイレに行けない場合がある。朝，出勤前に余裕をもってトイレに行くことができるように時間をつくり，便意がなくても毎朝，食後に排便を試みるなど，生活習慣を調整する。

(2) 食事の工夫

便秘には食物繊維を摂取することがよく知られている。食物繊維を多く摂取すると，多量の腸内容物が下部消化管に短時間で輸送される。その結果，腸管の蠕動運動が高まり，短時間で直腸に便が到達して便意を生じさせる。腸管の通過時間が短いと大腸での水の吸収時間も短くなるので便が軟らかくなる。過去の研究から，1日20gの食物繊維を摂取することが効果的であることがわかっている[4]。食物繊維の多い野菜や果物，海藻類を積極的に摂る必要がある。また，胃－大腸反射を誘発するように，起床時に冷水や牛乳を飲んだり，朝食をしっかり摂取することも効果的である。

(3) 運動および腹部マッサージの実施

　腸管の蠕動運動を高めるために，可能であれば適度な運動（またはなるべく交通機関は使わないなどの生活に伴う活動）を行う。また，腹部マッサージも習得すればいつでも自分で行うことができ症状緩和に有効である[4]。

(4) 罨法

　腹部および腰背部の温罨法は蠕動運動の促進に効果がある。70～75℃に温めたタオルや電気毛布などで行う[4]。ただし，熱傷（毛布の場合は低温やけど）などの皮膚の損傷に留意する必要がある。

(5) 薬物の使用

　下剤には，センナなどからつくられている植物性製剤，酸化マグネシウムなどの無機塩類製剤（塩の浸透圧の作用で多量の水がたまり，便の容積が増え蠕動運動を促進），ヒマシ油などの油脂製剤（小腸内で加水分解され，腸壁を刺激し便を軟化）などがある。従って，便秘改善の効果も違い，飲み続けることにより副作用がでてくる。下剤を長期的に服用するのであれば，その薬の薬効や副作用を理解した上で飲むことが重要である。また，座薬や浣腸液も使用されるが診断を得てから使用するのが望ましい。
　薬物を使う前に，まずは，(1)～(4)の方法を行い，それでも改善しないようであれば薬物によって排便コントロールを行うことを考える。

❖4．排泄に使用される器具・設備

(1) トイレと便器

　トイレの便器には和式と洋式がある。和式の場合は男子の排尿用の尿器の設備が必要である。和式便器は排泄後の立ち上がり動作等身体が不安定になりやすいので，病人や高齢者には適さない。洋式便器は座位のため安全・安楽な姿勢がとれ，立ち上がりやすい（図2-8-2-a）。近年，洗浄装置つきの便器が設置されているトイレが多くなり，陰部の清潔を保持するために用いられる。肛門疾患や産婦人科疾患，妊産婦がおられる病院にはたいてい設置されている。
　和式・洋式のいずれの便器の場合でも，病人や高齢者が使用する可能性があるトイレには，排泄時や起立時に身体を支える手すりをつけ，気分が悪くなった時はいつでも連絡できるベルの設置が必要である。また，トイレの床は水滴がつきやすく転倒の危険性があるので，床は清掃しやすく滑らない材質のものがよい。身体が不自由で車いすを使用される病人には車椅子が置けるだけのスペースが必要であり，扉は開閉しやすいものが望ましい。

(2) ポータブル便器

ポータブル便器は，トイレまでは歩行ができないが，ベッドをおりることができる病人，または，歩行が可能でも夜間などにトイレへ行くことが困難な高齢者などに用いられる（図2-8-2-b）。

(3) 尿器と差し込み便器

尿器には男性用と女性用があり，女性用は尿が受けやすいように広口になっている。また，タンクと受尿器をチューブで連結した安楽尿器とよばれているものもある（図2-8-2-c）。

差し込み便器には，和式・洋式・和洋折衷型があり，材質はほうろう製，ステンレス製，プラスチック製で，特殊な場合に，空気をいれて便座部をふくらませるゴム製のものを使用したりする（図2-8-2-c）。

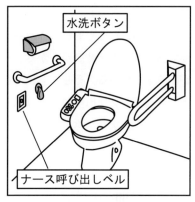

a．洋式便器

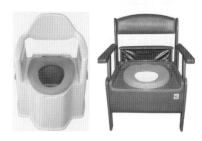

b．ポータブル器

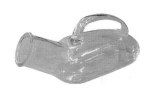
男性用尿器

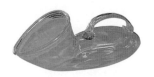
女性用尿器

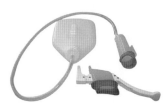
安楽尿器

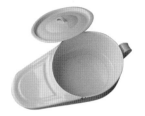
和式便器

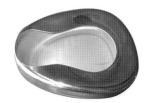
洋式便器

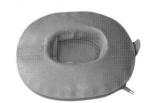
ゴム製便器

c．尿器と便器

図2-8-2 排泄使用器具・設備

(4) おむつ

おむつには紙製および布製のものがある。布製のおむつにはおむつカバーが必要である。また，布製のおむつやおむつカバーを使用した場合には頻回のおむつ交換とおむつ等の洗濯が必要であり，労力と時間がかかる。そのため，ディスポーザブルの紙製おむつが用いられることが多くなっている。そして，紙おむつにはパンツ型，テープ止め型，フラット型，尿取りパット，普通パンツ使用のパット（尿もれパット）と種類があり，使用者の自立や動作によって選択できる。しかし，紙製のおむつ使用には費用がかかるため，使用者の状況にあわせて布製か紙製か使い分ける必要がある。

5．排泄の援助

排泄の援助はその人の自立の程度や治療に必要な安静の程度によって選択する（表2-8-3）。

(1) 排泄のアセスメント

排尿・排便ともに，起きている問題の現象が何かを明らかにして，その原因・誘因と思われる事柄を推測し看護ケアにおいて個人の情報を十分に活用するために様々な視点から観察を行いアセスメントする。

(2) 自然な排泄を促す

人は排泄に関して個人の習慣やこだわりを持っているため，入院や施設等であっても病人の排泄習慣等を組み込み，排泄器具や設備を選択してケア計画を立案し，その人にとって自然な排泄パターンとなるように援助する。特に，排泄物に対するマイナスイメージがあるため，排

表2-8-3 状態にあわせた排泄の援助方法と使用器具・設備

状態	援助方法	使用器具・設備
行動制限なし ADL自立	病人自身がトイレにて行う	和式便器，洋式便器 ＊手すり・ベルは設置
トイレまでの歩行可能	必要に応じてトイレまで歩行介助，車椅子使用 排泄後のしまつの世話	和式便器，洋式便器 身体障害者用便器 ＊手すり・ベルの設置
ベッドからおりれるがトイレまでの歩行不可	ベッドの近くにポータブル便器を置く 必要に応じて身体を支えたり排泄後のしまつの世話	ポータブル便器
ベッド上での排泄が必要	ベッド上に差し込み便器および尿器を置き排泄する 病人自身が設置することができない場合は援助する 設置に伴う身体の支え，装着，排泄後のしまつは援助する	差し込み便器（和式・洋式等） 尿器・安楽尿器
失禁	おむつの装着のため排泄に伴う全ての援助が必要	尿器類，おむつ（紙製・布製）・おむつカバー（布製の場合）

泄を行うときの環境調整（音，臭いなど）やプライバシーへの配慮を行い，気がねなく排泄ができるようにする。また，便意を我慢することで便秘に移行しやすくなるので，便意があれば我慢せずに排泄ができるような状況や環境を整えることが重要だろう。さらに，排便の場合は，特に食物や水分摂取にも影響を受けるため，食物繊維の豊富な食品の摂取や乳酸菌などの腸内細菌叢を整えるような食習慣としたり，水分も意識的に摂取（1日あたり1.5～2.0ℓ）してもらうように促す。

　最近は洗浄装置付き便器が設置されたトイレが多く，自然な排泄を促すことは，陰部の清潔の保持による感染予防や生活習慣・生活リズムを整える面からもとらえることができる。

(3) ポータブルトイレでの排泄援助の方法

看護手順	留意点・根拠
【使用物品】 ・ポータブル便器・トイレットペーパー・おしぼりタオル（洗面所が近くにない場合） 【手順】 ①安全・安楽に排泄できる位置を選択し，ポータブル便器を設置する。移動時に支えることができる手すりなど（ベッド柵など）を配置し安全な環境を整え，使いやすい位置にトイレットペーパーを準備する	・ポータブル便器には種類があるため，使用者の体型にあわせて選択する。便座に座った時に足底がしっかりと床につく，便座の大きさが殿部にあったものにする ・ポータブル便器自体が不安定にならないように置く
②排泄中のプライバシーが守れるようにカーテン等を利用し，音が響かないようにトイレットペーパーを中に敷いておくなど配慮する ③ポータブル便器に座れるように移動の介助をする（移動動作の項参照） ④自分で陰部が拭けない時，清潔が保てていない時は援助する ⑤排泄が終了したら，衣類を整え，ベッドに戻るのを介助する	・特に，多床室の場合は環境調整に配慮が必要である
⑥排泄後の手の清潔を保つために，手洗いもしくはおしぼりタオルで拭いてもらう	・特に，陰部を自分で拭いた場合は手の清潔に留意する ・洗面器などを用いて手を洗ってもよい
⑦排泄後は，すぐに排泄物を片づける	・排泄物の放置時間が長いと臭気も発生しやすくなり，感染源ともなりうる
⑧換気を行い，臭いへの配慮を行う	

(4) 尿器での排泄援助の方法

看護手順	留意点・根拠
【使用物品】 ・尿器・防水シーツ・タオルケット（大判バスタオル）・トイレットペーパー・おしぼりタオル・尿器カバー・ディスポーザブル手袋（介助者用） 【手順】＊全介助の場合 ①掛け物を足元にずらし，臀部の下に防水シーツを敷く。タオルケット等を掛けて衣類（下着）をとる	・尿器の排尿介助が常に必要な場合は，ベッド横下方に置いておく

看護手順	留意点・根拠
②男性：尿器の受尿口に陰茎を入れる。仰向けの場合は，膝を立てて尿器をあてる 女性：尿器をしっかり会陰部に密着させ，尿が飛ばないように三つ折りにしたトイレットペーパーを上からあてる ③尿器を看護者が保持する ④排尿が終了したら尿器をはずし，尿器カバーを掛ける ⑤トイレットペーパーで陰部を拭く ⑥防水シーツを取り除き，衣類を整え，掛け物を元に戻す ⑦排泄者が直接陰部や尿器をさわっていなくてもおしぼりタオル等で手を清潔にして，排泄習慣の意識を養う ⑧尿器の排泄物の処理を行い，洗浄した後消毒する	・男性の場合は，ベッド上でも仰向けではなく，座位や端座位，ベッドサイドに立位になることができれば，より排尿しやすい姿勢となる ・女性の場合は，尿器より差し込み便器で排尿援助をすることもある（特にベッド上で排尿する場合） ・自分で尿器を保持できる場合は，ナースコール等が使用できるように手元に置き，看護者はその場を一度はなれる ・自分で陰部を拭いた場合は，必ずその後の手の清潔は保つ

(5) 差し込み便器での排泄援助の方法

看護手順	留意点・根拠
【使用物品】 ・差し込み便器・防水シーツ・タオルケット（大判バスタオル）・トイレットペーパー・陰部用タオル・おしぼりタオル・便器カバー・ディスポーザブル手袋（介助者用） 【手順】 ①掛け物を足元にずらし，臀部の下に防水シーツを敷く。タオルケット等を掛けて衣類（下着）をとる ②殿部を上にあげることができない場合，身体を横にして便器を殿部にあてる ③便器を押さえながら仰向けになるように身体を戻す。可能であればベッドの頭側を少し挙上させ（セミファーラー位）腹圧がかけやすく，殿部と便器が安定するように整える（図2-8-3） ④ナースコール等で看護者を呼ぶことができるように手元に置いて，一度退室する ⑤排泄が終了したらトイレットペーパーで陰部，肛門・肛門周囲を拭く。片手で腰を軽く横に傾けるか持ち上げて便器をはずし，便器カバーを掛ける ⑥殿部をさらに清潔にするために，身体を横に向け，あたたかい陰部用タオルで肛門および肛門周囲，陰部を拭く ⑦防水シーツを取り除き，衣類を整え，掛け物を元に戻す ⑧換気を行う ⑨便器はきれいに洗浄した後消毒する	・便器の冷たさは不快感だけでなく便意を消失させることにもなりかねないので，保温庫などであたためておくとよい ・排泄物の飛散予防と消音のために便器内にトイレットペーパーを敷いておく ・排便時に音や臭いが発生するので，環境調整及びプライバシーへの配慮が必要である ・殿部が挙上できる場合は，膝を立て足を軽く開いてもらい殿部を挙上し仰向けのまま挿入する ・ベッド上で仰向けでいきむのは難しい。できるだけ，身体を起こして排泄を促すほうが，排泄をスムーズに行うことができる。

(6) おむつでの排泄援助の方法

看　護　手　順	留　意　点　・　根　拠
【使用物品】 ・紙おむつ（パンツ式・テープ式等）もしくは布おむつ（フラット型の紙おむつ）の場合はおむつカバー，尿取りパッド（場合によっては），トイレットペーパー，陰部・殿部用タオル・汚れたおむつを入れるもの（バケツ，ビニール袋など等），タオルケット（大判バスタオル）など，ディスポーザブル手袋	・排尿・排便の量や性状，皮膚の状態にあわせて，おむつの種類を選択する。無駄の内容に使用する ・排泄物は感染物ともなりうるので，看護者は手袋をするなど排泄物の取り扱いには気をつける ・排泄に伴う排便時に音や臭いが発生するので，環境調整及びプライバシーへの配慮が必要である
【手順】 ①掛け物を足元にずらし，上半身をタオルケット等でおおう ②おむつを開くために，おむつカバーのマジックテープ類などをはずす ③汚れたおむつの横にある部分を内側にまるめて病人の身体に近づけておく ④身体を横向き（側臥位）にして，汚れているおむつを取り除きビニール袋など（おむつを入れる物）に入れる	
⑤温めた陰部・殿部用タオルで，陰部→殿部→肛門部の順に拭く。便が多量に出ている場合は，トイレットペーパーでふき取ってから清拭する	・尿・便が皮膚上に残っていると皮膚障害の原因にもなるので，きれいに取り除く。そのとき，強くこすりすぎると皮膚損傷を引き起こすことがあるので，陰部洗浄を行い，洗浄して汚れを落とすようにする（清潔の項参照）
⑥皮膚が乾燥したら，清潔なおむつをあてる（図2-8-4） ⑦体位をもとの仰向けにもどす ⑧おむつは股間の中央にあてながら腹部側をおおう ⑨おむつカバーのテープ類でおむつがずれないように止め，衣類を整え掛け物をもどす	・おむつから外へ便や尿がもれないように工夫しておむつをあてる ・おむつ交換時には，褥瘡などの皮膚の異常がないかよく観察する必要がある

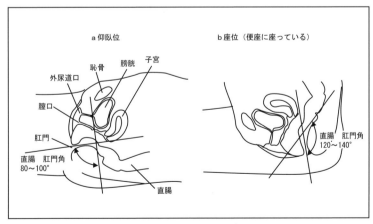

図2-8-3　排泄のポジショニング　－直腸－肛門角と体位（女性の場合）

「渡邉順子：ポジショニング，基礎看護学テキスト（深井喜代子，前田ひとみ編），p.251, 2006, 南江堂」より許諾を得て転載．

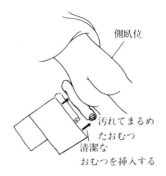

図2-8-4　おむつのあて方

参考文献

1）『新・看護生理学テキスト』深井喜代子，佐伯由香，福田博之編，南江堂，pp290-319, 340-353, 2008
2）『基礎看護学テキスト EBN志向の看護実践』深井喜代子，前田ひとみ編，南江堂，pp192-213, 251, 2006
3）『症状・徴候別アセスメントと看護ケア』池松裕子，山内豊明，医学芸術新社，pp304-317, 2008
4）『ケア技術のエビデンス』深井喜代子監修，へるす出版，pp268-279, 2006
5）『New看護過程に沿った対症看護 病態生理と看護のポイント』高木永子監修，学習研究社，2005
6）『基礎看護技術Ⅰ 第6版』氏家幸子，阿曽洋子，井上智子，医学書院，pp381-404, 2005

第9章 衣服の整えかた

　人々は，生まれるとすぐに産着に包まれ，死装束をまとい旅立つときまで，年齢や環境，役割にあった衣服を着て，生活をより快適に過ごそうとしている。このように，人間は一生の間のほとんどの時間を何らかの衣服に包まれて生活をしている。その衣服を着用する行為には，人間の身体を環境から保護する役割と，社会生活を営むうえでの美的感覚の満足やその場にあう服装をして社会的役割を果たす心理社会的役割がある。健康時には，その人間の年齢や身体発達，活動条件や範囲，環境条件，好みなどを考えて，衣服は選択され，皮膚の生理機能を維持・促進できるように適切に着替えられている。したがって，機能障害や健康障害時であっても，個人の活動や身体機能の障害の程度や好みを考慮した衣服が選択され，身体を保護し，快適な生活が送れるように援助が必要である。

1．衣服の意義

1）生理的意義

(1) 体温調節機能の補助
　人体には，暑くなると体温が上昇して発汗し，寒くなると皮膚表面は冷たくなり，鳥肌が立ったり，震えたりして体温を一定に保とうとする機能がある。しかし，この体温調節機能にも限りがあり，衣服の着用によって，すなわち気候に応じて衣服の材質や形，着用枚数を変化させながら人体の生理機能を促進できるように体温調節をおこなっている。着衣を着たときの快適性は，衣内温度は32±1℃，衣内湿度50±10%，衣内気流25±15cm/sといわれ，寒冷時には，生体からの伝導・対流・放射による放熱を抑制するために，保温効果が得られるように重ね着や開口部を小さくする工夫が必要である。反対に，暑いときには放熱を促進するために，通気性の高い素材の服を選択したり，開口部を広くするとよい。

(2) 外界からの身体保護
　衣服を着ることにより，外界からの物理的刺激（塵埃，日光，気温，湿度，気流，振動など），化学的刺激（有害物質など），その他昆虫や微生物，衝撃など外界の危険因子から身体を保護している。

(3) 皮膚の清潔保持
　皮膚は，汗や皮脂の分泌，垢の排出など皮膚そのものの生理的活動で汚れ，また，外部から

の塵埃や微生物などによって汚れる。肌着は，それら内部からの汚れを吸着し，また外部からの汚れを防いで，皮膚を清潔に保つことにより，生理的機能が円滑に働くように補助している。反対に衣服は汚れると，吸着性や通気性が低下し，皮膚機能を低下させる要因になる。

(4) 生活動作の保持

個々の生活動作やリハビリなど，行動を安全に容易に行うためには身体にあった大きさや関節の動きにあわせた大きさ，通気性や保温性，伸縮性に富み，軽く着脱が簡単なものなどの機能に配慮して衣服を選択する必要がある。図2-9-1のような関節の屈曲による身体変化を考慮していない衣服は，生活行動を制限することになる。

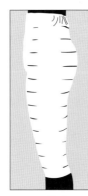
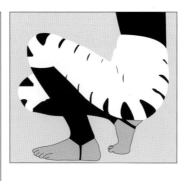

図2-9-1　運動に伴う着衣の変形量
〔出典：『基礎被服衛生学 第3版』田村照子，文化出版局，p.148，2000（一部抜粋）〕

2）心理的意義

衣服の選択には機能面ばかりではなく，自分の好みの色や形，流行を取り入れたものなど，その人らしさを表すものが選択される。それは，個人の美的感覚の満足や品位の保持など自己表現の欲求を満たすものである。

3）社会的意義

衣服はその人が活動する「場」と「目的」によって選択される。例えば入社式であったり，結婚式であったり，運動会であったりと，衣服は，その活動の目的に，場に沿うものであり，社会生活に適応し，人間関係を円滑にする意図がある。また，1日のうちで寝衣から日常着へ，仕事着へ着替えることによる生活リズムや気持ちを整えることができる。

❖2.衣類の選択

病人や高齢者の衣類の選択には，療養生活のなかで外的環境条件から身体を保護するだけでなく，身体機能のレベルや生活意欲を高める面を考慮する必要がある。それは，健康時に比べて，皮膚の生理機能の低下や熱生産のバランスが崩れやすいこと，身体機能の障害や疼痛などによる活動制限があったり，創部からの分泌物や出血，床上排泄のために陰部・臀部が汚染しやすい状況にあったりする。また，療養生活では，一日中病衣で過ごすことも多いため，機能ばかりを優先させるのではなく，心理面にも配慮して，デザイン・形・色など本人の好みも考慮することが望ましい。

1）病衣の選び方

(1) 材 質

病人が一日を過ごす衣類（寝衣や肌着を含めて）を病衣とここでは定義するが，病衣は，直接肌に接して着用するために，布地の含気性，通気性，湿潤と透湿性を考慮する必要がある。含気性は布地を構成している繊維と繊維の間や糸と糸の間に空気を含む性能をいい，布地の保温性を左右する。すなわち，含気性が大きいと空気は熱伝導率が低いので保温性が高まる。同じ綿素材でも，起毛してある綿ネル地は含気性が高く温かいため，冬の寝衣として用いられる。通気性は，布地の一面から他面に空気が移動する性能を言い，皮膚表面から出る不感蒸泄を布地に通して放出し，外気を取り入れる。メリヤス地やさらし，ガーゼなどは通気性の大きい布地で，気温が高い場合や乾燥している場合も不感蒸泄を排出できる。湿潤性は，布がどの程度湿潤するかということであるが，それには水分を直ちに吸水するか，どれぐらい吸水するかという側面と，吸水した水分を時間とともにどれぐらい放水するかつまり，いかに速く乾くかという側面がある。布地が親水性のもので，タオル地のようにループがあったり，サッカーやクレープ加工の布地は凸凹があるものは，面積あたりの吸水量が多い。これらは，吸水性がよいと共に放水性も高いが，布地の織りかたや樹脂加工などによって同じ綿素材の中でも違いがある。放水性では，親水性の素材より，疎水性のポリエステルやナイロンなどの方が乾燥しやすいため，最近では，皮膚に接触する面には疎水性の繊維の布面をあて，その上に吸収しやすい綿素材を重ねた二重構造の肌着なども開発されている。透湿性は，布地についた水分が放散される性能で，汗や不感蒸泄が布地を通して外部に放散されなければならない。吸水性が高い布地は，布内部での拡散がよくおこなわれるために透湿性も高い。

さらに，病衣は肌触りがよく，洗濯が容易で変質しないもの望まれる。洗濯によって，縮みや伸びが大きかったり，固くなったり，しわが多くできるものは避けたい。

(2) 形 状

病衣は，身体の動きを妨げない，身幅のゆったりしたもの，袖や丈の長すぎないものを選択

する。関節の動きや着脱が容易になる袖付けが広いもの，伸縮性のあるものがよい。また，病状にあわせて，和式寝衣，パジャマを選択する。

(3) **色・柄**
　病人自身の好みを重視し，気分が落ち着いたり，明るくなるものを選択する。また，濃い色のものは，出血や汚れを目立たなくさせてしまうので状況によっては避ける。洗濯によって，色落ちしないもの。

❖3．病衣の工夫

(1) **ケア頻度の高い状態にある病人**
　全身清拭や排泄援助のケア頻度の高い病人や，点滴や人工呼吸器など医療機器の装着がある病人等は，パジャマのように頭から被るタイプの病衣より，和式寝衣や脇で止めるタイプの寝衣を病衣として用いると着脱や体位変換が容易に行いやすい。また，肌着も前開きか脇開きのものが病衣と一緒に重ねて着脱しやすい。

(2) **運動機能障害のある病人**
　パジャマが和式寝衣より活動を促進するのでよい。上衣は，頭から被るものや前開きのものが着脱しやすい。ラグラン袖や袖付けが広く伸縮性のある素材は，片麻痺であっても着脱が容易にできる。袖口や裾は，ゴムなどが入って身体に密着する方が活動しやすい。指先の動きが難しい場合は，ボタンを大きくし，ボタンや紐をマジックテープに代えると容易である。

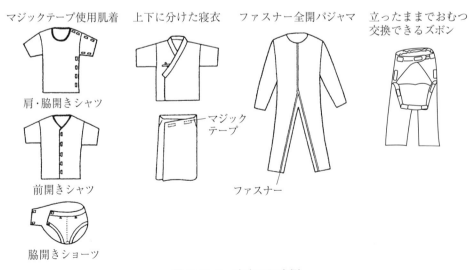

図2-9-2　病衣の工夫例

❖4．病衣の交換

　病衣の交換は，皮膚の生理機能を良好に保ち，気分を爽快にする。病人の生活習慣や病状によっても交換回数は異なるが，皮脂の吸着や垢，塵埃，汗や不感蒸泄の吸水によって汚れた病衣は，含気性や通気性，湿潤と透湿性が低下し，本来の寝衣の役割を果たさなくなる。特に汗をかいたときなど肌着や寝衣が濡れたままであると乾燥した衣類を着けていたときよりも体熱の放散が1.7倍にもなり，寒気を起こしたり，風邪の誘引にもなる。布地に含まれる熱伝導率の低い空気が熱伝導率の高い水に置き換えられて，予想以上に体熱を奪うことになる。

　汚れの吸着した衣類は，放置すると酸化したり，微生物によって分解され，いやな臭いを発生させたり，皮膚を刺激する。また，細菌の繁殖を促進することとなる。

　したがって，一日中病衣を着ている人や臥床している人は，1日1回の病衣の交換が望ましい。他に汗をかいたとき，排泄物や食物で汚れたとき，入浴や清拭を行った時などは交換して，さっぱりさせる。肌着や下着も毎日取り替える。

1）和式寝衣の交換

看　護　手　順	留　意　点　・　根　拠
【準備】 ①寝衣②タオルケット1枚 【手順】 ①室温に留意し，タオルケットを掛けながら，掛け物を足元に扇子折りにする ②仰臥位にして，腰紐を緩める ③手前側の前身ごろを脇に開きながら寄せる ④襟から肩の部分を頭の方に少し引っぱってゆとりを持たせて肩が自然に抜けるようにする ⑤袖付けまで袖口をたぐりよせ，肘関節を下から支えながら，袖は下方に下げて上肢を抜く ⑥寝衣は病人側に内巻きにしておく ⑦清潔な寝衣の袖口から手を通して，手関節から肘関節までを下から支えながら持って，上肢に袖を通す ⑧肩・襟元の位置をあわせ前身ごろを整える ⑨病人の反対側に回り，肩と臀部を持ってゆっくり内側に倒し，側臥位にする ⑩片方の手で病人を支えながら，もう一方の手で汚れた寝衣を脱がせて身体の下方に扇子折りに入れる。清潔な寝衣の襟，背縫い，脇をあわせてしわを伸ばして着せ，袖，前身ごろも身体の下方に入れる ⑪病人を仰向けに戻して，汚れた寝衣を取り外す ⑫清潔な寝衣も引き出し，袖を通して，前身ごろを着せ，襟元を右前にあわせる ⑬帯を腰に通して横結びに結ぶ	・病状・機能障害，着脱能力を考慮して，寝衣を選択する ・着脱時の安全・安楽をはかる ・安定した体位で実施する ・障害のある部位の保護および着脱は健側から脱がせ，患側より着せる ・大きな筋肉や関節を保持しながら実施する ・自分でできる部分は自立を高めるために安全な範囲で実施させる ・袖は迎え袖にすると着脱しやすい ・寝衣をしっかり側臥位の身体の下に入れることにより，臥位に戻したあとに寝衣が取り出しやすい ・紐はあまりきつく結ばない ・しわは皮膚を圧迫して褥瘡の原因となるので寝たきりの人は十分に気をつける

看　護　手　順	留　意　点・根　拠
⑭背中がしわにならないように，裾の両脇線の位置で引っぱり，両肩，腰部も両脇線の位置で両サイドに引っぱりしわを伸ばす ⑮掛け物を掛け，タオルケットを外す	

2）肌着・下着の交換

看　護　手　順	留　意　点・根　拠
【肌着】 ①肌着は寝衣を脱がすときに寝衣とともに脱がす。 ②着せる場合は，寝衣の袖の中に肌着の袖を通しておいて，手を通すと一度に両方を着ることができる 【下着】 ①下着はT字帯の場合は，側臥位にしたときに汚れたものを取り，清潔なものは，T字帯の端を臍の高さにあわせて腰部・臀部を覆い，もう一方の端は股の間を通して前面に出しておく ②再び仰向けにしたときに，紐を結ぶ ③パンツ型の下着は，寝衣交換前に履き替えさせる。膝立てができる場合は，膝を立てて腰を上げるように病人に協力を得て脱がせたり，履かせる	・寝衣とともに脱がす場合は，前開きの肌着を用意する ・陰部，肛門周囲は汚れやすいので，下着を交換するときには清拭や洗浄を併用して行うとよい

引用参考文献

1）『基礎被服衛生学第3版』田村照子，文化出版局，p148，2000
2）『改定版実践的看護マニュアル共通技術編』川島みどり他，看護の科学社，pp220-223，2002
3）「衣生活」氏家幸子『基礎看護技術第7版』阿曽洋子，井上智子，氏家幸子編，医学書院，pp176-189，2011.

第10章 清潔の援助

　私たちは日常生活の中で，朝起きると顔を洗い，男性であれば髭を剃り，歯磨きをし，身だしなみを整える。また1日の終わりには入浴し，体や髪の毛を洗う。普段これらの清潔行動の意義や目的を考えることは少ないが，身体を清潔に保持し，身だしなみを整えることは，社会的，精神的な満足感を与え，気分を爽快にするだけでなく，皮膚，粘膜の生理機能を維持し，感染を予防することにつながる。これらは人間の基本的ニードである。しかし何らかの原因で，清潔行動が自ら営めなくなった場合には，援助が必要となる。この章では，清潔の援助に必要な基礎知識と，病人を対象とした清潔の援助法について述べる。

1．清潔保持に関する基礎知識

1）皮膚の構造と生理機能

　皮膚は，口腔や陰部など粘膜部分と目を除いたほとんどの部分を覆っており，主に身体を保護する役割を持つ。皮膚は外側から表皮，真皮，皮下組織の3層からなる。表皮は数層に重なり合った表皮細胞からなり，外界の刺激からその下の細胞を保護し，水分が失われるのを防いでいる。表皮の最深部である基底層で分裂した表皮細胞は，約35～45日で徐々に表皮の浅層に移行して角質層となり，垢となってはがれていく。真皮は膠原組織（コラーゲン）と弾性組織が緻密に分布しており，丈夫で弾性に富み，水分を吸収して皮膚を湿潤させる。また真皮には血管，汗腺，脂腺と，皮膚感覚（触覚，圧覚，痛覚，温覚，冷覚など）をつかさどる感覚神経終末が存在する。皮下組織は皮膚とその下の臓器や器官とをつなぐ役割をもち，脂肪組織に富み，外界からの衝撃，温度変化から身体を守っている。

　皮膚に豊富に分布している毛細血管は，体温が高くなると拡張して熱を体表から放出しようとし，体外の環境が寒冷であれば，熱を逃がさないように血液は皮膚をバイパスして流れ，体温の調節に関与している。また皮膚は薬剤投与の経路ともなり，粘着性皮膚パッチに含まれる薬剤を，表皮を介して真皮の血管に送り込むことができる。

　皮膚の付属器には脂腺，汗腺，毛，毛包，爪などがある。脂腺は手掌と足底を除く皮膚の全域に分布している。脂腺からの分泌物は皮脂と呼ばれ，皮膚や体毛をうるおし柔軟に保つ役割をもつ。また皮脂は殺菌性化学物質を含んでおり，細菌が皮膚から浸入するのを防いでいる。汗腺にはエクリン汗腺とアポクリン汗腺の2種類がある。エクリン汗腺は全身の皮膚に分布し，交感神経の影響を受け，気温や体温が高いときにはたくさんの汗を分泌し，体温の調節に重要な役割を果たしている。アポクリン汗腺は腋下や会陰部に多く分布し，皮膚表面の細菌がアポクリン汗腺からの分泌物を栄養にして繁殖し，不快なにおいを発生することがある。

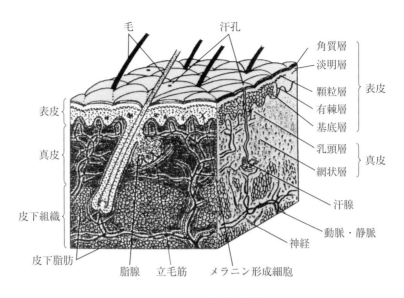

図2-10-1　皮膚の構造

　以上から皮膚の生理機能は，保護作用，知覚作用，体温調節作用，吸収作用，分泌作用にまとめられ，これらの皮膚の生理機能を正常に保つことが，清潔援助の重要な目的である。

2) 口腔の構造と生理機能

　口腔には食物の摂取，咀嚼，唾液による消化と，これを飲み込む嚥下，呼吸のための気道としての働きがあり，さらに味覚や言語のための構音などもつかさどる。

　口腔は頬，硬口蓋，軟口蓋，舌で構成され，表面を粘膜でおおわれている。口腔底を形成している舌は骨格筋であり，咀嚼，嚥下，発声に関与している。また味蕾という味覚の受容器がある。唾液腺は導管を通じて口腔内に唾液を分泌する付属消化器官であり，耳下腺，顎下腺，舌下腺などがある。唾液は1日1000〜1500ml分泌され，pHは約7.0，そのほとんどが水であり，消化酵素を含んでいる。消化酵素のアミラーゼは，口腔内でデンプンの分解を行う。またリゾチームという酵素には殺菌作用があり，口腔の自浄作用に大きな働きを持つ。唾液の分泌は自律神経系に支配され，通常は副交感神経によって唾液が絶えず分泌されているが，ストレス状態で交感神経が刺激されると，口腔内が乾いてくる。

　歯は上顎骨と下顎骨の歯槽突起に埋め込まれている付属消化器官であり，歯冠の表面は硬いエナメル質でおおわれている。乳歯は6カ月頃から生え始め，全部で20本となる。6歳頃から乳歯は脱落し，永久歯に生え替わり，完全にそろっている場合，永久歯は32本となる。

　口腔は消化器の始まりであるが，咽頭喉頭部で気管に分岐し，呼吸器の入り口でもある。そのため口腔の汚染は，誤嚥性肺炎につながる場合もある。

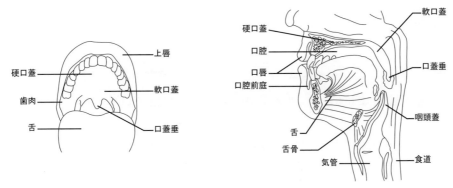

図2-10-2　口腔の構造

3）清潔援助方法の種類

　清潔の方法は主に，湯水を用いて汚れを洗い流す洗浄と，タオルやガーゼなどを用いて汚れをふき取る清拭に分けられる。表2-10-1に身体部位ごとの清潔の援助方法を示した。

　清潔の援助をする際には，清潔にしようとする部分の皮膚，粘膜の状態を観察することはもちろん，病人の病状や病期，行われている治療や処置による影響を知っておく必要がある。またADL（Activities of Daily Living：日常生活動作）や，運動機能・感覚器の障害，清潔に対する意識や習慣も，清潔援助方法を考える上で，重要な情報である。援助者はこれらの情報から，清潔援助を実施して良いかどうか，またどのような方法で実施するのかを判断する。

表2-10-1　清潔援助方法の種類

清潔部位	洗　浄	清　拭	その他
全　　身	入浴，シャワー浴	全身清拭	
部　　分	部分浴 （手浴，足浴等）	部分清拭	
陰　　部	陰部洗浄 ウォシュレット	陰部清拭	
頭　　髪	洗髪（浴室，洗髪台，洗髪車，ケリーパッド）	ドライシャンプー 頭皮の清拭	整髪
顔　　面	洗顔	顔面清拭	髭剃り
口　　腔	歯みがき 義歯の洗浄	口腔内清拭	
その他			爪切り，耳かき 鼻，眼の保清

❖2．清潔法

1）入浴

　入浴は，他の清潔法よりも清潔，爽快感，リラックスの効果が高いが，身体への負担も大きい清潔法である。

　入浴に伴う物理的作用には，温熱作用，静水圧作用，浮力があり，それぞれの作用が身体に影響を与えている（図2-10-3）。温熱作用により，入浴の初期には皮膚血管が収縮し，血液が急に心臓に戻されるので，心拍数が増加し血圧の一時上昇が見られる。この血圧の一時上昇は，体の皮膚全体が充血してくるとしだいに下がってくる。この血圧の変動は高温浴（42℃以上）で大きく，微温浴（40℃未満）の場合は穏やかである（図2-10-4）。また湯温は自律神経系に作用し，微温浴では副交感神経が優位に，高温浴では交感神経が優位に働く。静水圧は，体が浴槽につかったときに，体の表面部分に加えられる水圧であり，水面からの深さに比例して大きくなる。肩までつかる全身浴の場合は，この静水圧のために腹囲が縮むので，横隔膜は上に押し上げられ，肺の容量が減少する。そしてこれを補うために呼吸数は増加する。また血管，リンパ管も水圧により圧縮され，心臓にはより多くの血液が戻り，血圧が上昇し，心拍出量が増加する。そのため高齢者や高血圧症，心疾患を持つ病人は，心臓への負担を軽減させるためにも，高温浴を避け，半身浴とすることが望ましい。

　援助者は，このような入浴による身体への影響をよく理解し，安全で効果的な入浴となるよう，以下に示す留意点に気をつける必要がある。

　また最近は様々な介助用の設備や物品があり，病人の状態に応じて利用するとよい（図2-10-5）。

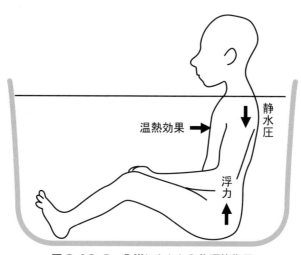

図2-10-3　入浴にともなう物理的作用

［出典：「循環動態の面から」桑島巌，日本医事新報，No.3996，p.2，2000.11.25（一部改変）］[1]

第10章 清潔の援助

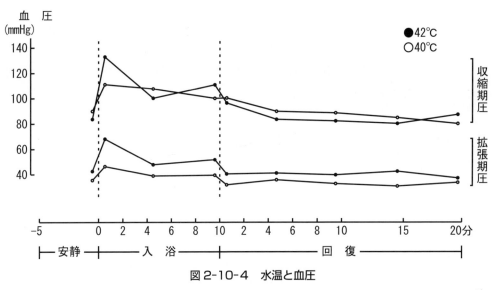

図2-10-4 水温と血圧

[出典：入浴の効果と生理，植田理彦，『看護MOOK(2)』高橋美智編，金原出版，p.26，1988][2]

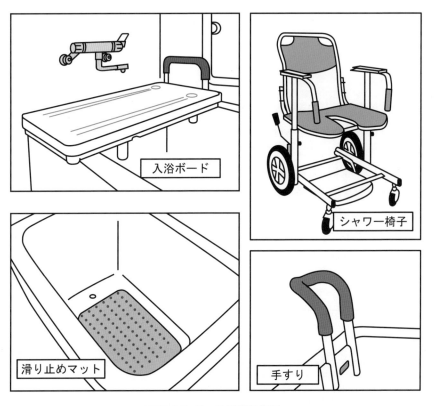

図2-10-5 入浴補助物品

入 浴

看 護 手 順	留 意 点 ・ 根 拠
【準備】 ①湯（温度38〜41℃）②浴室温24±2℃③設備（シャワー，座椅子，ナースコール，滑り止めマット，洗面器等）④石鹸⑤タオル⑥バスタオル⑦着替え⑧援助者のエプロン，長靴 【病人の準備】 ①食事の前後1時間はさける②一般状態の観察（発熱，血圧，脈の変動，疲労感，湿疹その他） 【手順】 ①浴室まで移動の介助を行う ②脱衣の介助を行う ③洗い場での体位を安全に保つ ④座椅子に腰掛けさせて，心臓から遠い部分より湯をかけて石鹸とシャワーで十分洗う ⑤半身浴か臥位入浴とする ⑥十分温まったら，ゆっくり立ち上がらせて座椅子に座らせて，顔から全身の水分をタオルで拭き取る ⑦脱衣室に移動し，バスタオルで水分を十分拭き取る ⑧着替えを介助する。必要時保湿する ⑨一般状態の観察をする ⑩部屋に移動して水分補給をして，湯冷めに注意しながら休息させる	・浴室と脱衣室の温度差を小さくする ・浴槽への出入りや洗い場での転倒に注意する ・湯の温度を援助者の前腕で確認する ・入浴中の観察 　気分不快，冷汗，顔面蒼白，立ち眩み，息苦しさ，皮膚色，全身の皮膚の状態 ・病人のできにくい部分のみを介助する ・入浴中に気分不快になった場合は，浴槽より出し，保温に留意しながら，水平臥位で深呼吸をさせる。バイタルサインをチェックする

2）全身清拭

　入浴では身体的な負担が大きい場合，また治療や処置により入浴が難しい場合には全身清拭を行う。つまり清拭は私たちの入浴に代わる清潔行為であり，心身の爽快感をもたらし皮膚の生理機能を維持するために必要な援助である。

　清拭は，摩擦による末梢血管の刺激で血液循環を促進したり，筋肉に刺激を与え，自動・他動運動の機会になるなどの効果がある。また全身状態の観察，対象とのコミュニケーションの機会ともなる。全身清拭以外にも，病人の状態に合わせて，背部清拭など部分清拭を行うこともある。特に体位変換ができない臥床者やおむつを使用している病人は，背部や臀部が汚染されやすいため，毎日背部や臀部のケアが必要である。

臥床者の全身清拭

看 護 手 順	留 意 点 ・ 根 拠
【使用物品】 ①バスタオル2枚②タオル2〜3枚③小タオル1枚④タオルケット1枚⑤石鹸または泡沫洗浄剤⑥パウダー⑦バケツ2個（湯用，汚水用各1）⑧ピッチャー大小各1個⑨洗面器1個⑩新しい下着・寝衣⑪綿棒数本⑫オリーブオイル	・使用物品は使い勝手，使用順序を考慮して配置する

【手順】
① 一般状態の観察をして，病人の了解を得る
② 室温を24±2℃にして，隙間風を防ぐ
③ バケツに52〜54℃の湯を準備し，大ピッチャーには湯温を調節するために熱湯を準備する
④ タオルケットを掛けながら，掛け物を足元に扇子折りにする
⑤ 拭く順序－顔→頚部→上肢→胸部→腹部→下肢→背部→臀部→陰部

⑥ 洗面器に小ピッチャーで湯を入れ，小タオルを絞り，顔・耳介を拭く。眼瞼は目頭から目尻に向けて拭き，拭く面を替えて他方の眼瞼も同様に拭く。額から頬，顎にかけては，3の字を書くようにして拭く。2〜3回繰り返し拭き，鼻，耳介を拭く。タオルで水分を拭きとる。綿棒で鼻腔，外耳道を拭く

⑦ 小タオルを洗い，次に首から後頚部を拭く。石鹸を小タオルにつけ，拭いた後は，2〜3回お湯で拭いて石鹸分を落とす

⑧ 寝衣を脱がし，バスタオルを身体の下に敷く
⑨ 湯を換える

⑩ 上肢の手首や肘関節を下から支えるようにして持ち，筋の走行に沿って，末梢から中枢に向けて拭く。上腕は肘関節を支えて拭き，腋窩や肩峰も拭く。石鹸をつけて拭き，2〜3回湯で拭き取る。バスタオルで乾燥をはかり，タオルケットで覆う。もう一方の上肢も同様に拭く
⑪ 湯を換える
⑫ タオルケットを腹部まで下げ，胸部はバスタオルで覆う。乳房は片側ずつ外側から内側に向けて円を書くように拭く。石鹸をつけて拭き，2〜3回湯で拭き取る（図2-10-7）
⑬ 腹部は，大腸の走行に沿って，右下腹部から上部に，右季肋部から左季肋部へ，そして左下腹部に向けて「の」の字を書くように拭く。側腹部は背部に向けて拭く。臍に垢が溜まっている場合は，オリーブオイルで湿らせておき綿棒で拭き取る。石鹸をつけて拭き，2〜3回湯で拭き取る（図2-10-8）
⑭ 湯を換える
⑮ タオルケットを引き上げて胸・腹部を覆い，片方の下肢のみ露出し，バスタオルを敷く。膝関節を下側より支え，筋の走行に沿って末梢から中枢に向かって拭く。石鹸をつけて拭き，2〜3回湯で拭き取る。もう一方の下肢も同様に拭く
⑯ 湯を換える
⑰ 両足首までタオルケットで覆い，足に石鹸をつけて指の間まで洗う。必要時パウダーをつける

・素手を湯につけられる温度は52℃位までである
・準備中に湯の温度が下がることを考慮し，1〜2℃高めを用意する
・タオルを図2-10-6のように巻いて拭くと，冷めにくく，触れた感触も一定で心地よい

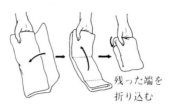

図2-10-6　タオルの巻き方

・病人を手前に少し寄せると清拭が行いやすい
・皮膚は弱酸性（PH4.5〜6）であるが，一般の石けんはアルカリ性（PH 9〜10）である。石けん分の拭き取りは，2回でPH値が生理的範囲内の75％回復するため，皮膚の生理機能を速やかに回復するために2〜3回の拭き取りが必要である
・寝衣は清拭部位毎に脱がせてもよい
・清拭部以外はタオルケットで覆い，保温に留意する
・清拭後気化熱を奪われないようにすばやくバスタオルで水分を拭き取る

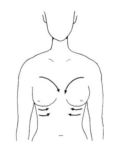

図2-10-7　胸の拭き方

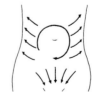

図2-10-8　腹部の拭き方

看護手順	留意点・根拠
⑱湯を換える ⑲身体を側臥位にして，背中の下にバスタオルを敷き，清拭部分のみ露出する	・背中は冷感を感じやすいため高めの湯でタオルを絞る ・タオルを2枚重ねて絞り，背部全体に広げて保温すると入浴気分に近づく
⑳片手で身体を支えながら，仙骨から脊椎に沿って下から肩方向に拭き上げる。背部は臥床によって圧迫されているために，循環をよくする目的で少し圧をかけながら拭く（図2-10-9） ㉑臀部を拭く ㉒湯を換える	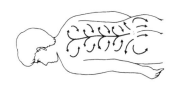 図2-10-9　背部〜臀部の拭き方
㉓陰部を拭く。陰部を前から後方に向かって拭き，肛門部は最後に拭く（援助者は手袋を使用） ㉔下着と寝衣を清潔なものに替える ㉕病人の体位を整えて，タオルケットを取り，掛け物を掛ける ㉖後片付けをする	・陰部は，自分でできる場合は，タオルを渡して拭いてもらい，後で手浴か手を拭く ・必要時陰部洗浄を行う

3）部分浴

　部分浴は，入浴ができない病人に対して，足や手など身体の一部分を湯につけ，洗浄する清潔の援助方法である。バケツや洗面器を用い，ベッドサイドまで湯を運ぶことで，臥床者にも実施できる。清潔の効果は清拭よりも優れる上，病人は湯につかることで爽快感を得ることができ，血液循環を促進する。特に手指は細菌で汚染されやすく，手浴は感染防止に効果的である。また足浴はリラクゼーション効果や，催眠効果が期待できる。

手浴

看護手順	留意点・根拠
【準備】 ①洗面器1個②ピッチャー小1個③防水布④小タオル1枚⑤タオル1枚⑥石鹸⑦爪切り 【手順】 ①洗面器とピッチャーに40℃前後の湯を準備する ②座位になれる場合は座位にし，なれない場合は側臥位にする ③洗面器の下に防水布を敷いて準備する ④手を湯につけ，しばらく温めたあと石鹸で洗う（図2-10-10） ⑤ピッチャーの湯をかけて石鹸分を流す ⑥タオルで水分を十分拭き取る ⑦必要時爪切りをする	図2-10-10　手浴

足浴

看　護　手　順	留　意　点・根　拠
【準備】 ①洗面器大1個②ピッチャー小1個③防水布④小タオル1枚⑤バスタオル1枚⑥石鹸⑦パウダー 【手順】 ①洗面器とピッチャーに40℃前後のお湯を準備する ②座位になれる場合はベッドの端に腰掛けさせたり，椅子に座って行う。座位が困難な場合は，仰臥位で膝の下に枕を入れて下肢を安定させる ③防水布の上にバスタオルを重ねて敷いて，洗面器を用意する	・足浴には入浴温度よりやや低めのお湯を準備する 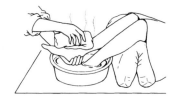 図 2-10-11　足浴
④両足をゆっくり静かに入れ，しばらく温めた後に石鹸で洗う。指の間や足底も洗う（図2-10-11） ⑤片足ずつ掛け湯をして石鹸分を十分流し，洗面器をずらして，バスタオルで水分を拭き取る ⑥必要時爪切りをする ⑦パウダーをつけてマッサージをする	・温めると角質層がとれやすく，循環も促進される ・5～10分の浸水時間で保温効果が高まる ・足浴後は爪がやわらかくなるので切りやすい

4）陰部洗浄

　外陰部は，尿や便などの排泄物，分泌物により汚染されやすいうえに，粘膜と柔らかい皮膚でおおわれ，傷つきやく，細菌が増殖するのに都合の良い条件をそろえている。そのため排泄物や分泌物による汚染を除去し，排泄機能を正常に保つ，尿路感染症を防ぐ，悪臭を除去し気分を爽快にすることを目的に陰部洗浄が行われる。

　女性の場合は，尿や便，膣部からの分泌物や月経によって不潔になりやすく，男性の場合は陰茎と陰嚢，陰嚢と肛門部側など，2面の接する部分が不潔になりやすいという特徴がある。

　このように，特に清潔が重要な部位であるが，病人にとっては羞恥心を伴うため，清潔が保ちにくい部位でもある。そのため援助者は病人の羞恥心や遠慮の気持ちを考慮し，配慮のある技術と態度が必要である。

陰部洗浄

看護手順	留意点・根拠
【準備】 ①微温湯38～39℃ ②小ピッチャー１個 ③便器または紙おむつ ④ガーゼ４～５枚 ⑤タオル１枚 ⑥防水布１枚 ⑦ディスポーザブルの手袋 ⑧バスタオル２枚 ⑨石鹸	・羞恥心に十分配慮する ・膝の下に枕を入れると下肢が安定する
【手順】 ①仰臥位にして，頭部を少し高くする ②下着を外し，防水布・便器を臀部に挿入する。または，紙おむつを敷く ③膝を曲げて下肢を開く ④腹部と下肢にバスタオルを掛ける ⑤女性の場合 　ディスポーザブルの手袋をして，ガーゼを１～２枚持ち，もう一方の手でピッチャーで湯をゆっくり恥骨部分から注ぎ，尿道口から肛門部に向かって洗う。ガーゼを換えて数回繰り返す。必要時石鹸を使う（図2-10-12） ⑥男性の場合 　ディスポーザブルの手袋をして，ガーゼに石鹸をつけ，恥骨部分，陰茎を洗う。陰茎を恥骨部の方に倒して陰嚢と重なっている部分を洗い，最後に陰嚢の後面を洗う。ピッチャーで湯をゆっくり恥骨部分にかけながら，重なっている部分に注意して洗い流す	・粘膜は傷つきやすく，敏感な部分でもあるので強く擦らない ・女性の場合は尿路感染の防止のため尿道口から肛門にむかって拭く ・陰部の観察 発赤，痒み，腫張，痛み，発疹，分泌物の色，悪臭など 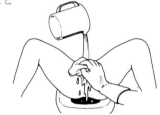 図2-10-12　陰部洗浄法
⑦タオルで水分を十分拭き取る ⑧防水布・便器を取り除き，下着・寝衣を整える	・アルコール成分の入った洗浄剤は使用しない。また石鹸分を残さないように，十分洗い流す

5）洗髪

　頭皮は脂腺や汗腺が多く分泌物が多い。また衣服を着用していないため，ほこりなどで汚れやすい部位である。分泌される皮脂の大半はトリグリセリド（中性脂肪）で，これは皮膚の常在菌が生産する酵素によって，グリセリンと脂肪酸（大部分が遊離脂肪酸）に分解される。遊離脂肪酸は毛包に炎症を起こしやすくしたり，頭皮を刺激して掻痒感を引き起こしたり，悪臭の原因にもなる。また，頭皮でも他の皮膚と同様に垢がつくられる。その垢が脂腺から分泌される脂質や汗と混じり合い，頭皮表面に膜状に付着したのがふけである。ふけを放置すると，脱毛や脂漏性皮膚炎の原因になることもある。皮脂や汗，ふけ，ほこりなどの汚れを除去し，血行循環を良好にし，毛髪の成長を助けることが洗髪の目的である。

臥床者の洗髪

看 護 手 順	留 意 点 ・ 根 拠
〈ケリーパッドを用いて〉 【使用物品】 ①ケリーパッド②バケツ2個（湯用，汚水用各1）③ピッチャー大小各1④バスタオル1枚⑤タオル2枚⑥小タオル1枚⑦ビニールケープ1枚⑧防水布1枚⑨綿毛布1枚⑩枕2個⑪シャンプー⑫リンス⑬ドライヤー⑭ヘアブラシ⑮40～43℃の湯	・必要物品は使い勝手，使用順序を考慮して配置する ・ケリーパッドは，図2-10-13のように家庭でも簡単に作成できる ・湯の温度は，40±1℃が適温であるが，準備中に下がることを考慮し，1～2℃高めを用意する

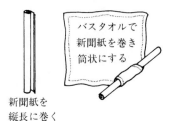
新聞紙を縦長に巻く

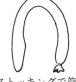
ストッキングで筒をくるみ馬蹄型にする

厚目のビニール袋に入れて端をクリップでとめて溝をつくる

図2-10-13　簡単なケリーパッドの作り方

【手順】	
①膝の下に枕を入れて，安楽な体位で臥床させ，綿毛布を掛けて保温に留意する。首にタオルとビニールケープを巻き襟元が濡れないようにする ②小枕を肩の位置に入れ，防水布とバスタオルを枕の上に敷いて，頭部の位置にケリーパッドを入れる。ケリーパッドの淵に頸部をのせ，頭部をケリーパッドの中に入れる（図2-10-14） ③ケリーパッドは水が流れやすいようにして端をバケツに入れる ④毛髪をブラシでとき，抜け毛をあらかじめとり除く ⑤顔が濡れないように小タオルを折って顔を覆う ⑥小ピッチャーで湯を注ぎ，髪を十分濡らす ⑦シャンプーを手にとり，十分泡だてて毛髪と頭皮に擦り込みながら，こすり洗いをする ⑧痒みや刺激の有無を観察して，汚れがひどい場合は，一度簡単にすすいで，二度洗いをする ⑨顔や耳に水がかからないように，手を添えながら湯をかけ，シャンプーを十分洗い流す。後頭部は手掌に湯を溜めるようにして頭部を支えながら十分すすぐ ⑩ヘアリンスを髪全体に行き渡るようにつける ⑪ヘアリンスを洗い流し，髪の水分を切る ⑫ケリーパッドをはずし，ケープをとり，耳，頸部の水分を拭き取る ⑬バスタオルで頭部の水分を拭き取り，ドライヤーで乾かし，整髪する ⑭防水布やタオルを除き，体位・寝衣を整える ⑮使用物品の後片付けをする	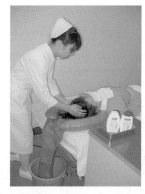 **図2-10-14　ケリーパッドの配置** ・後頭部の後屈が強いと疲労の原因となる ・お湯の温度を手にかけて確認する（40℃前後）。病人に気持ちよい温度 ・爪で頭皮を傷つけないようにする ・前頭から頭頂部にかけて皮脂の分泌が多いので十分洗う ・ドライヤーをかける前にタオルでしっかり水分を拭き取る

〈洗髪車を用いる場合〉

【洗髪車の構造】

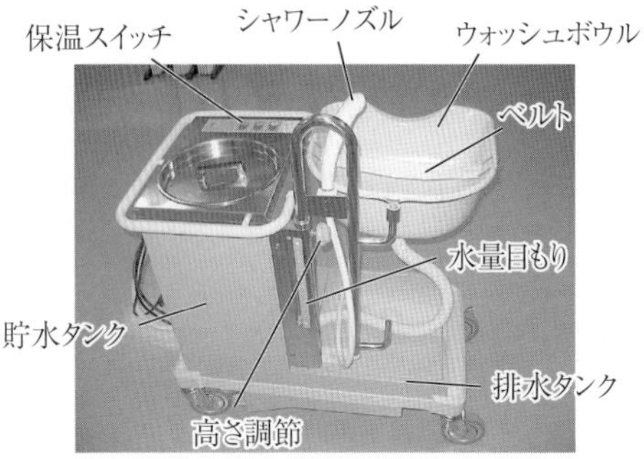

・洗髪車の場合は保温ができるため，適温の湯を準備する
・ベッドへの設置は，ベッドの頭部の柵をはずし，頭部を10〜15度挙上した位置で洗髪車のウォッシュボウルをセットすると筋肉の負担が少なくなる

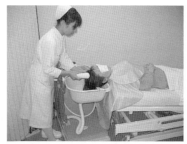

図2-10-15　洗髪車の構造

図2-10-16　洗髪車の配置

・手順はケリーパッド法に順ずる
・後頭部をウォッシュボウルの中にあるベルトで支えると安楽である

6）口腔ケア

　口腔内には300種類以上の細菌が生息しているといわれる。口腔内は約37℃に保たれ，唾液により湿潤し，食事からの栄養が豊富なため，細菌が増殖しやすい環境にあるためである。

　口腔ケアの目的は，これらの細菌の繁殖を抑え，一次感染症であるう歯や歯周病の進行を抑制し予防すること，口臭の予防，さらに二次感染症である唾液腺炎，中耳炎，気管支炎，肺炎などを予防することにある。特に口腔ケアと誤嚥性肺炎の予防は関連が深い。吉田光由ら[3]

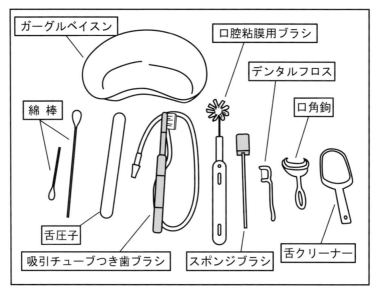

図2-10-17　口腔ケア用品

が施設の高齢者を対象に，口腔ケアを確実に行う群と，従来の口腔ケアを行った対照群を2年間追跡調査した結果からは，確実なケアを行った群で肺炎発生者が有意に少なかった。これは，適切なケアにより新たな疾患の発生を防ぐことができたと言えるが，不適切なケアにより新たな疾患を招いたとも換言でき，口腔ケアにおける看護の責任を示していると言える。同調査では，歯がある高齢者と歯がない高齢者で結果に差はなく，口腔ケアは単に歯を磨くだけでなく，口腔粘膜を清潔に保つことや義歯の清潔も重要であることを示している。

　特に経口摂取をしていない病人は，唾液の分泌が減り，口腔内が乾燥しがちである。また舌苔（舌粘膜の糸状乳頭部に老廃物，粘液，食物残渣，細菌などが付着したもの）が付着する場合も多く，毎日の口腔ケアが大変重要である。口腔ケアにより，口腔内が刺激されると，唾液の分泌が促され，口腔内の自浄作用が促進される。また気分を爽快にして食欲を増進させたり，味覚の正常化，生活リズムを整えたりする効果もある。

洗口法およびブラッシング法

看　護　手　順	留　意　点　・　根　拠
【準備】 ①歯ブラシ②歯磨き剤③コップまたは吸い飲み④ガーグルベイスン⑤湯入り洗面器⑥タオル2枚	・自分でできる場合は，なるべく自分で実施させる ・必要時含嗽水を用いる
【手順】 ①病人が坐位になれる場合は坐位とし，なれない場合は少し頭部を挙上し横に向かせる	〔スティルマン改良法〕
②襟元をタオルで覆い，ガーグルベイスンを側に置く	①歯ブラシを歯肉側にあてる
③コップまたは吸い飲みで水を少し含ませ，うがいをさせる	②ブラシの横腹を数ミリ振動させ歯肉辺縁部をマッサージする
④歯ブラシを水で湿らせ，歯磨き剤をつけて磨く 　a 下顎左奥の頬側から下顎右奥の臼歯にかけて順次 　b 下顎右奥の舌側から下顎左奥の臼歯にかけて順次 　c 上顎左奥の頬側から下顎右奥の臼歯にかけて順次 　d 上顎右奥の舌側から下顎左奥の臼歯にかけて順次 　e 上下臼歯の咬合部分	③そのままブラシを歯の先方向へ回転させる 〔スクラブ方法〕 ①歯ブラシを2～3歯の側面歯と歯肉辺縁にあてる ②数ミリ前後に振動させる
⑤コップまたは吸い飲みで水を含ませ，洗口を3～4回繰り返す。排水時はガーグルベイスンを顎に密着させて，ゆっくり口角から水を吐き出させる	③順番に歯ブラシをあてて最後は咬合部分も振動させて磨く
⑥病人に洗顔させる。無理であればタオルを絞って顔および口周囲を拭く	

義歯の洗浄

看護手順	留意点・根拠
【準備】 ①義歯用ブラシまたは硬めの歯ブラシ②保存容器 ③必要時義歯用洗浄剤④ディスポーザブルの手袋 ⑤残存歯用歯ブラシ他ブラッシング法に順ずる 【手順】 ①毎食後および就寝前に義歯を取り外し，義歯用ブラシで洗う ②残存歯がある場合は歯磨きを行い，総義歯の場合はやわらかい歯ブラシやスポンジブラシで歯肉や口腔粘膜を清掃する ③洗口を3～4回行い，義歯を装着する ⑤必要時義歯用洗浄剤に浸し，洗浄する ⑥睡眠やしばらく外しておく場合には，乾燥による変形を防ぐために水に浸して保存する（図2-10-18）	・金属部分（クラスプ）は変形しないように注意して取り扱う ・内側のくぼみも食物残渣が溜まりやすい ・60℃以上のお湯は義歯を変質・変形させるため使用は禁物 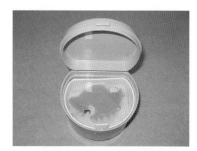 図2-10-18 義歯の保管方法

引用参考文献

1)「循環動態の面から」桑島巖，日本医事新報，No.3996，p2，2000.11.25
2)「入浴の効果と生理」植田理彦，看護MOOK，No.2，1982
3)「口腔ケアによる高齢者の肺炎予防－2年間の追跡調査から－」吉田光由・米山武義・赤川安正，日老医誌38，pp481-483，2001
4)『人体の構造と機能』第3版　エレイン　N.マリーブ著/林正健二［ほか］訳．医学書院，pp111-127，pp431-434，2010
5)『トートラ人体解剖生理学』9版　Gerard J. Tortora, Bryan Derrickson［著］/佐伯由香［ほか］編訳．丸善，pp110-120，2014
6)『演習・実習に役立つ基礎看護技術　根拠に基づいた実践を目指して』3版，三上れつ，小松万喜子，ヒロカワ，2008
7)『ナーシング・フォーカス・シリーズ　最新口腔ケア』照林社，2001
8)「口腔ケアによる咽頭細菌数の変動」石川昭・米山武義・三宅洋一郎・宮武光吉，看護技術46（1），pp82-86，2000
9)「清潔の援助技術1清拭」『Q＆Aでよくわかる！看護技術の根拠本』深井喜代子，メヂカルフレンド社，pp68-72，2004
10)『基礎看護技術Ⅱ』深井喜代子編，メヂカルフレンド社，pp135-166，2012
11)『基礎看護技術』阿曽洋子，井上智子，氏家幸子，医学書院，pp190-224，2011
12)『改訂版クイックマスター・ブックス解剖生理学』竹内修二，医学芸術社，p287，2003

第11章 薬物の適応の援助

1. 薬物療法の目的と意義

　疾病に対する主な治療手段には外科療法，薬物療法，放射線療法，物理療法などがある。その中でも，薬物療法は内科療法の代表として，罹患している疾病からの回復促進や病状の悪化を抑える役割を担っている。そもそも，ヒトは生体機能を正常に維持する能力を有しているが，何らかの原因で破綻をきたした場合，異常な症状として認識または知覚される。薬物療法は他の治療手段と併行しておこなわれ，こうした生理機能を補正しながら恒常性を維持し，病状の回復や改善に寄与する。

　薬物療法の内容は原因療法，補充療法，対症療法，予防療法に大別できる。原因療法とは，病気の主要原因を生体から排除するために用いるもので，抗菌薬や抗ウイルス薬などがこれにあたる。補充療法はホルモンやビタミンなどの欠乏が生じた際などに，正常な生体機能を維持するために外因的に生体へ補充的に薬物を投与することをいう。また，対症療法は病気の主要原因の除去を目的とするのではなく，不快な症状を抑えるために薬を投与することである。すなわち，対症療法は病気に続発する症状に焦点をあてて，薬の投与によって軽減や緩和を目的として行われる。予防療法は発症が予測されるものに対して，薬の事前投与によって病気の発現を抑制したり，続発する症状の発症を回避させることを目的におこなわれる。

2. 薬物とその分類

　通常，薬理作用を有する化学物質のことを薬物というが，これに対して患者に投与するために加工・製剤化したものを薬剤という。薬剤は投与方法に従って主に内用薬，外用薬，注射薬に大別でき，さらに細かく分類される（表2-11-1　薬剤の分類）。

表2-11-1　薬剤の分類

内用剤	内服，舌下，バッカルなど
外用剤	点眼，点鼻，点耳，吸入，含嗽，トローチ，塗布，湿布，腟内挿入，浣腸，注腸，噴霧など
注射剤	皮内注射，皮下注射，筋肉内注射，静脈内注射，点滴静脈内注射，動脈内注射，腹腔内注射，脊髄腔内注射，関節腔内注射など

［出典：『医療薬剤学』城武昇市・江戸清人編，榮光堂，p.174，1995（一部改変）］

表2-11-2 毒薬・劇薬・普通薬の違い

毒薬	作用がきわめて強力で，量を誤ると毒性を現す薬物であり，黒地に白枠，白字で薬品名と「毒」の文字の表示。毒薬棚にカギをかけて保管しなければならない。マウスのLD_{50}（皮下注射）は20mg/kg以下
劇薬	過量に用いると作用が過剰に発現したり，有害作用を示しやすい薬物であり，白地に赤枠，赤字で薬品名と「劇」の文字の表示。取り扱いには十分な注意を払わなければならない。他の薬物と区別して保管する。マウスのLD_{50}（皮下注射）は20〜200mg/kg
普通薬	比較的安全性の高い薬品

［出典：薬と法律 処方，野村隆英『シンプル薬理学 改訂第5版』野村隆英・石川直編，南江堂，p4，2014］

❖3．薬に関する法令

　薬事法は薬物療法に従事する医療従事者にとって非常に重要な法律であり，医薬品等の品質や安全性，有効性の確保を目的としている。薬事法では医薬品を毒薬，劇薬，普通薬の3つに分類している（表2-11-2 毒薬・劇薬・普通薬の違い）。また，医薬品の規格基準書である日本薬局方は薬事法に基づいて制定されており，薬物の純度，用量，安全性および有効性を示す公定書である。それ以外では，麻薬や抗精神薬，覚醒剤などによる乱用によって強い薬物依存を生じさせるおそれのある薬物に対しても，その使用が厳格に法によって規定されている。

❖4．薬物動態と作用機序

　患者に薬剤を投与する際は，それぞれ指示された用量を指定された投与経路から確実に投与しなければならない。投与された薬剤は生体において吸収，分布，代謝，排泄という過程をたどる。つまり，生体は投与された薬剤をそれぞれが有する薬理作用の影響を受けるだけにとどまらず，生体側では投与された薬剤を異物とみなして代謝および排泄することによって持続的な影響が生じないように対応している。よって，薬効が発現する際は患者の病状や薬物特性，生理的要因が相互に作用し合う（図2-11-1 投与経路別の薬物動態）。なお，薬効は投与された薬がイオンチャネル[注1]や酵素，トランスポーター[注2]などに結合あるいは作用することによって発現する。

用量−反応曲線

　化学物質である薬物は生体に適切な用量が投与されることで，薬効に基づいた反応が生じる（図2-11-2 用量—反応曲線）。投与された薬物用量がその作用範囲内を下回る場合は何の効果も得られない（無効量）。これに対して，生体に効果を発現させることができる最小の用量を

注1・2：薬物（リガンド）は作用部位の受容体に結合することによって薬効を示すが，イオンチャネル型受容体は薬効発現に関与するひとつである。また，トランスポーターとは物質を能動輸送させるための蛋白複合体のことをいう。

最小有効量、有害作用が発現しない限界の用量を最大有効量といい、最小有効量と最大有効量の間を臨床用量という。さらに、用量を増加させて、生体に有害な中毒作用を生じるときの用量を中毒量という。中毒量をこえて用量をそのまま増加させていくと、やがて死亡する者が出てくるが、この最小量を最小致死量といい、これ以上の量を確実致死量という。こうした薬物

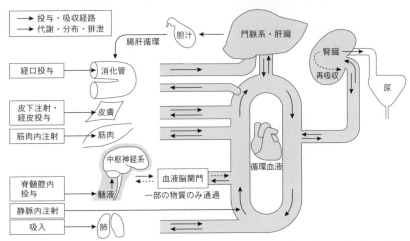

ほとんどの薬物はどの経路から投与されても、吸収（血液）、代謝（肝臓）、各組織への分布を経て、おもに尿から排泄される。その他の排泄経路には、消化管（糞便）や汗腺（汗・乳汁）、呼吸器（呼気）などがある。

図2-11-1　投与経路別の薬物動態

［出典：薬の体内の挙動（薬物動態学），吉岡充弘『系統看護学講座専門基礎分野　疾患のなりたちと回復の促進3　薬理学（第13版）』著者代表　吉岡充弘，医学書院，p23，2014］

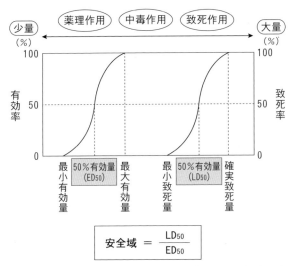

安全域とは、ある薬物AのED$_{50}$が1mgでLD$_{50}$が10mgの場合、治療係数（LD$_{50}$/ED$_{50}$）は10となる。一方、薬物BのED$_{50}$が10mgでLD$_{50}$が1000mgの場合の治療係数は100となる。薬物Aは少量で効果を現し力価は高いが、薬物Bの方が治療係数は大きく安全性が高いといえる。

図2-11-2　用量－反応曲線

［出典：第1章　薬物に関する基礎知識　B　薬物の作用，加賀谷　肇『新看護学3専門基礎3　薬物と看護　食生活と栄養（第13版）』著者代表　中村丁次，医学書院，p9，2010］

作用の強度は治療係数で安全性を示す。薬物の最大有効量の半数の効果を50％有効量Effective Dose 50％（ED_{50}）といい，臨床で用いられている薬剤用量はこれを中心に薬の用量（常用量）が決められる。また，用量致死曲線上の50％致死時の用量は50％致死量（50% lethal dose; LD_{50}）という。これに対し，治療係数はLD_{50}をED_{50}で割ったものを指すが，治療係数が大きい薬物ほど安全性が高い。つまり，治療係数が小さく，安全性が低い薬物を毒薬，中間のものを劇薬，治療係数が大きいものを普通薬と呼ぶ。また，薬物が持続的に投与される場合は，その血中濃度が維持されることから薬物によっては体内蓄積や薬剤耐性などの問題を生じることもある。

❖5．薬物療法に伴う副作用

薬物は患者に対して適量が用いられれば薬理作用による効果（主作用）が期待できる。しかしながら，投薬された薬剤は必ずしも主作用のみでなく，薬効に加えて患者の病状，生体機能変化などが相互に影響し合って生体に悪影響を及ぼすこともある。通常，薬剤を投与した患者に本来期待されない影響が生じることを有害事象といい，その原因と薬剤投与による因果関係が否定できないものを副作用という。副作用症状の発現は，特に治療域の幅が狭い薬剤を頻回に使用する場合や患者が特定の薬剤に対して遺伝的にアレルギー素因を有する場合，肝臓や腎臓などの薬剤代謝および排泄に関連した臓器疾患を有する場合，複数の薬剤投与を併用されている場合，生体機能が低下した場合などでより強く発現するおそれがある。また，生体における副作用の影響は主に骨髄，肝臓，腎臓，心臓，消化器，内分泌，神経などで生じやすい。そのため，副作用と思われる症状が患者に生じた場合，看護師はその使用を中断して患者の安全を守るとともに，医師に報告して指示を仰ぎながら適切に対応する必要がある。よって，薬物療法を実施する際は常に患者を観察し，副作用症状の早期発見に努めることが要求される。

❖6．薬物療法における看護師の役割

看護師は医療従事者の中で最も患者に接する機会が多い職種であり，患者の状況を常に把握できる立場にある。薬物療法を行う際も同様で，看護師は医師によって処方された薬剤を指示に従って正確に与薬しなければならない。また，患者に行なわれる薬物療法は単に与薬すればよいのではなく，その薬効や副作用の発現について評価するとともに，患者の病状の変化や治療に対するコンプライアンスなどを含めて把握していく役割も有する。また，患者から得られた情報は医師や薬剤師とも共有し，治療の評価やその後の方針へとフィードバックさせていく必要がある。さらに，使用している薬を継続的に与薬する必要がある際は患者が最終的に自己管理することができるように看護師が援助していくという役割も担う。よって，看護師は薬物療法をおこなう患者に対して，きめ細やかな配慮と対応が求められる。

7. 薬物の使用方法と誤薬防止対策

1）与薬前の確認

　臨床では多くの疾患に対して，さまざまな治療が実施されている．通常，臨床においては薬剤を患者に与薬するのは看護師であるが，適切に用いなければ与薬自体が有害なものになる．そのため，患者に対する誤薬や与薬すべき患者の取り違え，指示用量，指示時間，投与経路に関する与薬ミスの発生を未然に防止していく必要がある．こうした与薬ミスの発生を防ぐために，いわゆる「5R（five right）」が提唱されている．これは，薬物療法を実施する全ての医療従事者が行なうべき重要な確認事項であり，これを遵守して与薬にあたる必要がある．また，看護師はこの5Rに基づいて薬物を患者に与薬するまでの間に，最低3回は確認すべきである．

5Rによる確認：
① 正しい患者 Right Patient　　与薬する患者は正しいかどうか
② 正しい薬物 Right Drug　　与薬する薬剤は適切かどうか
③ 正しい用量 Right Dose　　用量は適切かどうか
④ 正しい経路 Right Route　　与薬経路は正しいかどうか
⑤ 正しい時間 Right Time　　与薬する時期・時間は正しいかどうか

2）誤薬の防止について

　看護師は臨床において各患者に指示されたそれぞれの処方薬を正確且つ確実に与薬することが常に要求される．そのため，医師に処方された薬剤投与の指示書を十分に確認し，略語や慣用表現などを見誤らないように適切に与薬することが重要である（表2-11-3　指示や処方箋

表2-11-3　指示や処方箋に記載される慣用句，慣用表現，略語

アンナカ，安ナカ	安息香酸ナトリウム　カフェイン	aq.　　Cito!	aqua　水　　至急
アルミゲル	乾燥水酸化アルミニウムゲル	b.i.d.	1日2回
カマ	酸化マグネシウム	t.i.d.	1日3回
健末	ゲンチアナ末	q.i.d.	1日4回
重曹	炭酸水素ナトリウム	Tab.	錠剤，錠
ハイポ	チオ硫酸ナトリウム	Pulv.	散剤
パンカル	パントテン酸カルシウム	div.	分割せよ
ボール酸	ホウ酸水	et	および
メチエフ	メチルエフェドリン	z.d.E.	zwischen dem Essen　食間
メンタ水	ハッカ水	v.d.s.	vor dem Schlafgehen　就寝前
硫アト	硫酸アトロピン	n.d.E.	nach dem Essen　食後
硫苦	硫酸マグネシウム	v.d.E.	vor dem Essen　食前
燐コデ	リン酸コデイン		

「野村隆英：薬と法律　処方，シンプル薬理学（野村隆英，石川直久編），改訂第4版，p.7，2008，南江堂」より許諾を得て転載

表2-11-4 類似した名称の薬剤例

商品名	薬効	商品名	薬効
ノルバスク	高血圧薬	サクシン	筋弛緩薬
ノルバデックス	抗エストロジェン薬	サクシゾン	ステロイド薬
アルマール	高血圧薬	クラビット	抗菌薬
アマリール	経口用糖尿病薬	クロミッド	排卵誘発薬
レンドルミン	睡眠薬	アテレック	カルシウム拮抗薬
トレドミン	抗うつ薬	アロテック	アドレナリンβ受容体作動薬
		アレロック	H1受容体拮抗薬

に記載される慣用句，慣用表現，略語）。近年，誤薬防止に関しては医療における最重要テーマでもあることから，上記に示す5Rによる医療職者間あるいは患者と医療従事者間での確認だけなく，バーコードを利用した患者認証システムの導入や呼名確認の際にフルネームを患者自身に投薬毎に申告してもらうなどの複数の対応を設けて与薬ミスの防止対応が実践されている。

3）類似する医薬品の組み合わせ

　与薬は十分にその確認をおこなった上で実施する必要がある。また，その中には薬効は全く相反するにも関わらず，商品名が非常に類似したものも少なくない（表2-11-4　類似した名称の薬剤例）。また，こうした薬物の中には誤って投与されることによって患者を危機的な状況に陥らせるものもある。そのため，医療施設においては患者への指示を出す医師だけでなく，調剤に携わる薬剤師や与薬を患者に実施する看護師が相互に確認・協力することによって事故を未然にふせぐように協力していく必要がある。特に，看護師は臨床において，患者の急変時などに薬物を急遽使用しなければならない状況が生じる。その際，単に薬物の名前だけに注意するのではなく，患者に与薬される薬剤がどのような意図をもって投与されるのかを，今一度，投与前に考慮することによって，与薬ミスの発生を減少させることができる。

4）患者および家族への説明

患者は主治医から病状や病期，治療方法などについての説明を受けた後に，治療方針を決定する。また，薬物療法の実施に関しては予め主作用と副作用について十分な理解が得られるように，看護師は医師や薬剤師とともに協働していく。また，長期に及ぶ薬物療法は，時にその効果への疑問や期待感の低下などから不満などをもらす患者や家族も多い。そのため，看護師は患者やその家族に対して，適宜，薬効や目的に関する十分な知識を保持しておく必要がある。また，患者の不安や疑問などを常に把握し，必要に応じて他の医療従事者とともに解決あるいは新たな対応への検討をおこなっていく。

8．与薬方法

1）与薬方法の種類

薬物療法を実施する患者に対する援助はそれぞれの与薬経路に応じて異なる。また，薬物の血中濃度の推移は与薬経路ごとに特徴的がある（図2-11-3　与薬経路と血中濃度の時間的推移）。

① 経口（内服）投与：薬物療法の多くは経口投与による内服である。経口内服による薬物投与は安全性が高く且つ簡便であり，患者による自己管理も容易である。反面，投与された薬剤は主に小腸から吸収されて，門脈を経て肝臓での代謝をうけることから，投与用量の全てが作用するわけではない。

② 吸入投与：薬剤を気化あるいは微粒子として呼気とともに吸入させる方法である。こうした吸入は喘息症状の出現時に代表されるβ2刺激薬を吸入して気管支という局所での薬

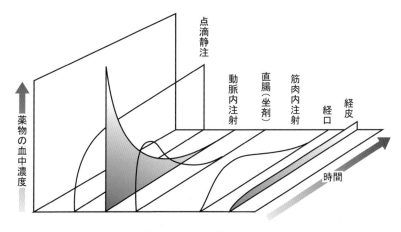

図2-11-3　与薬経路と血中濃度の時間的推移

[出典：『系統看護学講座専門基礎分野5　薬理学　疾患のなりたちと回復の促進2　第12版』大鹿英世，医学書院，p.21，2009]

効を期待するもののほか，吸入麻酔薬のように肺胞から取り込んで中枢に作用させるものもある。

③ 口腔内投与：ニトログリセリンに代表される，舌下錠は噛んだり嚥下しては効果が得られない。同様に，バッカル錠は頬と歯茎の間にはさみこんで保持し，口腔粘膜から吸収させて薬効を得る薬剤である。こうした薬剤は水を必要とせず，口腔粘膜で吸収されるまで保持するということが重要である。これらの薬剤はいずれも口腔粘膜からそのまま吸収されて循環することから，肝臓での初回通過効果の影響をうけにくく，効果の発現も早い。

④ 動脈内投与：動脈内への薬剤投与は限られてはいるが，乳癌や肝臓癌などに対して抗癌剤を栄養血管となる動脈を通じて投与する場合や，血管造影時の造影剤注入の際に実施される。

⑤ 静脈内投与：静脈内投与は薬液を静脈内に直接注入することによって速やかに循環させることができるので，薬効が早期に期待できる。また，投与薬剤は静脈血によって希釈されるので体液と同じ浸透圧である必要はないほか，抗癌剤のような薬液も注入可能である。ただし，投与した薬剤の回収は困難であることから，患者に誤薬した場合の影響は甚大である。同様に，持続的に静脈内に輸液を入れることも可能で，高カロリー輸液は栄養状態の維持および改善のために用いる。そのほかでは，複数の薬液を混合して投与することや薬剤の持続投与による有効血中濃度の維持も可能である。ただし，持続的に輸液を実施する際にも輸液速度の調整やルート刺入部からの感染などには十分注意する必要がある。

⑥ 皮下投与：皮下組織に注射針を用いて薬液を注入する方法である。薬剤注入後，緩徐に吸収されて静脈血中に移行する。ただし，薬剤の持続時間は長いもの，皮下に用いることができる用量は限られているほか，使用薬剤は体液と同等の浸透圧である必要がある。また，頻回な実施は患者の苦痛を伴うなどの欠点もあることから，注射部位の選定時には神経や血管の走行，皮下脂肪の厚さなどにも注意し，十分に視診・触診をした上で実施する。さらに，注射部位のマッサージは局所血流の増加に伴う薬液吸収の促進をまねき，急激な薬剤作用を生じさせることから控える。

⑦ 筋肉内投与：筋肉内への薬物投与は主に上腕三等筋や中殿筋で実施される。ただし，筋肉内への注射実施の際に神経損傷や筋肉傷害の報告もあることから，従来に比べて実施頻度は低くなってきている。

⑧ 経皮的投与：経皮的な薬物投与は消毒剤に代表される皮膚局所における薬理作用を期待するものと，経皮に薬物含有シートやパッチを貼用して薬理作用を期待するものとに大別できる。後者において，皮膚からの薬物吸収は非常に緩徐であるが，一旦その薬剤が作用しはじめると非常に長く，且つ安定した薬剤の持続投与が可能となる。今日では麻薬性鎮痛剤を経皮的に投与できるものも開発されている。なお，経皮に貼用したパッチを交換する際は皮膚の状態を観察するとともに，剥離刺激による新たな創傷を生じさせないように注意する。経皮的投与のシートは皮膚に密着させて貼用し続けることによって作用が期待できるので，関節可動域の影響を受けにくい，前胸部などが貼用部位として選択される。

⑨ 点鼻・点眼：局所的な効果を期待して用いられる。点鼻や点眼に用いる薬液は患者個々でそれぞれ準備し，使用する。看護師は患者の下眼瞼を下方に引き寄せた上で，1滴滴下する。点眼ケースに関しては先端が目に触れると点眼容器の内容が汚染され，次回からの使用ができなくなることから不潔にならないように注意する。なお，点眼薬が同時に2本以上ある場合は,一方を使用してから5分程度間隔をあけて点眼する。

⑩ 直腸内投与：肛門から坐薬を挿入して，体温によって融解した薬剤は直腸粘膜から吸収される。その際，直腸粘膜から吸収された薬剤は門脈を介さず，そのまま下大静脈に入ることから肝臓における初回通過効果を免れて，薬効の発現が早いという特徴がある。

⑪ 髄腔内投与：主に腰椎麻酔の際に髄腔内への薬剤投与が行われる。通常は解剖学的に椎骨間が広い，第2-3腰椎間に針を穿刺して薬液を注入する。

2）援助の実際

　薬物療法を実施する際は患者の現病歴や既往歴だけでなく，現在投与されている薬や全身状態も十分に把握した上で実施する必要がある。ここでは患者に薬剤を与薬する際の代表的な経口内服投与，直腸内投与，静脈内投与を例に実際の方法について述べる。

(1) 経口内服投与

援助の目的

　経口与薬は過度に援助する必要はなく，誤嚥に気をつけながら出来る限り患者自身によって服薬してもらうことが望ましい。また，継続的な内服治療が必要な患者には，率先して自分で内服管理が行なえるように関わっていく必要がある。

援助にあたっての留意点

　経口投与による薬剤の吸収は主に小腸でおこなわれる。そのため，内服による薬効は摂食状況や摂取した食物，内服時間，併用している異なる薬物間との相互作用などが薬効に影響を及ぼすことを理解しておく必要がある。薬剤は水道水またはミネラルウォーターと共に内服する。また，臨床では検査や処置等で指示された時間に内服できないこともあることから，治療スケジュールが確定した段階で予め内服に関して患者に説明をしておく必要がある。よって，看護師は個々の患者の病状や既往歴，併用している薬物，治療スケジュール等を予め十分に把握した上で，看護実践を展開していく。また，薬剤によっては苦味を強く感じたり，形状が大きなものもある。それにより，患者が途中で内服中断や自己管理が徹底されなかったりすることもあることから，管理しやすいようにきめ細やかな配慮も医療者には求められる。

実　施

看　護　手　順	留　意　点　・　根　拠
①患者の状態のアセスメント（内服が可能か判断する）	・5Rの徹底
②医師の指示と処方箋を確認し，必要物品を準備する	
③衛生学的手洗いをおこなった後，患者のベッドサイドに行く	
④患者の本人確認をおこない，与薬の意義・目的を説明する	・フルネーム確認
⑤誤嚥しないように注意し，与薬する（必要時，介助する）	
・内服しやすいように，患者の体位を坐位または半坐位にする	・麻痺がある場合は健側へ薬剤を与薬する
・少量の水で口腔内を潤した後，口腔内に与薬する	
・散剤では特に口腔内に残渣が残らないように，十分な水（または微温湯）とともに内服する	・基本的には水で内服する。果汁が混入しているジュースやコーヒー，お茶などによる内服は控えること。また，内服薬に影響を及ぼす食物の摂取にも注意する
⑥内服の確認を空いた薬帯とともに確認する	※薬帯とは薬が包装されているパッケージのこと
⑦内服後の患者観察および評価	・主作用および副作用を中心に行なう
⑧後片付け	
⑨実施の評価および記録をする	

アセスメント

　内服後は主作用としての薬効の程度を把握するとともに，副作用症状の発現に注意する。また，内服による薬効の効果を記録から時系列的に評価し，患者と患者を取り巻く医療従事者間で情報を共有していく。また，長期におよぶ薬物療法の実施は，患者の治療に対する目的や日常生活における目標，生き方などにさえ影響を与えることがある。そのため，看護師は患者に対して状況の説明を適宜実施し，患者の考えや受け止め方に何らかの変化が生じていないかを常に観察していくことが重要である。

(2) 直腸内投与（坐薬）

援助の目的

　坐薬は主に鎮痛目的や発熱時の解熱目的，嘔気の軽減などの症状緩和を期待して実施されることが多い。通常，坐薬は看護師によって患者の肛門内に挿入されることが多いことから，羞恥心に対する配慮は不可欠である。また，期待した薬効が得られているか否かを観察し，その後の対応に活用していく必要がある。

援助にあたっての留意点

　通常，坐薬は直腸粘膜から吸収させるために融点が低く，手で持つと容易に溶解する。そのため，看護者は坐薬を包装から取り出した後はすみやかに使用する。また，直腸粘膜で吸収された薬剤は肝臓での代謝を免れやすいことから初回通過効果を影響が少なく，全身に循環していく。尚，坐薬の肛門への挿入時は非常に羞恥心を伴うことから，プライバシーの保護に努める。

第11章　薬物の適応の援助

実　施

看　護　手　順	留　意　点・根　拠
①患者の状態をアセスメントする	
②指示を確認後,手洗いをし,必要物品を準備する	・5Rの徹底,坐薬は冷所での保存
③患者の本人確認をおこない,与薬の意義・目的を説明する	・フルネーム確認
④排便の有無を確認する	・排便促進のための坐薬以外は宿便による効果遅延や坐薬挿入に伴う排便反射の誘発を生じさせないために,排便後に挿入する
⑤患者の体位を側臥位か仰臥位にし,膝を屈曲させる	・腸管の走行に沿って,左側臥位での坐薬挿入を心掛ける
⑥手袋を装着する	・滅菌である必要はない
⑦下着をずらし,肛門部を露出させる	・不必要な露出は避け,患者に対して十分に配慮した声かけをおこなう
⑧力まず,リラックスしてもらう	・腹直筋や外肛門括約筋を意図的に収縮させないように説明する
⑨片手は肛門周囲を広げて視野を確保し,坐薬の先端から肛門内に挿入する	・挿入しやすくするために潤滑油を少量坐薬先端に塗布し,挿入する。肛門管を意識して,坐薬を人差指が5センチ程度入るまで挿入する
⑩挿入後,できるだけ坐薬の溶解をさせるために排出しないように説明する。その際,下肢を進展させて外肛門括約筋を締めるように促す	・排便目的の場合は,5分程度我慢してもらう
⑪患者の寝衣・体位を整える	・排便目的の場合はベッド上であれば便器を挿入,移動可能であればトイレに誘導する
⑫挿入後,主作用および副作用の有無を観察する	
⑬後片付けをする	
⑭実施の評価および記録をする	

アセスメント

　坐薬による薬物療法は目的に応じて異なるが,通常,肛門周囲を露出することから患者への配慮が必要である。また,排便目的であれば反応便や患者の発語に耳を傾けて状況の変化を十分に評価する必要があるのに対して,それ以外の解熱や鎮痛,嘔吐抑制などの症状緩和が目的の場合は効果がどの程度認められたかを主観的な情報とともに評価する。

(3)　静脈内投与

援助の目的

　静脈内注射は投与する薬物用量が直接血液中に注入することができる。そのため,医療を行う上で即時的な薬理作用が期待できることから,臨床上,非常に有用である。看護師は医師によって処方された薬剤を指示に従って,正確に静脈内または輸液ラインを通じて与薬する役割を担う。

援助にあたっての留意点

　静脈内に投与された薬物はすみやかに血流によって全身に分布する。また,他の経路では投与が困難な,抗癌剤などの薬剤投与も可能である。ただし,誤薬が生じると薬物の回収は不可

能であり,患者を危機的な状況に陥らせることもあることから慎重且つ適切に投与する。また,静脈内に限って投与できる薬物の中には血管外に漏出すると細胞が壊死するものや,輸液ルートおよび留置針を介した感染が生じる可能性もある。よって,静脈内投与を行う際は,患者の状況に加えて,薬剤,用量,輸液ルート,輸液挿入部位などの幅広い視野で観察する必要がある。

実　施

看　護　手　順	留　意　点　・　根　拠
①患者の状態をアセスメントする	
②指示および処方箋を確認する	
③衛生学的手洗いの後,必要物品を準備する	
④清潔操作で薬液の準備をおこなう	・5Rの徹底
⑤輸液の準備が整ったら,ダブルチェックを行う	
⑥患患者の本人確認をおこない,与薬の意義・目的を説明する	
⑦前腕部での輸液を行う場合,肘関節に肘枕を挿入する	
⑧血管および神経の走行を考慮して刺入部を選定する	・留置針あるいは輸液針の先端が静脈弁にあたらないように刺入する。血管は表在性の太く,直線に近い部位を選択する
⑨血流を滞留させるために,刺入部から10cm程度中枢側に駆血帯を巻く。患者には拇指を手掌の中に入れる状態で強く握るように依頼する	
⑩刺入部位が決定したら一度駆血帯を一旦はずして,70%アルコールで消毒して,揮発するまで待つ	・刺入部が最も清潔が保てられるように消毒する(中心から外側,あるいは末梢側から中枢側へ消毒する)
⑪アルコールが揮発して乾燥した状態になるのを確認し,再び駆血帯を巻く。患者には上記同様,拇指を手掌の中に入れる状態で握るように依頼する	
⑫刺入部の皮膚を伸展させながら血管を固定し,針を刺入する	
⑬10～30°程度の低い角度で血管の1cm手前に刺入する	
⑭痺れや激痛などの神経を損傷した兆候がないかを患者に伺いながら,静脈血からの逆流の確認をする。逆流が確認できれば,患者に手の握りを解除するように依頼する	・逆流を認めない場合は針先端が静脈外にある可能性が高い。その場合は再び刺入し直す
⑮刺入した針が抜けないように注意しながら,駆血帯を緩める。患者の状態に変化がないかを確認し,針の固定を行う	・患者および刺入部の状態を観察する
⑯輸液ラインを介して緩徐に注入する	・患者の容態を観察する
⑰問題がなければ指示流量を守りながら,輸液を続行する	
⑱輸液終了後,アルコール綿を針刺入部に添えた上で,速やかに抜針する	・止血するまで。アルコール面で圧迫する
⑲患者の寝衣を整え,主作用や副作用を観察する	
⑳後片付けをする	
㉑実施の評価,記録をする	

アセスメント
　輸液開始直後は患者の容態に変化がないかを患者の傍に付き添って観察する。問題がなければ指示された輸液注入時間の調整を再度行い,輸液を続行する。静脈血中に投与される薬剤反応は他の経路に比べて作用発現が早い事から,異常と判断できる症状があればすぐに輸液を中

断して医師と共に適切に対応する。

引用参考文献

1）「第1章　総論」野村隆英『シンプル薬理学　改訂第5版』野村隆英・石川直編，南江堂，pp1-50，2014．
2）『医療薬剤学』城武昇市・江戸清人編，榮光堂，pp174-214，1995．
3）「第1部　薬理学総論」吉岡充弘『系統看護学講座専門基礎分野　疾患のなりたちと回復の促進3　薬理学（第13版）』著者代表　吉岡充弘，医学書院，pp4-61，2014．
4）「第1章　薬物に関する基礎知識」加賀谷　肇『新看護学3専門基礎3　薬物と看護　食生活と栄養（第13版）』著者代表　中村丁次，医学書院，pp3-29，2010．
5）『系統看護学講座専門基礎分野　疾患のなりたちと回復の促進2　薬理学（第12版）』大鹿英世，医学書院，pp1-63，2009．

第12章 救急時の援助

救急患者の特徴と看護者の役割

　救急患者は，いつ，どこで発症するかわからない。交通事故や労働災害など不慮の事故による外傷をはじめ，心筋梗塞や脳出血による急病，慢性疾患の急性増悪など，救急患者は年齢・性別を問わず，疾患も多岐にわたる。意識障害のある患者などでは，患者情報が少ないことが多く，また，原因不明の発熱や腹痛など，診断がついていない段階でも援助は行わなければならない。さらに，人間は自分が予測していなかった状況に直面した場合，危機状態に陥りやすいという特徴がある。救急時における援助者の役割として，生命維持が最優先なのはもちろんであるが，救命処置と並行して，看護者は患者・家族の心理状態を理解し精神的ケアを行うことも重要である。

❖1．救急時の対応の心構え

(1) 倒れている人，苦しんでいる人を助けようという気持ちがなければ手を差し出すことはできない。自分が援助することで，さらに悪化させるのではないかという不安から躊躇することもあるだろう。しかし，行動に移すことへのためらいや，援助者の知識・技術の乏しさゆえに救える命が救えないのは非常に残念なことである。患者が自分の家族や友人であればどうするか，まず何よりも「助けよう」「助けたい」という気持ちをもつことが最も大切である。
(2) 救急場面では，援助者自身が慌ててしまい，日頃の自分ではない自分に陥る。できるだけ自分自身の気持ちを落ち着かせ，冷静で迅速な対応を心がける必要がある。
(3) 患者情報が少ない＝患者が伝染性疾患を有しているかどうかの感染情報も少ない。よって，どの患者も感染の危険性があると思って対処する。
(4) 交通事故現場など，援助者自身が二次的な被害を受ける危険のないように，周囲の環境・状況に留意し，自己の身の安全も確保しつつ，救急処置にあたる必要がある。

❖2．救急時の判断

1）緊急度と重症度の判断

　通常，私達が一般に緊急事態と考えている場面の中には，本当に急を要する事態と，現在はそれほど慌てなくてもよいが，手当てをしなければ重症になるような事態とが混ざっているので，まず状況を判断することが大切である。「緊急度」とは，生命が危機にさらされている状

況で一刻を争う対応が必要な程度を示し、「重症度」とは、疾患や症状の重さ・治療の難しさの程度を示す。重症度が高くても緊急度は低い場合や、その逆もあり、緊急度と重症度は必ずしも一致しない。

2) 全身状態の観察

最も重要なのは、意識、呼吸、循環状態である。意識については、傷病者の言動や呼びかけに対する反応、瞳孔（大きさ、左右差、懐中電灯があれば光に対する反応など）を観察する。呼吸については、胸腹部の動き、口や鼻からの空気の出入りなど、循環については、動脈による脈拍の有無や規則性などをみる。外傷患者の場合は、傷の状態（出血、腫脹、変形など）、皮膚・粘膜の状態（蒼白、発赤、発汗など）をみる。また、痛みをともなったり、不安状態に陥っている場合もあるので、顔つきや表情なども含め、全身状態を観察する。

3) トリアージ

事故や災害などにより多数の傷病者が発生する現場では、一刻も早く治療の優先順位を決め、必要な応急処置を行い、医療施設に搬送することが一人でも多くの人を救うことにつながる。トリアージ（triage）とは、最大多数の傷病者に最善の医療を施すため、傷病者の緊急度・重症度により治療・搬送の優先度を決めることをいう。トリアージを行う際は、トリアージ実施者が判断した結果をトリアージ・タッグという識別票に記入し、併せて区分が分かるように一部を切り取り、傷病者の右手首に取り付ける（図2-12-1）。

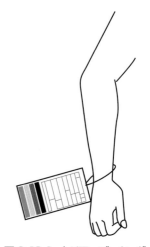

図2-12-1 トリアージ・タッグ

表2-12-1 トリアージの区分

優先度	分類	識別色	傷病状態
第1	緊急（最優先）治療群	赤（Ⅰ）	生命・四肢の危機的状態で、ただちに処置が必要
第2	準緊急（待機的）治療群	黄（Ⅱ）	多少治療の時間を遅らせても、生命に危険がない
第3	保留（軽症）群	緑（Ⅲ）	軽度外傷、通院加療が可能
第4	死亡群、治療・搬送待機群	黒（0）	既に死亡している、または、ただちに処置を行っても明らかに救命不可能

❖3．救急蘇生法

　救急蘇生法とは，急病や外傷により生命の危機に瀕している，もしくはその可能性がある傷病者や患者に対して行われる手当，処置，治療などをいう。救急蘇生法には，市民および日常的に蘇生を行わない者を対象にした一次救命処置（BLS：basic life support）と，主に日常的に蘇生を行う医師・看護師・救急救命士などを対象にした二次救命処置（ＡＬＳ：advanced life support）がある。市民による止血法の応急手当も救急蘇生法に含まれる。

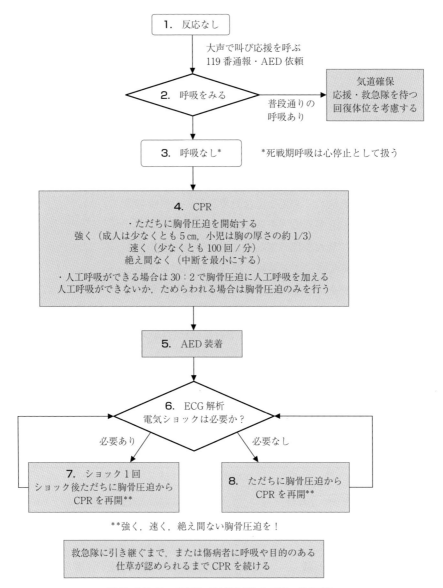

図2-12-2　市民におけるBLSアルゴリズム

［出典：『JRC蘇生ガイドライン2010』日本蘇生協議会・日本救急医療財団監修，へるす出版，p.18，2011］

1) 一次救命処置

一次救命処置（BLS）には，胸骨圧迫と人工呼吸による心肺蘇生，自動体外式除細動器（AED：automated external defibrillator）を用いた除細動が含まれる。一次救命処置の具体的方法については，日本救急医療財団（JRC）ガイドライン2010 一次救命処置（BLS）に準じて以下に述べる。

(1) 心肺蘇生法

心肺蘇生法とは，心肺停止した人の呼吸・循環機能を維持する目的で，胸骨圧迫および人工呼吸を行うことをいう。例えば，心停止になると全身に血液が流れなくなる。心停止後，数十秒で意識が消失し，その後呼吸が停止する。約3分以内に血流が再開し，酸素を全身の臓器に送ることができないと，脳は回復不可能なダメージを受け始める。したがって，図2-12-3で示すように，心肺蘇生は心肺停止後できるだけ早く開始することが重要で，救命率にも大きく影響する。

〈心肺蘇生法の手順〉

① 心肺停止の判断

倒れている人を発見したら，ただちに反応を確認する。傷病者の肩を軽く叩きながら大声で呼びかけるも「何らかの応答や仕草がない」「呼吸がない」，あるいは「異常な呼吸（死戦期呼吸；しゃくりあげるような不規則な呼吸）がある」場合は心停止と判断する。市民の救助者が呼吸の有無を確認するときには気道確保を行う必要はないが，胸部と腹部の動きには注意する。医療者は呼吸の確認時に気道確保を行う。心停止確認のための脈拍触知は，市民および熟練していない医療者は脈拍の確認を行わなくてもよい。熟練救助者は呼吸の観察と同時に頸動脈の脈拍触知にて確認してもよい。

② 応援要請とAEDの手配

傷病者の反応がなかったら，大声で叫んで周囲の人に助けを求め，必要な人員とAEDを手配するよう依頼する。病院外の場合は119番通報するよう依頼する。傷病者に普段どおりの呼吸を認める場合は，気道確保を行い，応援，救急隊の到着を待つ。

③ 心肺蘇生の開始

心肺蘇生の開始は胸骨圧迫から行う。

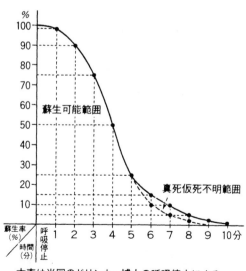

本表は米国のドリンカー博士の呼吸停止による死に至る時間的経過を示すものである。

図2-12-3 呼吸停止後の時間と蘇生率の関係

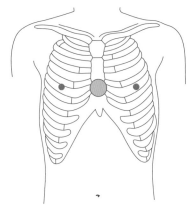
図2-12-4　胸骨圧迫部位

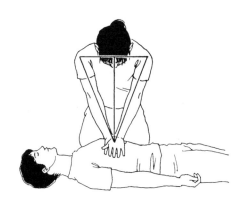
図2-12-5　胸骨圧迫

a．胸骨圧迫

　傷病者を仰臥位にして救助者は傷病者の横にひざまずく。胸骨圧迫部位は胸骨の下半分（目安は「胸の真ん中」）とする（図2-12-4）。乳頭と乳頭の間を指標とする方法は信頼性に欠ける。あやまって胸骨の下側（足側）を圧迫すると，剣状突起という尖った骨があり，これを押さえることで肝臓などの臓器を傷つける危険性があるので注意する。正しい圧迫部位に一方の手掌基部（手のひらの基部）を当て，その手の上に他方の手を重ねて置く。胸骨に対し，垂直に体重が加わるように両肘を伸展させ，肩が圧迫部位の真上になるような姿勢をとる（図2-12-5）。

　胸骨圧迫の深さは，成人の場合「少なくとも5cm沈む深さ」とする。小児・乳児では胸郭前後径の約1/3を圧迫する。胸骨圧迫のテンポは，「1分間あたり少なくとも100回」とする。圧迫と圧迫の間は，胸が元の高さに戻るように圧迫を解除するが，このとき，救助者の手が圧迫部位の胸壁から離れてしまわないように注意する。

b．気道確保

　気道とは，空気が鼻・口から肺に達するまでの空気の通り道のことをいう。意識障害や呼吸停止，心停止が生じると，下顎を支えている筋肉の緊張が失われ，舌がのどの奥に落ち込み気道を閉塞する。気道を確保するために傷病者を仰臥位にして頭部後屈あご先挙上法を行う（図2-12-6，図2-12-7）。片手で傷病者の額（ひたい）を押さえながら，もう一方の手の指先

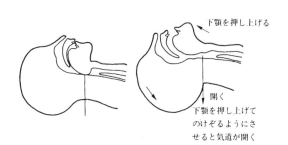
図2-12-6　気道確保

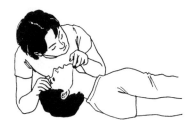
図2-12-7　頭部後屈あご先挙上法

であご先(下顎の骨の部分)を挙上する。頸椎損傷が疑われる場合は，頸椎の動揺を避けるために下顎挙上法が望ましいといわれる(図2-12-8)。しかし，下顎挙上法は手技が難しく，続いて行われる人工呼吸が実施しにくいという理由から，市民および訓練を受けていない者には，頭部後屈あご先挙上法が推奨されている。

c．人工呼吸

　気道確保のための頭部後屈あご先挙上法を続けながら人工呼吸を2回(1回につき1秒かけて)行う。1回換気量の目安は，人工呼吸によって傷病者の胸の上がりが確認できる程度とする(図2-12-9)。過剰な量の吹き込みは，胃部膨満の可能性を高める，胸腔内圧を上げ過ぎるなど心肺蘇生には不利な要因となる。

　人工呼吸の方法には，成人では口対口人工呼吸(マウストゥマウス)が適しているが，乳児の場合は口対口鼻人工呼吸を行ってもよい。口対口人工呼吸を行うときは，救助者は傷病者の鼻をつまみ，救助者の呼気が漏れないように口を大きく開いて傷病者の口を覆って密着させる。

　口対口人工呼吸をするときは，感染防護具として，フェイスシールドや携帯式の人工呼吸用フェイスマスクを用いることが推奨される(図2-12-10)。院外における感染の危険性はきわめて低いので，感染防護具なしで人工呼吸を実施してもよいが，可能であれば感染防護具

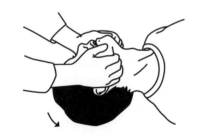

図2-12-8　下顎挙上法

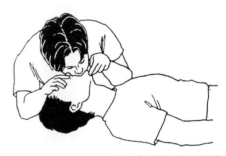

図2-12-9　人工呼吸(口対口人工呼吸)

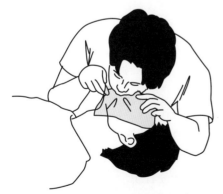

a．フェイスシールド

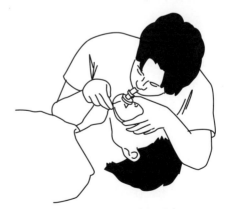

b．フェイスマスク

図2-12-10　感染防護具を用いた口対口人工呼吸

の使用を考慮する。ただし，院内・院外を問わず，傷病者に危険な感染症（ヒト免疫不全ウイルス（HIV）感染症，肺結核，B型肝炎，重症急性呼吸器症候群（SARS））の疑いがある場合や血液などによる汚染がある場合は，感染防護具を使用すべきである。感染防護具を持っていなくて，口と口が直接接触することに躊躇する，あるいは感染防護具を持っていても準備に時間がかかりそうな場合などでは，人工呼吸は省略して胸骨圧迫のみでよいとされている。

d．胸骨圧迫と人工呼吸

　胸骨圧迫と人工呼吸の比は30：2とする。小児・乳児に対しても30：2でよい。また，人工呼吸を行うとき，心電図や脈拍を評価するとき，電気ショックの実施時などには，胸骨圧迫の中断はやむを得ないが，中断は最小とし1分間あたりの胸骨圧迫回数が最大になるようにする。

(2) AEDの使用法

　AEDには心電図を自動的に解析し，かつ，電気ショックの適応があるかどうかを自動的に判定する機能がある。

① AEDの準備

　操作しやすいようにAEDを傷病者の頭の近くに置く。

② AEDの電源を入れる

　機種によって電源を押すタイプと，ふたを開けると自動的に電源が入るタイプがある。電源を入れたら，それ以降は音声メッセージと点滅するランプに従って操作する。

③ 電極パッドの貼り付け

　傷病者の衣服を取り除き，胸を露出する。電極パッドの一枚を胸の右上（鎖骨の下で胸骨の右），もう一枚を胸の左下側（脇の下5～8センチメートル下，乳頭の斜め下）の肌に直接貼る。傷病者の胸が水で濡れている場合は，乾いた布で胸を拭いてから電極パッドを貼る（機種により，電極パッドから延びているケーブルの差込みをAED本体の差込口に挿入するタイプがある）。

④ 心電図の解析

　AEDは自動的に心電図の解析を始める。「傷病者から離れて下さい」という音声メッセージの指示に従い，周囲の人も含め，誰も傷病者に触れないようにする（図2-12-11）。

⑤ 電気ショック

　電気ショックが必要な場合は「ショックが必要です。離れて下さい。」という音声メッセージが流れるとともに，AEDは自動的に充電を開始するので，傷病者から離れる。充電が完了すると，ショックボタンの点滅とともに電気ショックを行うように音声メッセージが流れるので，これに従いショックボタンを押し，電気ショックを行う。

⑥ 心肺蘇生とAEDの繰り返し（電気ショックが必要な場合）

　電気ショック後は，ただちに心肺蘇生を再開する。再開して2分たったら（胸骨圧迫30回

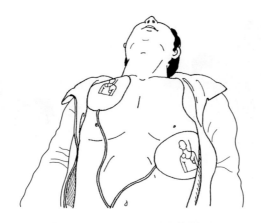

図2-12-11　AED（心電図解析中）
［出典：心肺蘇生法委員会編著『指導者のためのAEDを用いた救急蘇生法の
指針（一般市民用）』，へるす出版，p.17，2004］

と人工呼吸2回の組み合わせ5サイクルほど），再びAEDが自動的に心電図の解析を始めるので，音声メッセージの指示に従う。

2）窒息

　窒息とは生命の維持に必要な酸素が何らかの原因で欠乏する状態をいい，気道のどこかに閉塞があれば呼吸停止または呼吸困難となる。窒息の原因には，乳児のうつぶせ寝，食べ物を喉につまらせる，溺水，気管支喘息や気道周囲の腫瘍による気管支の狭窄などがある。

(1) 気道内異物除去法

　意識のある成人や1歳以上の小児の気道異物による窒息では，応援と救急通報依頼を行った後に，背部叩打，腹部突き上げ，あるいは胸部突き上げなどを用いて異物除去を試みる。乳児では，有効な強い咳ができず未だ反応のある場合には，頭部を下げて背部叩打と胸部突き上げを行う。

①　**腹部突き上げ法**（図2-12-12）
　傷病者が立位または坐位の場合は，傷病者の背後より抱きかかえるようにして，片方の拳を心窩部（みぞおち）に当て，他方の手をその上に重ねて握る。両腕を力強く内上方向に引き絞り，患者の下部胸壁を数回圧迫する。『心肺蘇生法ガイドライン2005』では，「ハイムリック法は意識があり喉に異物が詰まった状況，窒息で声が出ないときに限って実施するとし，意識がない場合は心臓マッサージを開始する」としている。

②　**背部叩打法**（図2-12-13）
　肩甲骨の間を力強く素早く叩く方法で，気道に振動をおこして異物の喀出を促す。傷病者に意識があり，立位または坐位をとっている場合は，片方の手で患者の前胸壁を支えてなる

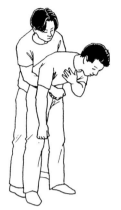
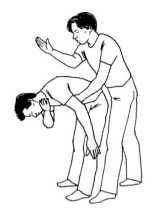

図2-12-12　腹部突き上げ法（立位の場合）　　　図2-12-13　背部叩打法

べく頭部を下げる。意識が障害されている場合は，傷病者を側臥位（横向き）にして行う。

3）出血

(1) 出血量と身体への影響

出血量が多いときは，生命に危険がおよぶので直ちに止血をしなければならない。血液の量は，体重1キログラムにつき80ミリリットルあるといわれているので，体重60キログラムの人では約4800ミリリットル（体重の約1/13）の血液があると考えられる。出血だけで他に致命的な原因がない場合，全血液量の1/3（約1600ミリリットル）を失うと生命に危険がおよび，さらに1/2（約2400ミリリットル）を失うと死にいたる（失血死）といわれている。

出血には，内出血と外出血がある。内出血が頭蓋内，胸腔内，腹腔内，骨盤腔内などに発症した場合，外から見えないので判断が難しく重篤な経過をたどる。外出血の場合も出血量の推測は難しいが，出血のしかたや血圧・脈拍などを目安にするとよい。目安としては，脈拍が1

表2-12-2　出血の種類とその判別

出血の種類	出血の状態	血液の色	出血量
動脈性出血	心臓の脈動に一致して，間欠的にほとばしり出る。大血管からの出血では，瞬時に致死量に至ることもある。	鮮紅色	出血量が非常に多く，失血死の危険がある。
静脈性出血	同じ強さと速さで持続的に出血する。大静脈ではなかなか止まらない。	赤色	出血量が多い。大静脈からの出血は危険である。
毛細管出血	極めてゆっくりと点状に滲み出る。自然に止まることが多い。	赤色であるがしばらくすると暗赤色になる。	出血量は少ない。
実質性出血	内臓実質や骨折端などから湧き出る。毛細管出血よりも止まりにくい。	赤色	毛細管出血よりも多い。

分間120回以上の頻脈となり，血圧が普段の20〜40％低下（例えば普段の最高血圧が110くらいの人では90〜70に低下）した時には注意する。

(2) 一次的止血法

一次的止血法には，出血部を直接圧迫して止血する「直接圧迫法」と，直接圧迫止血法と止血点圧迫法を併用して止血する「間接圧迫止血法」がある。

① 直接圧迫止血法（図2-12-14）

動脈，静脈いずれの外出血であろうと，基本的に最も確実な止血法である。出血部位を直接，手指やガーゼなどで圧迫する。素手で行なう場合は，感染の危険性があるので，血液や体液が直接皮膚や粘膜に付着しないように，できるだけビニール手袋やビニール袋を使用するとよい。

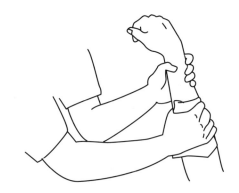

図2-12-14 直接圧迫止血法

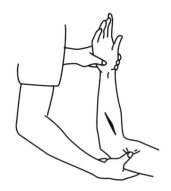

図2-12-15 間接圧迫止血法

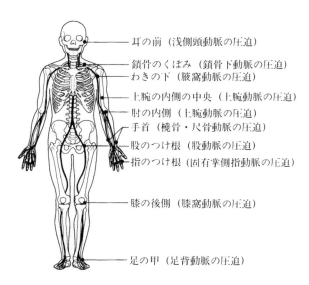

図2-12-16 止血点

② 間接圧迫止血法（図2-12-15）

直接圧迫止血法で止血困難な場合に併用する方法で、道具は必要としない。出血部位を心臓より高い位置に保ち、出血部位よりも心臓に近い血管に示す止血点といわれる支配血管を圧迫する（図2-12-16）。動脈の走行部位に親指や手掌（手のひら）で骨に向かって圧迫すると止血できる。ただし、副血行路の存在により完全な止血は難しいので、なるべく早く永久的止血法（手術による止血法や内視鏡的止血法）ができる医療機関へ運ぶ。

❖4．急病時の処置

1）意識障害

意識障害に陥っている人を見たら、まずその程度を見分けて、状況によっては直ちに救命の処置をしなければならない。意識障害の程度は、評価法を用いると客観的に表現できる（p119　観察の項の3-3-9度方式の表参照）。意識障害患者の応急手当をするときは、むやみに身体をゆする、大声で呼ぶなどの行為は避ける。意識障害の原因には、脳血管障害など頭蓋内に原因があるもの、中毒（薬、ニコチン）、低血糖、呼吸器系由来のものなどがある。

① 処置しやすいところに寝かせて気道を確保する。体位は仰臥位か側臥位にし、側臥位にした場合にも、頭を後方にのけぞらせ下顎を突出した形にしておくと、気道確保できる。
② ベルト・ネクタイなど衣服をゆるめる。
③ 意識障害の程度やおう吐の有無を調べる。おう吐があるときには誤嚥（誤って気管に入る）や窒息を防ぐために顔を横に向けておく。
④ 心肺停止状態の場合は、直ちに人工呼吸、胸骨圧迫心マッサージを行う。

2）ショック

出血など全身の循環血液量の減少、あるいは外傷や驚愕などの強い衝撃で循環不全をおこして重要臓器が酸素や栄養素を十分利用できなくなった状態をショック状態と呼ぶ。これは、全身が非常に悪いことを示しており、そのまま放置したり、手当てが遅れると死に至るおそれがあり、早急な対応が必要である。

ショック症状
・顔や手足の皮膚は蒼白で冷汗をかいている
・脈は触れにくく弱い（速い場合とゆっくりの場合がある）
・血圧は低い
・呼吸は速く、浅く、努力性である
・周囲に無関心で反応が鈍い
・気分は悪く吐き気を訴え、時には吐く

・言葉は支離滅裂で落ち着かない
① 静かに寝かせて安静にする。
② 全身を保温する（顔だけ出して，全身を毛布でくるむ）。
③ 枕はしないで，足の方を高くする（ショック体位）。ただし，心不全でない患者の場合。

3）けいれん

　けいれんとは，本人の意思とは関係なく，筋肉が発作的に収縮をおこした状態をいう。原因は，てんかんなど脳そのものに起因するもの，中毒，低血糖など脳以外の疾患によるものなどさまざまある。けいれん時の観察のポイントは，意識や呼吸状態，けいれん状態（開始時間，部分的か全身性か，どのような動きか，間隔，回数），随伴症状の有無（発熱，嘔気，おう吐，頭痛など）などである。
① けいれん発作がおこっているときは，怪我を防止するため，家具の角や階段などの危険な場所から遠ざける。
② おう吐物による窒息を防ぐため，顔を横に向けるか，身体を横向きにする。
③ 呼吸がしやすいように衣服をゆるめ，静かに寝かせる。
④ 発作中に舌をかむことを防止する目的で，割りばしやタオルなどを口の中に入れると窒息の原因や，救助者が指をかまれるなどの危険性を伴うので，口内に物は入れない。
⑤ けいれん発作後も続いておこる場合があるので観察を続け，消失後は，気道を確保する。

4）発熱

　発熱とは，何らかの病的原因によって，正常な体温保持ができず普通以上の温度で，体熱の産生と放散が行われている状態をいう。
① エネルギー消耗を最小限にするため，楽な体位で安静にする。
② 40度以上の高熱時は体表近くの動脈に，氷囊などを用いて全身を冷やす。
③ 寒気が激しい場合は，保温につとめる。
④ 発熱時は発汗により脱水をおこしやすいので，経口摂取できる人には，水分や糖分，ビタミン類の補給を行う。
⑤ 高熱のほかに，意識障害，けいれん，頭痛，おう吐がある場合は，ただちに救急車を呼ぶ。

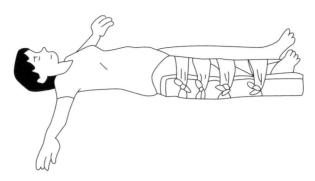

図 2-12-17　下腿骨折の固定

❖5．日常多い事故と応急手当

1）骨折

骨が折れると強い痛みを伴う。特に動かしたり触ったりしたときには，耐え難い痛みを伴うものである。しかし，骨折によって生命が脅かされることはまずないので，慌てず落ち着いて適切な応急手当をすることが大切である。その他，腫れてくる，変形してくる，動かせなくなるなどの症状を伴う。皮膚に損傷があり，中には傷口から骨が突き出ている骨折（開放骨折）もある。

① 骨折部分を安静にする。
　一方の関節を固定しても，もう一方の関節が動くと安静が保てないので，移動の際には必ず骨折部分を中心にして，両手でもって移動する。固定をする場合にも骨折部位の中枢側と末梢側の関節固定が原則である。

② 固定には必ず副子をあてて固定する。
　〈副子による固定方法〉
　・副子には，骨折部分の上下の関節を含めて十分固定できる長さのものを選ぶ（2関節固定）。
　・副子の幅は，固定部分の広いところより広い幅のものを用いる。
　・一人が両手で患部を動かさないようにしっかり支え，もう一人が固定する。このとき，循環状態を観察するため，指先など末消部を出して固定する。
　・出血や腫れにより血行障害をおこす危険があるので，30分おきくらいに固定具合を調べ，きつすぎる場合にはゆるめて固定をしなおす。
　・緊急の場合には，骨折部の状況に応じて，段ボール，雑誌，座ぶとん，傘，スキー板など，代用品を用いる。

③ 開放骨折の場合には，清潔なガーゼなどで覆い，決して傷口を洗ったり，骨を押し込んではいけない（感染防止）。出血があれば止血する。

2）打撲

打撲は，とかく軽症と考えられがちであるが，皮下組織が破壊され内出血をともなったり，ときには骨折があったりするので，あなどらずに直後に適切な処置をする。また，経過も治癒するまでには長期を要するものである。

痛みや腫れがひどい場合には，骨折や脱臼が疑われるので，必ず受診をすすめ，特に頭・胸・腹部などの打撲は，生命に危険がおよぶこともあるので，ただちに病院へ送る。頭部を打撲したと思われる場合は，その時に本人の自覚症状がなくても歩行させないで受診する。

① 受傷直後は，止血と鎮痛の目的で冷湿布をする。
② 手足の場合には，心臓より高くして安静にする。
③ 痛みがなくなり落ち着いたら，血液循環をよくして組織液の吸収をよくするため温湿布をする。

3）やけど（熱傷）

やけどは，火炎，熱湯，蒸気，爆発，薬品などさまざまな熱や化学変化でおこすもので，熱傷と呼ぶ。熱傷は，非常に多い事故であるが，小さいものでも痛みがひどく，ショックをおこ

表2-12-3　熱傷の程度と応急手当

程度	深さと症状	応急手当
第Ⅰ度	・表皮の一部だけ。皮膚が赤くなる。 ・ヒリヒリと痛い。	・直ちに水道水か洗面器に入れた氷水などで冷やす。痛みがなくなるまで10分～30分は必要。
第Ⅱ度	・表皮の全部。ときに真皮が傷つく。 ・水泡ができ，強い痛みと，やけるような感じがある。 ・水泡が化膿すると皮下組織が破壊されて傷あとが残ることがある。	・第Ⅰ度と同じくまず冷やす。 ・水泡が潰れると感染するので，水泡を潰さないようにする。 ・第三度に移行することがあるのでその程度によっては受診したほうがよい。
第Ⅲ度	・真皮に及び皮下組織が破壊され，皮膚の再生は望めない。 ・潰瘍を形成，血流遮断により壊死に陥る。 ・痛みは殆ど感じない。	・きれいなタオルなどをあてて痛みがなくなるまで水道水で冷やす。ただし傷に直接強い水圧をあてない。 ・消毒したガーゼをあてて必ず受診する。
広範囲の熱傷：衣類は着たまま上から水をかける。痛みがとれたら衣類を脱がせ，冷水に浸したタオルやシーツで冷やし続けながら病院へ運ぶ。このときやけどをしていない部分は，寒くないように覆っておく。 衣類がくっついている場合には，その部分を残して衣類を切るが，皮膚を傷つけないように，そのままにいて病院に運ぶ。		

しやすい。また，他の傷と違って治りにくいので，受傷初期の手当てが悪いと軽いものでも跡が残り，ひどいものは機能障害を残すことがある。火災によって熱傷を負った場合は，煙あるいは熱気による気道熱傷に注意しなければならないので，呼吸状態に注意する。

熱傷の程度は，その広さと深さの両方に関係がある。熱傷の程度と応急手当を次に示す（表2-12-3）。

皮下におよぶと，たんぱく質や水分・血液成分が失われ，熱傷の面積が広いほど血流量が不足して血液循環が悪くなるので，ショック症状にも十分留意する。

成人の場合，熱傷が体表面積の20％以上におよぶと重症で，40～50％以上におよぶと生命が危険である。子どもや老人では，10～15％でも重症で危険であると考えた方がよい。

応急手当の原則は，「感染の防止」と「皮膚の保護」である。できるだけ早く処置をすることが大切で，取り急ぎきれいな水（水道水）で，受傷部位を冷やすことである（10分以上）。チンク油や軟膏類を塗ると，後の治療処置が難しくなるので，絶対に塗ってはならない。

4）傷

傷には，日常しばしば遭遇する小さな傷から，出血をともなうものや汚い傷などさまざまである。傷を発症した状況や外力の加わり方，器物の形や性質などによって分類されるが，その主なものについて表に示す（表2-12-4）。

表2-12-4　傷の種類別応急手当

すり傷（擦過傷）	・土や砂などの異物を，水道水の流水で可能な限り取り除く。 ・損傷が小範囲で異物が除去できれば，創傷用の救護剤（ガーゼ）などをあてる。脱脂綿やちり紙をあてない。
切り傷（切創）	・刃物やガラス片など鋭利なものによる傷は，出血も多く痛みも強い。 ・傷が深い場合には，腱や神経を切っていることもあるので，よく観察する（指が動くか，しびれ感はないか）。 ・清潔なガーゼをあてて，少し強く圧迫しておく。
刺し傷（刺創）	・傷口は小さいが，傷は深い。 ・小さな刺し傷なら，少し血を絞り出してから，清潔なガーゼをあてる。 ・古釘などの踏み抜きをした時には，応急手当をして受診をする。傷口を絞り出すようにして水道水でよく洗い，清潔なガーゼをあてて受診をする。 ・ガラスの破片や刃物等が刺さった時には，その異物が栓となって出血をおさえていたり，また，引き抜くことで血管や神経を傷つけることがあるので，無理に抜かないようにする。
動物に咬まれた傷（咬創）	・咬まれた相手を確認し，飼い犬など拘留できる場合には隔離しておく。動物でもヒトでも，口内には細菌が潜んでいるので感染の危険がある。 ・傷口をしぼるように水道水で洗って（5分程度は洗う）必ず受診する。口で吸いとらないこと。 ・傷が深い場合，傷より心臓に近い部位を圧迫・挙上して直ちに病院へ搬送する。 ・蛇にかまれた場合，傷より20センチメートル程度，心臓に近いところを軽くしばる。 ・咬まれた後，走り回るなど体を激しく動かさない。

表2-12-5　誤飲した後の対処時の注意点

吐かせてはいけないもの
・トイレ用洗剤，漂白剤などの強酸，強アルカリ：水か牛乳を与える。無理に吐かせると食道の粘膜を傷つける
・除光液，ベンジン，灯油，ガソリンなど揮発性物質：吐いたものが気官に入ると危険
・ボタン電池：胃や腸にとどまり，消化管に穴をあける危険性あり
・画鋲，針など：尖ったものは，腸管に穴をあけてしまうおそれがある
吐かせてもよいもの
・タバコ：乳幼児では誤嚥に注意。吐かないときは無理して吐かせず受診する。
・パラジクロベンゼン，ナフタリン，防虫剤：水を飲ませて吐かせる。油に溶けやすいため牛乳は飲ませない。
・多くの医薬品，化粧品：水か牛乳を飲ませて吐かせる

5）誤飲

　家庭内には，液体洗剤，化粧品，ライター，タバコ，漂白剤，接着剤，ベンジン，防虫剤，殺虫剤など，中毒の原因物質になりうるものがたくさんある。特に子どもは，家庭常備薬などでも誤って食べることがあり，非常に危険である。吐かせてよいものについては，口の中にあるものを全て指で取り出し，飲み込んだものを吐かせる。何を飲んだか分からない場合は，吐かせてはいけないものもあるので無理して吐かせない。もし誤飲したものが分かったら，同じものがある場合は病院に持参する。また，水や牛乳を飲ませて中和するのは医学的根拠に乏しく，その処置によって毒物吸収が促進されたり，おう吐を誘発して誤嚥する危険性があるので，一律には推奨されない。

引用参考文献

1）『JRC蘇生ガイドライン2010』日本蘇生協議会・日本救急医療財団監修，pp16-142，へるす出版，2011
2）『改訂版BLS：写真と動画でわかる一次救命処置』平出敦，小林正直監修，学研，pp32-79，2013
3）『写真でわかる急変時の看護』松月みどり，インターメディカ，pp20-43，2014
4）『CCUエキスパート看護マニュアル　Part3．輸液，人工呼吸，心肺蘇生』三浦稚郁子編集，中外医学社，pp83-89，2011
5）『急変対応のABCD』石松伸一編集，照林社，pp162-165，2014
6）『急変対応のすべてがわかるQ&A』佐藤憲明編著，照林社，pp2-17，2012
7）『指導者のためのAEDを用いた救急蘇生法の指針（一般市民用）』心肺蘇生委員会編著，日本救急医療財団監修，へるす出版，p17，2004
8）『早引き救急看護辞典』有賀徹監修，ナツメ社，2009

第13章 検査と看護

　人々の健康を維持・増進していくために，疾病の発見や病期を診断し，治療を進め，治療効果の判定を行うために検査は欠かせない。近年，医療の高度化が進み，より迅速で的確な病状の診断が求められ，それに合わせて確実な治療の実施が期待されるようになってきた。そのようななか，検査による身体の構造・機能の正確なデータは，治療方針の決定に大きく影響を与える存在となっている。

　また，検査は健康状態の判断にも使用され，乳幼児健康診査，学童期健康診査，職場の健康診断，妊産婦健康診査など，正常な発達，各時期における健康状態の判断をする場合がある。ここでは，治療に関わる検査とそれに伴う看護を展開する。

1．医療の中での検査診断のプロセス

　患者は，何か健康上の不安や症状を抱えて医療機関を受診する。そこで，医師は，問診技術と診察による理学的所見から治療の必要性がある何らかの健康状態の異常を予測する。この予測された患者の疾病の種類を定め，確実に裏づけるための客観的データを得るために一次検査が実施される。この検査によって，主な患者の生体情報が得られる。そのデータ類を総合的に判断し，より明確な病状を判断するために二次検査（精密検査）を実施し，確定診断を行う。確定診断後は，その病状に沿って治療が行われるが，その治療効果の判定や治療中の患者の全身状態の管理にも検査が行われる。

2．検査の基礎知識

1）検査の分類と種類

　一般的に検査には，人間の生体から組織の一部を取り出して，それを検査する検体検査と人間の人体そのものを検査する生体検査，人間の反応を測定する心理検査に分類される。代表的な検査を表2-13-1に示す。

2）検査に影響する因子

　検査において正確な検査結果を得るためには，各検査方法の理解や検体の取り扱いが重要であるが，検査を受ける環境や個人要因も検査結果に影響を及ぼす。そのため，検査に影響する主な要因を理解しておくことが大切である。

(1) 検査を取り巻く環境要因
　① 環境条件
　　検査時や保存環境の条件が問題となる場合がある。特に室温の高低や保存温度に指定がある検査，直射日光の当たる場所での保存，細菌の混入の恐れが考えられる場所での検体採取は注意を要する。
　② 検査実施者の問題
　　検体採取および検査時の不手際。検体保存や移送時の漏れや細菌混入，温度変化による影響など。
　③ 患者への説明不足による検査条件の不備や採取時の不手際
(2) 検査を受ける個人内要因
　① 発達上の個別要件
　　年齢，性別，性周期などは，その発達や性差によってバイタルサインや血液検査の正常範囲が異なる。
　② 食事・運動などの生活行動の仕方
　　食事の時間や内容により，血糖やコレステロール，中性脂肪など影響を受ける。
　　運動によっても，血球算定やヘマトクリット値，ヘモグロビン値，血漿蛋白，血清酵素類などが上昇し，血糖や血中アミノ酸，腎機能値などは低下しやすく影響を受ける。
　③ 喫煙や飲酒など生活習慣
　　喫煙者では呼吸機能検査や循環器系の検査に影響があり，飲酒は摂取状況によって肝機能検査に影響を及ぼす。また，サプリメントの常用も血液検査などに影響を与える。

❖3．検査における看護師の役割

1）治療を遂行する側面からの役割

①検査が安全にスムーズに実施できるように環境調整をする。
　必要物品の準備・患者準備を正確にする。
②検査方法の理解と起りうる危険を予知し，予防的処置を行う。
　患者の状態把握，合併症予防
③検査の遂行を妨げたり，結果の信頼性を下げない熟練した技術提供を行う。
　無菌操作の徹底，検査処置の進行を予測した準備・行動，検体採取後の迅速かつ適切な方法での検査室への提出

2）患者の安全・安楽を確保する側面からの役割

①患者が主体的に検査を受けられるように援助する。
　十分な説明と納得の上で検査に臨めるように，不安の軽減をはかる。

表2-13-1 主な検査の分類と種類

分類			検査の種類
検体検査	一般的	排泄物	尿, 便, 喀痰
		血液	一般血液検査（血球算定, 形態, 血液型） 血液化学的検査（蛋白とその分解物, 脂質, 血糖, 酵素, 電解質, アンモニア, ビリルビン, 血液ガス, ホルモン） 免疫血清学的検査, 細菌学的検査
	特殊	穿刺液	脳脊髄液, 胸水, 腹水, 心膜液, 関節腔液, 脾嚢腫液, 卵巣嚢腫液, 腎水腫液
		分泌物	胃液, 胆汁, 膵液, 唾液, 汗, 膣
		組織	皮膚生検・肝生検・腎生検・筋生検などによる組織
生体検査		X線検査	単純撮影（胸部, 腹部, 骨など） 造影撮影（上部消化管, 注腸, 血管, 脊髄） X線断層撮影（computed tomography; CT） 磁気共鳴画像（magnetic resonance imaging; MRI） 核医学検査（radioisotope; RI）
		内視鏡検査	気管支, 食道, 胃, 小腸, 大腸
		生理機能検査	心電図, 肺機能検査, 脳波, 筋電図, 基礎代謝など
		超音波検査	乳腺, 甲状腺, 心臓, 肝臓, 腎臓, 子宮・卵巣など
		感覚器検査	視力・聴力
		皮膚反応	アレルギーテスト
心理検査			性格検査, 不安検査, うつ検査, ストレス検査, 適応検査など

②苦痛が少なく検査が受けられるように援助する。

　患者の状態観察, 安楽な体位の保持, 不安の緩和, プライバシーの保護

③検査後の適切な指導とセルフケア不足に対する援助を行う。

　安静保持や生活制限について説明, 苦痛の緩和, 生活援助

❖4. 検体検査を受ける患者の看護

1）看護師が行う検体採取と取り扱い

　医師の指示に基づいて, 看護師が主体的に検体を採取する主なものには, 尿・便・喀痰・静脈血がある。正確な検査結果を得るためには, 正しい検体採取法の尊守と検体の取り扱いが重要である。

(1) **検体採取・取り扱いの基本**

　① 検体採取前の確認事項（検査指示書の確認）

　　検査対象患者（氏名, 患者登録番号, 病室）, 検査項目, 検体の種類, 採取法, 検体容器の種類・添加物の有無, 採取量, 採取時間, 検査室への連絡調整の有無

　② 患者を間違わない

　　本人確認（検査指示書, 検体容器の氏名・患者登録番号）

③ 検体採取時間・採取量・採取方法を守る。
④ 検体の細菌学的・化学的汚染を防止する。
　無菌操作を守る，採取環境の調整，採取後検体を放置せずすぐに密閉，迅速に検査室へ提出，検査後の保存温度に注意
⑤ 採取時に添加物混入が必要な検査に注意する。

2）一般的検体採取時の看護

看護師が採取し簡易検査をする尿と静脈血の採取について説明する。

(1) 尿検査（一般検査）

看　護　手　順	留　意　点　・　根　拠
【使用物品】 ・尿検査用紙コップ，尿屈折計，スポイド，定性試験紙，ストップウォッチ，未滅菌手袋，必要時ビニールエプロン	・細菌検査の場合は，滅菌カップ，導尿をして尿を採取する
【採取手順】 ①検査指示表を確認し，患者に尿の採取方法・時間を説明して，同意を得る 　・一般検査では，早朝起床後の第一尿（新鮮尿）を採取する 　・患者自身に採取してもらう場合は，出始めの尿はとらず，その後の尿を紙コップ1/3採取するよう依頼する	・尿道などに付着している細菌が混入しないように，出始めの尿は採取しない
②採尿カップに患者氏名等記入する	・検体の間違いがないように，検体容器と患者の確認を行う
③患者の本人確認を行い，手袋をして尿を採取する	・尿は感染源となるので，手袋を使用して取り扱う
④尿カップにふたをし，速やかに検査室に提出する	
【検査手順】 〈尿比重〉 ①尿屈折計のプリズム面に精製水を1滴落とし蓋をして，比重目盛りが0になるように合わせる	・精製水が0に合わない場合は，目盛り調節ねじで調整する
②精製水を拭き取り，スポイドで尿を吸って1滴プリズム面に落として蓋をし，UGの目盛りを読む	・比重目盛りは，視野の明暗の境界線の数値を読む
③尿屈折計の尿の付着した部分は，水洗いしておく 〈定性試験紙法〉 ①採取された尿の一般的外観を観察する（尿の色調，混濁など）	・試験紙法では，酸・塩基平衡，糖代謝，腎機能，肝機能，尿路感染などのデータを得られる
②採取した尿を十分攪拌する ③試験紙を容器から取り出す ④試験紙の試薬部分を完全に尿中に浸し，すぐに取り出し，余分な尿をコップの端で取り除く。同時にストップウォッチを押す ⑤試験紙を水平に保ち，各検査項目の指定時間に，結果を試験紙容器に貼ってある比色表と比較する	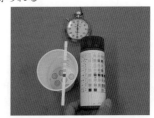
⑥検査後の尿や試験紙，手袋などは感染性廃棄物として処理する	・各検査項目の測定時間に注意する

(2) 静脈血採血

血液検査に用いられる静脈血は，多くの場合表在静脈（図2-13-1）の肘正中皮静脈，尺側皮静脈，橈側皮静脈から採取され，その他手背静脈や足背静脈なども用いられることがある。血液検査では，検査目的により，さまざまな採血量や抗凝固剤の必要から多種類の採血用試験管がある。検査内容を熟知し，採血用試験管を間違わないようにする必要がある。

看　護　手　順	留　意　点・根　拠
【使用物品】 ・ディスポーザブル注射器，注射針（20〜22GSB），検査項目に適した採血用試験管，試験管立て，駆血帯，処置用シーツ，70％アルコール消毒綿，肘枕，未滅菌手袋，膿盆，医療用廃棄物容器，止血用絆創膏，トレイ	・注射器は総採血量よりも大きいものを選ぶ ・真空採血管を用いて採血する場合は，採血用ホルダーも1名ずつ交換する ・注射針は，刃の断面が短いSBを用いる
【採血手順】 ①採血指示書を確認し，患者に検査項目，必要性，採血方法，時間，生活規制を説明し了解を得る ②患者の一般状態のアセスメントを行う ③生活規制が守られていることを確認する	・静脈血の採血は，個人的要因を少なくするために入院患者の場合は早朝，朝食前に行うことが多い ・検査内容によって，食事制限や喫煙制限がある
④手洗いをして，必要物品を揃え，清潔操作で注射器の準備，手袋をはめる ⑤患者の本人確認を行う ⑥座位または仰臥位の安楽な体位を保持する ⑦処置用シーツを上肢の下に敷き，肘関節の下に肘枕を置き，神経・血管の走行を考慮して採血血管を選定する ⑧駆血帯を肘関節の10cm程度上で締め，静脈のうっ血状態を確認する ⑨患者には，拇指を手掌の中に入れるように強くにぎるよう依頼する ⑩刺入部位が決定したら，一旦駆血帯をはずし血液の滞留を解除する	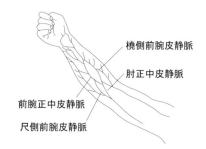 **図2-13-1　採血に用いられる表在静脈** ・血管の走行や深さは，個人差があるので目視だけでなく，指で採血が確実に実施できる部位を確認する
⑪再度駆血帯で血流を滞留させ（患者の拇指は手掌の中），すばやく刺入部位を消毒し，揮発するまで待つ ⑫アルコール消毒が乾燥後，刺入部位の皮膚を伸展させながら張り，血管を固定する	・前腕皮静脈を選択する場合には，刺入部位に合わせて，駆血帯の位置を決定する ・駆血時間は3分以内を目安に行う ・アルコール綿は，刺入部位が最も清潔になるように中心から外側に消毒する
⑬血管の刺入部位の1cm手前を10〜30度の角度で針を刺し，血管の走行・深さを考慮して針を進め，血管に刺入する	・利き手で注射器を把持し，反対の手で血管の固定を行う ・神経症状が出現した場合，採血部位を変更し，神経症状の悪化の有無を継続して確認する
⑭痺れや激痛などの神経症状がないことを患者に伺い確認し，静脈血の逆流を確認する	・逆流を認めない場合は，静脈外に針先端がある可能性が高いため，再び刺入し直す
⑮患者の状態を観察しながら，針を抜けないように固定し，ゆっくり内筒を引き，必要量採血する	・患者の顔色，冷汗，違和感など循環状態の変調に留意する

⑯必要量採血できたら，駆血帯を緩め，アルコール綿を刺入部に添えて速やかに抜針し，同時に刺入部を圧迫する	・止血するまで圧迫する
⑰血液を採血管に移し，抗凝固剤が入っている場合にはゆっくり混和する	
⑱指示書と共に検体を検査室に提出する	・検査によって保存の仕方に留意して検査室に提出する
⑲使用物品は，鋭利な針，注射器など感染性廃棄物に注意して所定の場所に廃棄し，トレイ等消毒する	
⑳手洗いをする	

3）特殊検査時の看護

穿刺液，分泌液，組織などを検体として用いて検査するものは，検体採取時に生体に多大な侵襲をもたらすものが多い。そのため，事前の患者説明と検査中の患者の観察，検査後の生活指導が重要となる。

(1) 共通する基本的留意事項

①医師の説明に対する理解度に合わせて追加説明を行い，検査が安全に遂行できるように援助する。
　検査前の留意事項の確認（絶食や指示薬の内服など），検査中の体位や進行の理解
②検査方法の熟知と合併症や副作用に対する観察と適切な対処。
　起こりやすい合併症と処置の為の準備，全身状態の観察
③検査前の準備と点検を確実に行う。
　使用機器の点検，整備
④検査中の患者の安全確保。
　無菌操作，患者の体位や行動制限，患者のリラックス
⑤実施後の生活制限に対する援助。
　安静にする時間や体位，食事制限に対する援助，排泄制限に対する援助
⑥検査による苦痛や安静による苦痛の緩和。
　マッサージや薬の投与など
⑦検査結果に対する援助
　　精密検査においては侵襲の大きい検査がされる場合が多く，この検査で確定診断や病期，予後など人生を大きく変えてしまう結果などがもたらされる場合が多い。そのため，検査結果の説明には看護師が同席し，患者の精神的サポートを行う。

❖5．生体検査を受ける患者の看護

生体検査は，先の表で見てきたように，放射線検査や生理機能検査のような患者自身が検査室に赴いて検査が実施されるものが多い。そのために検査を進めるにあたっては，医師の指示

に基づいた患者準備，検査器具の準備，臨床検査技師・診療放射線技師・臨床心理療法士・言語療法士などとの連携が看護師には求められる。ここでは，放射線を用いた検査を中心に述べる。

1）各検査室との連携

①医師の指示に基づいた予約確認
②患者の検査に対する準備状況の報告
　　指示通りの準備状況であるか，準備の完成度（例えば大腸ファイバースコープなら排便状況の報告）
③患者の認識や生活制限の情報提供
　　検査時に指示従える能力や指示された体位の保持の可能性など（例えば，難聴があり，理解が不十分になりやすい。立位保持ができないなど）
④治療上の制限の有無の情報提供
　　治療継続中の場合は，検査時に注意しておいて欲しい事柄（例えば，感染症の有無，酸素療法の指示量，輸液の滴下状態，ドレーンの挿入部位など）

2）放射線検査における看護

(1) 放射線検査の介助における看護師の留意点

①患者の介助をしていても，放射線照射時には，室外や防護衝立の後ろに移動する。
②放射線照射時に介助が必要なときには，鉛のプロテクターを着用すること。血管造影時は，前後に鉛の入ったものを着用すること。
③頻繁に放射線照射の介助を行う場合は，放射線被曝量を測定すること。
④妊娠中は介助しないこと。

(2) 放射線検査時に共通する看護師の役割

①検査項目に則した検査の説明と部位，検査前・中・後の留意事項の説明を行う。
②検査部位の金属性物品の取り外しと確認をする。
③患者の状態，治療上の制約などの情報提供をする。
④妊娠の可能性の有無を確認し，配慮する。
⑤プライバシーを確保する。
⑥検査項目に則した介助を行う。
⑦造影剤の副作用を知り，その予防および症状出現の早期発見をする。
　　主な副作用：軽　症－くしゃみ，咳嗽，めまい，口渇，吐気，血管痛など
　　　　　　　　中程度－顔面紅潮，発赤，頭痛，腹痛，蕁麻疹など
　　　　　　　　重　症－ショック，意識消失，呼吸困難，不整脈，心停止など

予防策：既往歴を聞き，造影剤や薬剤へのアレルギーの有無を確認する。
　　　　再度医師から副作用の危険性を説明し，同意を確認する。
　　　　血管を確保し，緊急時に対処できるように準備しておく。
　　　　検査室の整備として，救急カート・酸素吸入・吸引，救急医薬品の準備を行っておく。
　　　　前投薬を使用する。

⑧RI半減期を知り，放射線被曝への対処を行う。
・検査はRI管理区域内で実施される。
・検査後は，体内に入ったRIは，尿や便の中に排出される。そのために，検査後数日は（RIの種類によって半減期に違いがある）蓄尿や尿・便・血液の検査は避ける。

(3) 上部消化管造影検査における看護

看　護　手　順	留意点・根拠
【前日の準備】 ①医師による説明の理解を確認する	・飲水許可の時間は，施設によって異なる場合がある
②検査前日の夕食後絶食となり，飲水は21時まで許可されていることを説明し確認する	
③継続される治療薬がある場合は，医師に確認して患者に説明しておく	・治療薬によっては，中断できにくい場合があるので，事前に医師とよく相談しておく
④検査日は，歯磨き・うがいは許可されるが飲水はしないことを説明しておく	
【当日の準備】 ①事前準備が守られているか確認する	・眼鏡や義歯，金属性の装身具をはずす
②患者に排尿を済ませるよう伝える	
③検査室に案内する	
【検査室での手順】 ①上半身を検査着に着替え装身具をはずす	
②指示により，前投薬を実施する	・透視中は，看護師は検査室を出て待機する
③診療放射線技師の指示に従って，バリウムを飲むことを伝える	・バリウムは，一気に全量飲む場合，分割する場合などあるため指示どおりに飲む ・発泡剤を飲んだ場合はゲップをしないように説明する
④体位を診療放射線技師の指示通りに変えることを伝える	
⑤幾つかの体位で透視検査が行われる	
【検査後】 ①口腔周囲のバリウムをきれいに拭き取る	
②下剤の内服の指示がある場合は直ちに内服させる	
③気分不良がないか確認する	
④水分をできるだけ多くとるように促す	・バリウムの排出を促す為に水分摂取を勧める
⑤最初は白色の便が出て，徐々に普通便に変化していくことを伝える	・1日間バリウム便が出ない場合は，医師の指示を仰ぐ。腹部症状を観察する
⑥食事はすぐにとってよいことを伝える	

引用参考文献

1）『根拠がわかる臨床検査Q&A』奈良住雄編著,南江堂,2004
2）『臨床検査第7版』奈良住雄編著,医学書院,2014
3）『放射線科エキスパートナーシング改訂第2版』宮坂和男,道谷英子編著,南江堂,2005
4）「検査時の看護技術」渡邊輝子,石岡明子『看護技術プラクティス第3版』竹尾惠子監修,学研,pp474-529,2014

執筆者および執筆分担

[理論編]

塚原 貴子	川崎医療福祉大学准教授	第1章,第2章1,2,3,第5章1, 第5章2,第6章3-3)	
山口 三重子	岡山県立大学教授	第2章4,5	
矢野 香代	元川崎医療福祉大学講師	第3章	
岡本 絹子	元吉備国際大学教授	第3章	
中新 美保子	川崎医療福祉大学教授	第4章1,同2,第6章1,同2	
大倉 美穂	元川崎医療福祉大学講師	第4章3	
竹田 恵子	川崎医療福祉大学教授	第4章4	
池田 理恵	岡山県立大学准教授	第4章5	
山下 亜矢子	川崎医療福祉大学講師	第5章3	
富田 早苗	川崎医療福祉大学講師	第6章3-1)	
難波 知子	川崎医療福祉大学講師	第6章3-2)	
森戸 雅子	川崎医療福祉大学講師	第6章3-4)	
井上 かおり	岡山済生会総合病院 緩和ケア病棟看護師	第6章3-5)	

[技術編]

太湯 好子	吉備国際大学特任教授	第1章
林 千加子	川崎医療短期大学准教授	第2章,第3章
黒田 裕子	川崎医療短期大学准教授	第4章
新見 明子	川崎医療短期大学教授	第5章,第9章,第10章,第13章
沖田 聖枝	川崎医療短期大学講師	第6章
桝本 朋子	川崎医療短期大学准教授	第7章
大倉 美穂	前出	第8章
小薮 智子	元川崎医療短期大学助教	第10章
掛田 崇寛	川崎医療福祉大学准教授	第11章
中西 啓子	川崎医療短期大学特任教授	第12章
岡田(阪本)みどり 	川崎医療短期大学准教授	第12章

JCOPY 〈(社)出版者著作権管理機構 委託出版物〉
本書の無断複写は著作権法上での例外を除き禁じられています。
複写される場合は、そのつど事前に、(社)出版者著作権管理機構
(電話 03-3513-6969、FAX 03-3513-6979、e-mail: info@jcopy.or.jp)
の許諾を得てください。

基礎看護学　第3版改訂版

1994 年 3 月 30 日　初版発行
2010 年 4 月 7 日　第3版発行
2015 年 3 月 20 日　改訂版発行

編　者　新見明子・塚原貴子

発　行　ふくろう出版
〒700-0035　岡山市北区高柳西町 1-23
友野印刷ビル
TEL：086-255-2181
FAX：086-255-6324
http://www.296.jp
e-mail：info@296.jp
振替　01310-8-95147

印刷・製本　友野印刷株式会社
ISBN978-4-86186-634-0 C3047 ⓒ 2015
定価はカバーに表示してあります。乱丁・落丁はお取り替えいたします。